卫生部“十二五”规划教材　全国高等中医药院校教材
全国高等医药教材建设研究会规划教材
供护理学专业用

# 护理学导论

**主　编**　杨巧菊

**副主编**　林翠霞　丁亚媛　刘红霞

**编　委**（以姓氏笔画为序）

丁亚媛（南京中医药大学）
王　英（天津中医药大学）
王晓冰（广州中医药大学）
井晓磊（河南中医学院）
刘　芳（陕西中医学院）
刘红霞（北京中医药大学）
杨巧菊（河南中医学院）
迟晓华（长春中医药大学）
陈付琼（成都中医药大学）
林翠霞（山东中医药大学）
郑智慧（福建中医药大学）

**秘　书**　井晓磊（兼）

人民卫生出版社

**图书在版编目（CIP）数据**

护理学导论/杨巧菊主编. —北京：人民卫生出版社，2012.6

ISBN 978-7-117-15815-2

Ⅰ.①护… Ⅱ.①杨… Ⅲ.①护理学－中医学院－教材 Ⅳ.①R47

中国版本图书馆CIP数据核字(2012)第078583号



**护理学导论**

主　　编：杨巧菊
出版发行：人民卫生出版社（中继线 010-59780011）
地　　址：北京市朝阳区潘家园南里19号
邮　　编：100021
E - mail：pmph @ pmph.com
购书热线：010-67605754　010-65264830
　　　　　010-59787586　010-59787592
印　　刷：三河市尚艺印装有限公司
经　　销：新华书店
开　　本：787×1092　1/16　　印张：16
字　　数：376千字
版　　次：2012年6月第1版　2016年5月第1版第4次印刷
标准书号：ISBN 978-7-117-15815-2/R·15816
定　　价：27.00元

# 出版说明

在国家大力推进医药卫生体制改革，发展中医药事业和高等中医药教育教学改革的新形势下，为了更好地贯彻落实《国家中长期教育改革和发展规划纲要（2010—2020年）》和《医药卫生中长期人才发展规划（2011—2020年）》，培养传承中医药文明、创新中医药事业的复合型、创新型高等中医药专业人才，根据《教育部关于“十二五”普通高等教育本科教材建设的若干意见》，全国高等医药教材建设研究会、人民卫生出版社在教育部、卫生部、国家中医药管理局的领导下，全面组织和规划了全国高等中医药院校卫生部“十二五”规划教材的编写和修订工作。

为做好本轮教材的出版工作，在教育部高等学校中医学教学指导委员会和原全国高等中医药教材建设顾问委员会的大力支持下，全国高等医药教材建设研究会、人民卫生出版社成立了第二届全国高等中医药教育教材建设指导委员会和各专业教材评审委员会，以指导和组织教材的编写和评审工作，确保教材编写质量；在充分调研的基础上，先后召开数十次会议对目前我国高等中医药教育专业设置、课程设置、教材建设等进行了全方位的研讨和论证，并广泛听取了一线教师对教材的使用及编写意见，汲取以往教材建设的成功经验，分析历版教材存在的问题，并引以为鉴，力求在新版教材中有所创新，有所突破，藉以促进中医药教育教学发展。

根据高等中医药教育教学改革和高等中医药人才培养目标，在上述工作的基础上，全国高等医药教材建设研究会和人民卫生出版社规划、确定了全国高等中医药院校中医学（含骨伤方向）、中药学、针灸推拿学、中西医临床医学、护理学、康复治疗学7个专业（方向）133种卫生部“十二五”规划教材。教材主编、副主编和编者的遴选按照公开、公平、公正的原则，在全国74所高等院校2600余位专家和学者申报的基础上，近2000位申报者经全国高等中医药教育教材建设指导委员会、各专业教材评审委员会审定和全国高等医药教材建设研究会批准，被聘任为主审、主编、副主编、编委。

全国高等中医药院校卫生部“十二五”规划教材旨在构建具有中国特色的教材建设模式、运行机制，打造具有中国特色的中医药高等教育人才培养体系和质量保障体系；传承、创新、弘扬中医药特色优势，推进中医药事业发展；汲取中医药教育发展成果，体现中医药新进展、新方法、新趋势，适应新时期中医药教育的需要；立足于成为我国高等中医药教育的“核心教材、骨干教材、本底教材”和具有国际影响力的中医药学教材。

全套教材具有以下特色：

**1. 坚持中医药教育发展方向，体现中医药教育教学基本规律**

注重教学研究和课程体系研究，以适应我国高等中医药学教育的快速发展，满足21世纪对高素质中医药专业人才的基本要求作为教材建设的指导思想；顶层设计和具体方案的实施严格遵循我国国情和高等教育的教学规律、人才成长规律和中医药知识的传承规律，突出中医药特色，正确处理好中西医之间的关系。

**2. 强化精品意识，体现中医药学学科发展与教改成果**

全程全员坚持质量控制体系，把打造精品教材作为崇高的历史使命和历史责任，以科学严谨的治学精神，严把各个环节质量关，力保教材的精品属性；对课程体系进行科学设计，整体优化，基础学科与专业学科紧密衔接，主干学科与其他学科合理配置，应用研究与开发研究相互渗透，体现新时期中医药教育改革成果，满足21世纪复合型人才培养的需要。

**3. 坚持“三基五性三特定”的原则，使知识点、创新点、执业点有机结合**

将复合型、创新型高等中医药人才必需的基本知识、基本理论、基本技能作为教材建设的主体框架，将体现高等中医药教育教学所需的思想性、科学性、先进性、启发性、适用性作为教材建设的灵魂，将满足实现人才培养的特定学制、特定专业方向、特定对象作为教材建设的根本出发点和归宿，使“三基五性三特定”有机融合，相互渗透，贯穿教材编写始终。以基本知识点作为主体内容，适度增加新进展、新技术、新方法，并与卫生部门和劳动部门的资格认证或职业技能鉴定标准紧密衔接，避免理论与实践脱节、教学与临床脱节。

**4. 突出实用性，注重实践技能的培养**

增设实训内容及相关栏目，注重基本技能和临床实践能力的培养，适当增加实践教学学时数，并编写配套的实践技能（实训）教材，增强学生综合运用所学知识的能力和动手能力，体现医学生早临床、多临床、反复临床的特点。

**5. 创新教材编写形式和出版形式**

(1) 为了解决调研过程中教材编写形式存在的问题，除保障教材主体内容外，本套教材另设有“学习目的”和“学习要点”、“知识链接”、“知识拓展”、“病案分析（案例分析）”、“学习小结”、“复习思考题（计算题）”等模块，以增强学生学习的目的性和主动性及教材的可读性，强化知识的应用和实践技能的培养，提高学生分析问题、解决问题的能力。

(2) 本套教材注重数字多媒体技术，相关教材增加配套的课件光盘、病案（案例）讲授录像、手法演示等；陆续开放相关课程的网络资源等，以最为直观、形象的教学手段体现教材主体内容，提高学生学习效果。

本套教材的编写，教育部、卫生部、国家中医药管理局有关领导和教育部高等学校中医学教学指导委员会、中药学教学指导委员会相关专家给予了大力支持和指导，得到了全国近百所院校和部分医院、科研机构领导、专家和教师的积极支持和参与，谨此，向有关单位和个人表示衷心的感谢！希望本套教材能够对全国高等中医药人才的培养和教育教学改革产生积极的推动作用，同时希望各高等院校在教学使用中以及在探索课程体系、课程标准和教材建设与改革的进程中，及时提出宝贵意见或建议，以便不断修订和完善，更好地满足中医药事业发展和中医药教育教学的需要。

全国高等医药教材建设研究会<br>
第二届全国高等中医药教育教材建设指导委员会<br>
人民卫生出版社<br>
2012年5月

# 第二届全国高等中医药教育教材建设指导委员会名单

# 全国高等中医药院校护理学专业教材
# 评审委员会名单

顾　　问　韩丽沙

主任委员　孙秋华

副主任委员　徐桂华　陈锦秀

委　　员　（以姓氏笔画为序）

马小琴　刘兴山　池建淮　李伊为　何文忠　张先庚

陈　燕　陈莉军　孟繁洁　郝玉芳　胡　慧

秘　　书　马小琴（兼）

# 前　言

为了更好地适应新形势下全国高等中医药教育教学改革和发展的需要，培养传承中医药文明、创新中医药事业的复合型、创新型高等中医药专业人才，按照全国高等中医药院校各专业的培养目标，在全国高等医药教材建设研究会、全国高等中医药教育教材建设指导委员会的组织规划下确立本课程的教学内容并编写了本教材。

护理学导论是护理学专业的启蒙课程和核心课程，也是引导学生全面而系统地了解护理学独特的理论体系及模式的一门重要专业基础课。通过《护理学导论》的学习，使学生明确护理学的基础理论和学科框架，领悟现代护理学的理念，熟悉护理学的思维方法、工作方法和道德准则，为学习护理专业课程和从事护理工作奠定扎实的理论基础。

本教材围绕护理学专业本科的培养目标，严格遵循“教材继承性和创新性相结合”的原则，充分吸收国内外同类教材的新知识，紧密联系临床工作实际，加以创造性利用而编写。在编写过程中体现“以学生为中心”的理念，贯彻必须、够用为度的原则，优化内容体系，课程内容由浅入深，内容的编排符合学生知识发展的需求和教学规律，与护士执业资格考核内容有效衔接。

全书共分 12 章，内容包括护理学发展史、卫生工作方针及卫生服务体系、护理理念及护理学基本概念、护士与患者、护理学相关理论、护理理论、评判性思维、护理程序、健康教育、文化与护理、护理伦理、护理与法律。

本教材由全国 10 所高等院校的 11 位护理专业教师合作编写而成，其中第一章由林翠霞编写，第二章由杨巧菊编写，第三章由迟晓华编写，第四章由井晓磊编写，第五章由王晓冰编写，第六章由刘红霞编写，第七章、第九章由郑智慧编写，第八章由王英编写，第十章由丁亚媛编写，第十一章由刘芳编写，第十二章由陈付琼编写。

在整个教材编写过程中，我们得到了各编者所在单位领导和同仁的大力支持，同时也得到了人民卫生出版社的鼎力相助，在此一并表示诚挚的感谢！

教材内容尚需接受课堂教学和医院临床工作实践检验，热情欢迎专家、同行和广大师生给予关注并提出宝贵意见，以便不断修订完善，特致谢意！

编　者

2012 年 5 月

# 目　录

# 第一章 绪 论

**学习目的**

通过学习护理学的发展历史，护理学的任务、范畴和发展趋势，能够全面了解护理学的历史渊源，为更好地理解护理学专业奠定基础。

**学习要点**

护理学发展各个历史阶段的特点；护理学的任务、范畴与工作模式。

护理学（nursing science）是一门以自然科学和社会科学为理论基础，研究有关维护、促进、恢复人类身心健康的护理理论、知识、技能及其发展规律的综合性应用科学，是健康领域中一门系统而独立的学科体系，护理学的任务、研究范围覆盖到人类生理、心理、社会等各个方面。学习护理学就要从宏观的角度认识护理学，了解护理学发展过程中的经验和教训，分析和把握现在，预测未来发展趋势；从整体上研究护理学的完整体系，揭示其本质和发展规律，更好地满足社会对护理专业的需求，为提高人们的健康水平服务。

## 第一节 护理学发展史

护理的历史源远流长，可以说自从有了人类就有了护理活动。护理学的发展经历了漫长的历史时期，不同的时期由于历史背景的不同而具有不同的护理特色，尽管保持人们的健康、为生病的人提供照顾以促进恢复健康的护理初衷没有改变，但是随着社会的进步、科学的发展以及人们对健康需求的不断提高，护理学的内涵和外延发生了很大变化。

### 一、西方护理学发展史

#### （一）古代护理

1. 公元前的护理 原始人类生活在山林和洞穴中，靠采集和渔猎为生，条件十分恶劣，为了保护自己，谋求生存，繁衍后代而寻求各种方法来应对自然界生老病死的客观现象。在生活中，将观察到的动物疗伤的方法加以效仿，比如：用舌头舔伤口，用清水冲洗血污，按压出血处等以达到预防伤口感染、防止伤口恶化及止血的目的。所以有人提出最初的医疗护理活动起源于观察动物的结果。

原始社会里人类以家族化的部落形式生活和劳动，由于慈爱的本性，母亲承担起哺育幼儿、照顾伤残病者及老人等具有护理性质的任务，并在生活实践中，逐步学会了伤口的包扎、止血、热敷和按摩等手段，形成了早期的医疗护理活动。因此，有学者认为

"同情"或"需要"是古代医疗与护理的起源及发展的最初动机。

在此时期，由于科学的落后，原始人类对于突发疾病以及天灾人祸或一些自然现象无法解释时，就将之归因于"超自然"的力量，认为是神灵主宰或恶魔、鬼魂作祟所致，于是人们用祷告、念咒、画符等方法祈求神灵的帮助，或用鸣锣击鼓、拳击病人、放血、开颅等驱魔方法驱除疾病的折磨。与此同时，也有人应用草药或针灸等治疗方法治病。此时，迷信、宗教、与医药混在一起，医巫不分。

(1) 古希腊：阿波罗之子埃斯克雷庇（Asklepios）以其优良的医术而被称为医神，他的2个女儿海吉娅（Hygeia）和波乃西亚（Panacea）因跟随父亲协助病人恢复健康被认为是最早参加护理活动的妇女，分别被尊称为"健康之神"及"恢复健康之神"。医学之父希波克拉底（Hippocrates）以朴素的唯物主义观点破除了宗教迷信，创立了"四体液病理学说"，从此将医学引入科学发展的轨道，使公元前的6～4世纪成为医学早期的黄金时代。他提出了病人中心论，强调以观察、诊断、记录等方法探求疾病的原因，对症下药；同时强调护理的重要性，要求给病人清洁的衣服，教导病人洗漱口腔，调节饮食，实行按摩，并用音乐治疗精神病人。他起草的《希波克拉底誓言》至今仍在西方国家被尊为医学道德的规范，是医生们踏进医学领域的誓言。

(2) 古印度：古印度早期的医疗和护理活动带有浓厚的宗教色彩，公元前1600年，婆罗门教的宗教经典《吠陀经》是当时人们生活戒律、道德规范和医学行为的准则，要求人们有良好的卫生习惯，如每日刷牙、按时排便、保持室内空气清新等；要求助产士必须剪短头发，修剪指甲，每日沐浴。统一印度的国王阿索卡（Asoka）在北印度建立了18所东方最早的医院兼医学院，培养从事医护工作的人员。由于当时妇女不能外出，医院的护士由男士担任，被视为"最早的护士"，要求男护士必须身体健康，情绪乐观，善良勤劳，专心工作，并需具备药物和营养的常识，能够配药、配餐，维护病人的清洁卫生。

(3) 古罗马：凯撒（Augustas Caesar）大帝在位时在军中创立医院，收治战争中的伤病者，兼为奴隶治病；最富有的家族法米利亚（Farmilia）建立了私人医院；罗马医生伽伦（Galenos）创造了以人体解剖为基础的独特医学体系。当时古罗马医学并不发达，但是罗马人认为清洁可以延长人的寿命，非常重视个人卫生及环境卫生。他们建立公共浴室，修建上下水道，供应清洁饮水，可以看成是预防疾病和促进健康的早期阶段。

(4) 古埃及：古埃及人留下许多纸草文献，最古老的是布鲁格什医学纸草文和史密斯医学纸草文。当时人们已经开始进行伤口包扎、止血，催吐、灌肠、净化身体等护理活动，并能够应用植物、动物、矿物质制成药丸或膏药来治疗疾病。古埃及人认为人死后灵魂仍然附着在肉体，医生查托（That）提出用防腐保存法来埋葬王室的尸体，即用干化法保存尸体，也就是"木乃伊"，开始了人们对人体的研究。

2. 公元初期的护理　公元1～500年，自基督教兴起后，开始了教会对医学一千多年的影响。欧洲大陆设立的医院只是教会工作的组成部分。当时并没有真正意义上的护理。从事护理工作的只是一些献身于宗教事业的妇女，她们除参与教会工作外，还本着服务人群就是服务上帝的信念在教会医院进行老弱病残的护理工作，并且访问家庭中的贫苦病人。她们被尊为女执事，多系出名门、品德高尚且有学识，虽未接受过护理训练，但是她们仁慈博爱，服务热忱，工作认真，爱护病人，在当时深受欢迎。她们从事的工作已经具备护理的雏形。

3. 中世纪的护理　中世纪的护理最突出的特色就是深受宗教与战争的影响。虽然中世纪初期，欧洲各国相继建立了数以百计的大小医院，但是这些医院多由宗教控制，条件极差，各种病人混杂在一起，交叉感染严重。公元1091～1291年，西欧基督教与穆斯林教为争夺圣地耶路撒冷而发动了长达200年的十字军东征，战争导致大批伤员无人照顾，军中瘟疫、热病、麻风病等大肆横行，为此，基督教徒们组织了十字军救护团，男性也开始加入护理工作，被称为军队护理的开始。这对护理工作的发展起到了一定的促进作用。

4. 文艺复兴时期的护理　大约从公元1400年开始，意大利兴起了文艺复兴运动，并且风行欧洲，西方国家称该时期为科学新发现时代。文艺复兴时期建立了许多大学院校、图书馆、医学院等，出现了一批医学科学家：瑞士的医生和化学家帕拉塞尔萨斯（Paracelsus，1400—1541）在药理学方面作出了贡献；比利时医生维萨里（Vesalius，1514—1561）写出了第一部《人体解剖学》；英国医生维廉哈维（Willian Harvey，1578—1675）发现了血液循环；法国人阿巴斯帕里（Ambroise Pare，1570—1590）由一名理发师成为一名外科医生。从此，医学迅速发展，逐渐演变成为一门独立的专业。而护理却相对滞后，主要原因是当时重男轻女的封建思想没有改变，大学教育只收男生，一般女性很少有受教育的机会。到了1517年，宗教革命后，新教会主张女性应该服从男性，在家相夫教子，在医院里担任护理工作的具有仁慈博爱精神的教会妇女停止了工作，取而代之的护理人员缺乏同情心，不学无术，言行粗鲁。她们多为谋生而来，或者是在代替服刑，使护理工作陷入瘫痪的状态，护理质量大大下降，护理事业受到人们的鄙视，护理从此进入了长达近200年的黑暗时期。

文艺复兴后，由于慈善事业的发展，护理逐渐脱离了教会的控制，成为一门独立的职业。法国的天主教神父圣文森·保罗于1669年在巴黎创办了慈善姊妹会，加入慈善会的妇女不一定是教会的神职人员，不受修道院的约束。她们专职护理病人，为贫苦、病弱者服务。此后，不少类似的组织相继成立，从此护理开始走上独立职业的道路，但仍具有浓厚的宗教色彩。

### （二）现代护理学的诞生与发展

19世纪，随着经济的增长，科学的发展，社会对护理需求的增加，护理工作的地位有所提高，欧洲相继开设了一些护士训练班。1836年，德国牧师西奥多·弗里德尔（Fliendner）在凯撒斯威斯城建立了附属于教会的女执事学院，招收年满18岁、身体健康、品德优良的妇女进行护理训练，这就是最早的较为正规的护士训练班。弗洛伦斯·南丁格尔（Florence Nightingale）曾就读于该校。

1. 南丁格尔的事迹与贡献　19世纪中叶，南丁格尔发展了以改善环境卫生、促进舒适和健康为基础的护理理念，使护理学逐步走上了科学的发展轨道及正规的教育渠道。国际上称此阶段为南丁格尔时期。这是护理学发展的重要转折点，也是现代护理学的开始，南丁格尔被尊为现代护理的创始人。

弗洛伦斯·南丁格尔（1820—1910）出身英国贵族家庭，1820年5月12日生于意大利弗洛伦斯城，父母以此城名为她取名。她自幼受到良好的教育，精通英语、德语、意大利语、希腊文和拉丁文等多种语言，在数学、哲学、统计学、社会经济学等方面也有很深的造诣。南丁格尔从小就立志从事救死扶伤的护理工作，在随家人周游世界时，她特别留意考察各地的孤儿院、医院和慈善机构，乐于帮助别人，接济贫困者，关心伤病员。父母反对她从事护士工作，认为有损家庭荣誉，但她最终冲破了封建意识和家庭的阻挠，于1851年参加了一个为期4个月的护理短训班，从此开始了她的护理生涯。1853年，她担任了伦敦妇女医院院长，并在伦敦成立了第一个看护所（或称护士院），表现出非常优秀的管理才能。

1854年3月，克里米亚战争爆发，英国与法国共同派兵对付沙皇俄国对土耳其的入侵。由于战地救护条件恶劣，英军的死亡率高达42%，在这种情况下南丁格尔主动请缨，于1854年10月21日带领38名优秀护士，离开伦敦，启程前往克里米亚战场。在克里米亚，南丁格尔努力改善医院的治疗环境、卫生条件和士兵的营养状况，提高医院的管理水平。同时，南丁格尔非常重视伤员的心理支持，她亲切地安慰重伤者。夜深时，她经常手持油灯巡视病房，士兵们亲切地称她为“提灯女神”。她的精心护理挽救了许多士兵的生命，在短短半年的时间里，英军伤员的死亡率由原来的42%下降到2.2%。这种奇迹般的护理效果，震动了全英国，同时也改变了人们对护理的看法。战争结束后，南丁格尔完成的《影响英军健康、效率与医院管理诸因素摘要》被认为是当时医院管理最有价值的文章。1858年和1859年，她又完成了《医院札记》和被认为是护士必读的《护理札记》，书中精辟地分析了护理工作的生物性、社会性和精神对身体的影响。她的护理观点被后人称为“环境理论”。1860年，南丁格尔在伦敦圣多马医院创办了第一所护士学校，将护理学提升到科学的高度，采用新的教育体制和方法培养护士，从此护理完全脱离了宗教色彩，成为一门独立的科学。

南丁格尔对护理作出了巨大的贡献，具有深远的意义，突出表现为以下几个方面：

（1）明确了护理学的概念和护士的任务，为护理学的发展奠定了科学基础。

（2）建立了医院管理标准和模式。

（3）致力于创办护士学校，开创了正规的护理教育。

（4）著书立说，阐述其基本的护理理念，确定了护理的两个组成部分：健康和护理。

（5）创建了一个受人尊敬的职业。

（6）强调保持医疗护理活动记录的必要性，成为护理科研的初始部分。

南丁格尔女士是当之无愧的护理学家和预防医学家。她把一生献给了护理事业，英国人把她看作是国家的骄傲，把她的大半身像印在英国10英镑纸币的背面（正面是英国女王伊丽莎白二世的半身像），并在伦敦树立了她的铜像。美国大诗人Longfellow（1807—1882）为她做诗，赞美她是妇女界高贵的英雄。南丁格尔被列为世界伟人之一，为纪念她，国际护士会将她的生日5月12日定为国际护士节，并成立了南丁格尔国际基金会，用来奖励全世界各国的优秀护理人员。在南丁格尔逝世后的第二年，国际红十字会正式确定颁发南丁格尔奖，这是国际护士的最高奖项。我国自1983年首次参加第29届南丁格尔奖章评选以来，至2012年先后有62名优秀护理工作者获此殊荣。

2. 现代护理学的发展　19世纪以后，随着各国经济、文化、教育的发展以及妇女社会地位的提高，世界各地培养护士的学校纷纷成立，护理教育体系不断完善，护理事业得到迅速发展，护理学逐渐形成为一门独立的学科。

（1）临床护理的发展：从1841年开始，特别是第二次世界大战结束以后，科学技术的迅猛发展使护理实践发生了巨大变革，护理人员开始参与医院的现代化管理，并应用先进仪器设备进行急、危、重症患者的监护工作；护理专业分科越来越细，护理人员开始对不同专科深入学习，积累经验，如肿瘤、烧伤、心脏直视手术、器官移植等各方面的护理。另外，护理人员还走出医院，进入社区，为妇女、儿童、老年人等特殊人群提供护理及预防保健服务，护理服务场所和范围不断扩大，专业角色不断拓展，一些具有较高护理水平、能够解决专科护理疑难问题的护理人员成为相应领域的护理专家。

（2）护理教育的发展：人类历史上正规的护理教育是从南丁格尔时代开始的，南丁格尔被称为近代护理教育的先驱者和奠基人。南丁格尔的护理教育制度成为西方国家护理教育的标准模式。进入20世纪以后，世界各国的护理教育更加科学化、专业化，尤以美国的护理教育发展较快。1901年，美国约翰霍普金斯大学开设了专门的护理课程，形成了专职的护理教师队伍，护理教师也逐渐成为一个职业。1909年，明尼苏达大学开始了以大学为基础的护理课程。1924年，耶鲁大学首先成立护理学院，从此护理教育成为高等教育的一部分。1932年美国的天主教大学开设护理硕士研究生教育。1964年，加州大学旧金山分校首先开设了护理博士学位项目。从此以后，高等护理教育形成了由大学教育和毕业后教育组成的多层次多渠道的完整教育体系。

（3）护理管理制度的建立：从19世纪以后，南丁格尔的管理模式被世界各国相继采纳与发展，管理学的原理与方法被越来越多地应用于护理管理中。各国逐步建立了严格的护理质量管理标准，并相继建立了护士执业注册制度。这标志着护理专业走向自我管理的道路，同时也保证了护理实践的质量。

（4）护理向专业化方向发展：20世纪60年代后，一些护理理论家开始检验与确立护理学的相关概念，并对护理专业的实质进行深入的探讨，逐步形成了独立的护理理论与模式。护理转变为以科学理论为指导的综合性学科。护理工作者开始独立进行科学研究。1990年后，护理科研展示出越来越高的学术水平。护理学成为现代科学体系中的一门独立为人类健康服务的专业。1899年，国际护士会（International Council of Nurses，ICN）在英国伦敦成立，其目的是促进世界各国护士进行国际间的学术交流和分享护理学术成果。1966年该会迁至日内瓦。其他国家也纷纷建立了自己的护理专业学术团体及专科学术组织。

**知识链接**

**国际护士会**

国际护士会是各国护士学会的联盟，是独立的非政府性的组织，成立于1899年，总部设在日内瓦。创始人是芬威克，有会员团体130多个，是世界上历史最久的医药卫生界的专业性国际组织，其宗旨是促进各国护士学会的发展和壮大，提高护士地位及护理水平，并为各会员团体提供一个媒介以表达其利益需要及关心的问题。每4年举行一次国际大会，颁布并定期修订《护士准则》。

## 二、中国护理学发展史

### （一）中国古代护理实践

祖国医学有着悠久的历史，早在250万年前的原始社会里，我们的祖先在与大自然的搏斗和疾病的斗争中，不仅创造了灿烂的古文化，同时也创造了一些原始的治疗疾病方法。我国的护理实践在祖国医学中早已存在，只是一直保持着医、药、护三者不分的状态。我国传统医学强调“三分治，七分养”，养即护理，虽然中医护理在古代还没有成为一门独立的学科，但有关护理理论和技术的记载却十分丰富，中医护理技术也在民间广为运用。

《史记·扁鹊仓公列传》中记载了春秋战国时期的杰出名医扁鹊指导学生对病人进行针刺、热敷等护理实践活动的资料。

我国古典医学名著《黄帝内经》大约成书于公元前1～2世纪，强调整体观念和预防思想，记载着疾病与饮食调节、精神因素、自然环境和气候变化的关系，如“五谷为养，五果为助，五畜为益，五菜为充”，“怒伤肝，喜伤心……”等。并提出要“扶正祛邪”，加强自身防御和“圣人不治已病治未病”的防御观点。详细论述了疾病护理、饮食护理、服药护理等方面的基本知识和辨证施护原则以及推拿、针灸、导引、热熨等技术操作。在情志护理方面，《内经》分析了喜怒哀乐等精神因素在病因病理中的作用，并提出了以情胜情的护理方法，即“悲胜怒，怒胜思，思胜恐，恐胜喜，喜胜忧”。为中医心理护理奠定了基础。

东汉末年名医张仲景总结自己和前人的经验著《伤寒杂病论》，该书是一部集汉以前医学精华大成的临床医学百科全书，囊括了中医理、法、方、药的精髓，对服药的护理论述得非常详细，对煎药的方法、注意事项、药物反应的观察等都作了明确的注解。如服用桂枝汤方，注明要“啜热稀粥一升余，以助药力”，同时加盖被子，使病人微有汗出，“不可令如水流漓，病必不除”。《伤寒杂病论》还记述了各种与护理有关的操作技术，如熏洗法、含咽法、灌耳法、猪胆汁灌肠术、人工呼吸和舌下给药法等。张仲景创立的辨证论治法则是祖国医学宝库中的灿烂明珠，为临床辨证施护开创了先河。

后汉外科名医华佗以发明“麻沸散”而闻名于世。他在医治疾病的同时，创造了模仿虎、鹿、熊、猿、鸟动作姿态的“五禽戏”，以活动关节，增强体质，疏通气血，预防疾病，可谓是中国最早的保健护理方法。他在手术中和手术后指导弟子和家属做了大量的护理工作，开始了我国最早的外科护理。

晋代葛洪所著《肘后方》中有筒吹导尿术的记载：“小便不通，土瓜捣汁，人少水解之，筒吹人下部”（筒是导尿工具）。

隋唐五代时期，古代医学家人才辈出，举不胜举，祖国医学的发展取得了辉煌的成果，中医护理学也得到了进一步的充实与提高。隋朝巢元方的《诸病源候论》阐述了病源学的同时也充分论述了各种疾病的专科护理。唐代著名医学家孙思邈首创了用细葱管导尿术、蜡疗和热熨法；王焘在《外台秘要》中较为详细地论述了伤寒、肺痨、天花、霍乱等传染病的观察要点和护理措施以及消渴病人的饮食疗法与禁忌、儿科食入异物的治疗与护理方法等。

宋代之后，随着造纸业和印刷术的发展，大量医学书籍得以整理和研究、推广，医学界百家争鸣，百花齐放，各抒医理，出现了著名的金元四大家及许多著名的医学著作。这一时期，妊娠前后护理、口腔护理、小儿喂养及护理等专科护理知识日益丰富，为中医护理学充实了许多新的内容。

明清医学进一步总结和发展了前人关于护理方面的知识。吴有性的《温疫论》在“论饮”、“论食”、“调理法”三篇文章里，详细地论述了护理疫病的原则和方法。叶天士在《临证指南医案》著作中对老年人的护理进行了深入地研究，在老年人预防保健方面作出了具体的指导。《侍疾要语》是一部护理学的专著，记载了民间广为流传的“十叟长寿歌”，介绍十位百岁老人延年益寿、防病抗老的经验。

总之，在祖国医学发展过程中，护理知识的积累和护理技术的进展形成了中医护理独特的理论体系。

**（二）中国近代护理的发展**

1. 西方护理的引入与发展（1803—1937） 中国近代护理事业的发展是在鸦片战争前后，随西方列强侵入的战争、宗教和西方医学进入中国而起步。1803年英国借天花流行派医生来华。1820年，英国医生在澳门开设诊所。1835年，英国传教士巴克尔（P. Parker）在广州开设了第一所西医院，两年后，这所医院以短训班的形式开始培训护理人员。1840年鸦片战争前后，外国的传教士为使基督教能在中国传开，在全国各地兴建医院与学校，将西方的医疗和护理工作传入我国。当时，医院环境、护士服装、操作规程、学校教材都带有浓厚的西方色彩。1888年，美国护士约翰逊女士（E. Johnson）在福州一所医院里开办了我国第一所护士学校。1900年以后，中国各大城市建立了许多教会医院，一些城市设立了护士学校，逐渐形成了我国护理专业队伍。1909年，中国护理界群众性学术团体“中国护士会”在江西牯岭成立（1923年改名为中华护士会，1937年改名为中华护士学会，1964年改名为中华护理学会）。1912年确立了护士学校的注册和护士的会考制度，1915年，由中国护士会举办全国第一届护士会考，标志着护士的培养和从业走上正规职业管理道路。1920年护士会创刊《护士季报》，1922年加入国际护士会，以加入顺序名列第十一个会员国。1920年北京协和医学院开办高等护理教育，学制4～5年，五年制毕业学生授予理学学士学位。1932年，我国第一所公立的护士学校在南京成立，学制3～4年，招收高中毕业生。1934年教育部成立医学教育委员会，下设护理教育专门委员会，将护理教育改为高级护士职业教育，招收高中毕业生，从此护理教育纳入国家正式教育体系。

2. 抗日战争时期至全国解放（1937—1949） 1937年7月7日，卢沟桥事变后，中国人民开始了长达八年抗日战争的岁月。在此期间，我国的护理前辈们和全国人民一道积极参加抗战，并克服种种困难，出色完成救治伤员的任务，继续进行全国护士学校注册和护士会考工作，使我国的护理事业得以持续不断的发展。战争期间，许多医护人员奔赴延安，在解放区设立了医院，1931年在江西开办了“中央红色护士学校”，1941年在延安成立了“中华护士学会延安分会”。护理工作受到了党中央和毛主席的高度重视，在1941和1942年的5·12护士节上，毛主席曾连续两次为护士做出“护士工作有很大的政治重要性”和“尊重护士，爱护护士”的题词。党中央的重视与关怀，推动了护理事业的发展，护士队伍逐渐扩大，至1949年，全国已建立180多所护士学校，培养护士3万余名。

### (三) 中国现代护理的发展（1949 年—至今）

中华人民共和国成立后，对护理工作进行了系统的部署，明确了护理事业的发展方向。1950 年 8 月，卫生部在北京召开第一届全国卫生工作会议，此次会议对护理工作的发展做出了统一的规划，将护理教育纳入正轨的教育体系，确定了中等专业教育作为培养护士的唯一途径，高等护理教育于 1952 年取消。为了保证护理教育的质量，卫生部制定了护士学校的招生条件，成立了教材编写委员会，出版了 21 本有关的中级护理专业教材。此后，我国培养了大批的中等专业护士。由于取消了高等护理教育，导致了护理教学与科研人才青黄不接，在一定程度上影响了我国护理事业的发展。

1954 年 5 月创办了《护理杂志》，1958 年护士协会成为中国科学技术协会成员，从此学会的工作进入了新阶段。50 年代，“三级护理”和“查对制度”的建立，标志着护理工作逐步走向规范化。同时，各专科护理也得到了深入的发展，我国第一例大面积烧伤病人邱财康的救治成活和王存柏的断肢再植成功代表了这一时期护理专业发展的水平。

1966～1976 年，十年“文化大革命”中，医院规章制度被废除，护士学校停办，学会被迫停止工作，护理事业遭受了极大的灾难。十年浩劫造成了护理人员的严重缺编和护理质量的严重下降。

1978 年党的第十一届三中全会以后，改革开放政策和人民健康需求的提高，促进了护理事业的蓬勃发展，护理工作进入了全面恢复、整顿、再发展的新阶段。

1. 护理教育迅速发展，教育体制逐步完善　为迅速恢复和改善护理教育状况，卫生部先后下达《关于加强护理工作的意见》和《关于加强护理教育工作的意见》，加强和发展了护理工作和护理教育。1978 年各医学院纷纷创办大专护理教育。1981 年 5 月 6 日，卫生部、中国科学技术协会、中华护理学会在北京联合召开首都护理界座谈会，许多国家领导人出席并发表了重要讲话，确立了护理学在自然科学中的地位。1983 年卫生部和教育部联合召开会议，决定恢复高等护理教育。同年，天津医学院招收了首届本科护理系学生。1984 年，教育部和卫生部召开全国高等护理专业教育座谈会，明确要建立多层次、多规格的护理教育体系，培养高层次护理人才，充实教学和管理等岗位，以提高护理工作质量，促进学科发展，尽快缩小与先进国家的差距。这次会议不仅是对高等护理教育的促进，也是我国护理学科发展的转折点。1985 年，全国 11 所高等医学院校设立了护理本科教育。1992 年，北京医科大学开始了护理学硕士研究生教育，并逐渐在全国建立了数个硕士学位授权点。2004 年，第二军医大学护理系首次招收护理博士研究生。我国的高等护理教育迅速发展起来，已形成了多层次、多渠道、较为完善的护理教育体系。

2. 护理管理体制逐步健全　为了加强对护理工作的领导，完善护理管理体制，1982 年国家卫生部医政司设立了护理处，负责全国的护理管理，制定有关管理条例、工作制度、职责、技术操作标准等。300 张床位以上的医院设立护理部，实行护理工作三级管理。1979 年国务院批准卫生部颁发了《卫生技术人员职称及晋升条例（试行）》，其中明确规定护士的技术职称为“主任护师、副主任护师、主管护师、护师和护士（正规护校毕业生）”，全国各地根据这一条例制定了护师晋升考核制度的具体方法和内容。1995 年 6 月 25 日，首次举行了全国性的护士执业考试，这标志着我国护士执业管理走上了法制化的轨道。凡是在我国从事护理工作的人员必须经过严格考核，才能申请护士执业注册，取得护士资格。2008 年 1 月国务院颁布了《护士条例》，使护理人员的合法权益得到了维护，同时也进一步规范了护理行为，促进护理管理的制度化。

3. 临床护理质量逐步提升　1950 年以来，我国临床护理工作受传统医学模式的影响，一直实行的是以疾病为中心的护理，医护分工明确，护理人员是医生的助手，处于从属地位，以疾病的诊断和治疗为中心制定临床护理规范。1979 年以后，随着医学模式的转变以及人们对健康服务要求的不断提高，护理人员开始逐步探讨并实行以人的健康为中心的整体护理。同时，护理人员配合临床工作中新业务新技术的开展，在重症监护和各专科护理等方面做出了越来越多的突出成绩，而且，护理工作的范围也不断扩大，护理人员开始在社区和其他医疗卫生机构提供护理服务。

4. 护理研究水平不断提高　随着高等护理教育的开展，一批高级护理人才走上了护理教育、管理和临床岗位，在各个领域里进行研究和创新，提高了护理的整体水平。目前，护理研究正处于快速发展阶段，研究范围越来越广泛，涉及临床护理、心理护理、护理教育和管理等诸多方面。科研成果极大地推动了护理学的发展。从各种杂志和学术交流会上发表的论文来看，护理研究水平在逐年提高，许多论文被美国的 IM 医学索引及 CD-ROM 光盘数据库收录。

5. 护理学术活动日益繁荣　1977 年以来，中华护理学会和各地分会先后恢复学术活动，多次召开护理学术交流会，举办各种不同类型的专题学习班、研讨会等。中华护理学会及各地护理学会成立了学术委员会和各护理专科委员会，以促进学术交流。各位护理学者、专家纷纷著书立说，各级护理教材比比皆是，临床护理指导用书内容充实、各具特色。各种护理专业期刊、杂志不断创刊，如《实用护理杂志》、《护士进修杂志》、《护理学杂志》、《国外医学护理学分册》、《中华医学文摘护理学分册》等，打破了《中华护理杂志》自 1954 年创刊至 80 年代一统天下的局面。

6. 我国中医护理学进一步传承与发展　新中国成立后，在党的中医政策和“中国医药是一个伟大的宝库，应当努力发掘，加以提高”的精神指引下，全国各地相继建立了中医教学与科研的机构及中医医院，大力开展对中医药的继承和研究工作，而且全国各地相继开办中医护士学校及中医护理班，培养了大批的中医护理专业人才。中医护理人员在整体观的指导下，根据辨证施护原则，运用四诊八纲观察法，对不同的证型采用不同的护理方法。并注重运用针灸、推拿、外敷、按摩、熏洗、刮痧等中医传统方法，提高了护理质量，显示出中医护理学的特色和优势。《中医护病学》、《中医辨证护理学》、《中医护理学》、《中医基础护理学》、《中医护理手册》等中医护理学的各种专著相继问世。

1986 年，在中华护理学会指导下，成立了“中医、中西医结合护理学术委员会”，目的在于组织指导中医护理的学术研究。目前，中医护理科学研究正在全国蓬勃发展，学术气氛日益浓厚，科研水平不断提高。中医护理学逐步成为一门独立的学科。

## 第二节　护理学的任务和范畴

随着护理学的发展，人们对护理实践经验的反复总结与提炼，使得护理学知识体系不断丰富与完善，护理学的任务与范畴也在不断扩展。

## 一、护理学的任务

为人类健康服务是护士的首要职责，也是护理职业存在的理由。国际护士协会在1953年7月召开的国际护士会议上通过了《护士伦理国际法》，该法案于1965年6月在德国法兰克福大议会上予以修订并被采纳。《护士伦理国际法》中规定：护士的唯一任务是帮助患者恢复健康，帮助健康人提高健康水平。会议明确规定了护理学的任务是：建立有助于康复的物质与精神环境；着重用教授和示范的方法预防疾病；为个人、家庭和社区提供保健服务。

《中国护理事业发展规划纲要》中明确指出，护理是以维护和促进健康、减轻痛苦、提高生命质量为目的、运用专业知识和技术为人民群众健康提供服务的工作。护士需要帮助人群解决以下4个与健康相关的问题：

### （一）促进健康

促进健康是帮助个体、家庭、社区发展维持和增强自身健康状态需要的知识和资源。教育人们对自己的健康负责，形成健康的生活方式，维持最佳的健康状态。

### （二）减轻痛苦

减轻痛苦是护理工作的基本职责和任务。护士运用护理知识与技能帮助个体和人群减轻身心痛苦。

### （三）预防疾病

预防疾病的护理实践活动包括开展健康教育、增强免疫力、预防各种传染病、提供疾病自我检测的技术与评估机构、临床和社区的保健护理等。

### （四）恢复健康

恢复健康的护理实践活动是护理人员的传统职责与任务，是帮助人们在患病或有影响健康的问题后，恢复健康状态。如为患者提供生活护理、药物治疗、协助残障者锻炼身体和建立自信等。

## 二、护理学的范畴

护理学的内容和范畴是随着护理实践的不断深入而不断发展的，主要包括理论和实践两部分。

### （一）护理学的理论范畴

1. 护理学的研究对象、任务和目标　护理学的研究对象、任务和目标是护理学科建设的基础，随着护理学的发展而不断变化。同时，由于它们是在一定历史条件下的护理实践基础上形成的，所以，又具有相对的稳定性。

2. 护理学理论体系　自20世纪60年代后，护理界开始致力于发展护理理论与概念模式，并将这些理论用于指导临床护理实践，当在实践中发现旧理论无法解释新问题、新现象时，就会建立新理论或发展原有的理论，使护理理论体系日益丰富和完善。通过建立护理理论体系，护理人员不仅能够从研究中发展和验证理论，而且通过研究学会科学的逻辑思维和评判性思维方法，对提高护理质量、改善护理服务起到了积极作用。

3. 护理学与社会发展的关系 护理学与社会发展的关系理论是研究护理学在社会中的作用、地位和价值，以及社会对护理学发展的促进和制约因素。如老年人口增多、慢性病人增加使社区护理迅速发展；健康教育技巧和与他人有效合作已成为对护士的基本技能要求；信息化社会使护理工作效率得以提高，也使护理专业向着网络化、信息化迈出了坚实的步伐。全球经济一体化趋势，影响了护理学的课程设置，开辟了新的护理研究领域。

4. 护理分支学科及交叉学科 护理学与自然科学、社会科学、人文科学等多学科相互渗透，在理论上相互促进，在方法上相互启迪，在技术上相互借鉴，形成了护理伦理学、护理心理学、护理美学、护理教育学、护理管理学等一批交叉学科，以及急救护理学、骨科护理学、老年护理学等一批分支学科，从而在更大范围内促进了护理学科的发展。

### （二）护理学的实践范畴

护理学的实践范畴很广，根据护理工作的内容可将其分为临床护理、社区保健、护理教育、护理管理和护理科研。

1. 临床护理 临床护理服务的对象是患者，内容包括基础护理、专科护理。

（1）基础护理：基础护理是运用护理学的基本理论、基本知识和基本技术，去满足患者的基本需要，是各专科护理的基础。内容包括饮食护理、观察病情、预防医院感染、临终关怀及医疗文件的记录等。

（2）专科护理：专科护理是以护理学和各医疗专科理论、知识、技能为基础，结合各专科患者的特点及诊疗要求进行护理。主要包括各专科护理常规、护理技术、心、肾、肺、脑功能的监护及脏器移植等的护理。

2. 社区护理 社区护理的对象是一定范围的居民和社会团体。它是以临床护理的知识和技能为基础，以整体护理观为指导，借助有组织的社会力量，结合社区的特点，深入到家庭、学校、工厂、机关等领域，开展家庭护理、预防疾病、妇幼保健、健康教育、健康咨询、预防接种及防疫灭菌等工作。

3. 护理教育 以护理学和教育学理论为基础，培养德、智、体、美全面发展的护理人才。护理教育一般划分为基础护理教育、毕业后护理教育和继续护理教育三类。基础护理教育分为中专教育、大专教育、本科教育；毕业后护理教育包括岗位培训及研究生教育；继续护理教育是向正在从事护理工作的在职人员提供的以学习新理论、新知识、新技术和新方法为目标的在职教育。

4. 护理管理 护理管理是运用管理学的理论和方法，对护理工作的人、才、物等要素进行计划、组织、指挥、协调和控制等的系统管理，以保障护理工作正确、及时、安全、有效地进行，提高护理工作的效率与质量。

5. 护理科研 护理科研可以促进护理理论、知识、技能更新，推动护理学科发展。护理科研的研究内容涉及护理实践活动的各个方面。护理学的研究方法有观察法、科学实验法、调查法和理论分析法等。

## 三、专业的特征与护理专业

社会学家指出，专业活动是以满足人的某种需要、为社会谋福利的职业活动转化而成的。在这种转化过程中，一门专业逐渐建立了其科学的理论基础、正规的教育体系、特有的实践方式及社会地位。

护理工作由于本身具有特殊性，从事护理职业人员中女性居多，以及各种历史原因，使护理工作专业化的进程极其艰难与缓慢。在20世纪50年代以前护理学一直被认为是类专业或辅助专业。从20世纪50年代开始，国外护理界在完善护理教育体制及完善专业团体的功能、提高护理科研水平、深入开展护理理论的研究等方面对护理向专业化的方向发展起到了极大的推动作用，使护理学逐渐由一门技术性的职业转化为一门有其独特理论体系的专业。

### （一）专业的特征

社会学家认为，一门专业必须具有以下特征：

1. 以服务为目的，满足社会需要　一门专业必须具备能为人类的某些方面服务的特征，并符合社会及职业对专业的需求。

2. 有系统完善的理论基础　任何一门专业必须有完善的理论基础及技术来支持其实践及科研体系，并获得公众的认同及尊重。

3. 有完善的教育体制　完善的教育体制是形成专业的基础，任何一门专业的从业人员必须经过严格的专业高等教育，才能胜任本专业的工作。

4. 有良好的科研体系　科研是保证更新及发展的重要手段，只有不断的更新及发展才能保证专业的生命力。

5. 有专业自主性　一般每个专业都必须具有相应的专业组织，专业组织制定一定的伦理道德等专业规范来检查及约束其从业人员的专业活动。专业组织依据这些标准来进行同行监督及自我检查以维持高质量的服务标准，其目的是提高整个专业的整体水平，争取专业的社会地位及工作自主权，为其从业人员谋福利等。

### （二）护理专业

传统上护理被认为是一门职业，但经过护理人员多年的努力及护理事业的不断完善和发展，护理已成为初具雏形的专业。具体分析如下：

1. 为人类的健康服务，不断发展以满足社会需要　护理的目标就是为服务对象提供各种护理服务，预防疾病、恢复和促进人类的健康。因此，护理的发展符合社会需要。

2. 有完善的教育体系　护理教育已形成多渠道、多层次的教育体系。目前我国已有大学专科、本科、硕士及博士教育形式，并在逐步探索博士后教育。

3. 有系统完善的理论基础　护理学在运用相关学科理论的基础上，逐渐形成、发展了独特的护理理论体系，如奥瑞姆（Orem）的自护理论、罗伊（Roy）的适应理论等，为护理教育、科研、实践提供指导。

4. 有良好的科研体系　国外护理科研体系正在逐步实施和完善，我国护理科研起步较晚，但随着近年来硕士及博士教育的不断开展而逐渐发展、完善。

5. 有专业自主性　护理专业有自己的专业组织（如美国的护士协会、我国的中华护理学会等）参与制定有关的政策、法规和专业标准，对护理专业活动和实践质量进行指导和监控；有自己的护理质量标准；有执业考试及职称考核制度；有规范、约束从业人员的护理伦理及护理法律等。

## 四、护理的工作模式

护理工作模式是指护理人员在对服务对象进行护理时采取的工作方式。为满足患者的护理需求，提高护理质量与效率，临床护理工作中常根据护理人员数量、能力、患者病情等不同情况，采用合适的护理工作模式。目前临床上常用的护理工作模式有5种。

### （一）个案护理（case nursing）

个案护理由专人负责实施个体化护理，一名护理人员负责照顾1～2位患者，适用于抢救患者或某些特殊患者，也适用于临床教学需要。

个案护理的优点：①能够对患者实施细致全面的护理，满足患者的各种需要，有较高的护理质量。②有助于护患之间的沟通和良好护患关系的建立。③护理人员责任明确，有助于增强护理人员的责任心。

个案护理的缺点：①要求护理人员具有一定的临床工作经验和较高的专业知识和专业技能。②需要较多的护理人员和较多的费用，工作效率不高。

### （二）功能制护理（functional nursing）

功能制护理最早受工业流水线影响，形成于20世纪50年代，以完成各项医嘱和常规的基础护理为主要工作内容。其工作分配以日常工作任务为中心，将护理服务划分为不同的工作种类，如办公室主班护士、治疗护士、药疗护士等来完成护理任务。

功能制护理的优点：①护理人员分工明确，易于组织管理。②节省人力，经费、设备、时间。③有利于提高护理人员技能操作的熟练程度，工作效率高。

功能制护理的缺点：①忽视患者的心理和社会因素，护理缺乏整体性。②护患之间沟通交流较少，易发生冲突。③护理工作机械，不能发挥护理人员的工作主动性和创造性，容易产生疲劳和厌倦情绪。

### （三）小组制护理（team nursing）

小组制护理是以分组护理的方式对患者进行整体护理。将护理人员分成若干小组进行护理活动，每组分管10～15位患者，由一位有经验的护理人员任组长，负责制定护理计划和措施，安排小组成员去完成任务及实现确定的目标。小组成员由不同级别的护理人员组成，各司其职。

小组制护理的优点：①便于小组成员协调合作，相互沟通，工作气氛好。②护理工作有计划，有评价，患者得到较全面的护理。③充分发挥本组各成员的能力、经验与才智，工作满意度较高。

小组制护理的缺点：①所需人力较多，对组长的管理技巧和业务能力要求较高。②若人员配置不足或不合理，使小组成员没有时间和精力进行充分的沟通和有效的协作，则难以发挥小组制护理的优势。

### （四）责任制护理（primary nursing）

责任制护理是受生物-心理-社会医学模式影响，在整体护理理念的指导下产生的一种临床护理工作模式，由责任护士和辅助护士按护理程序对患者进行全面、系统和连续的整体护理。其结构是以患者为中心，要求从患者入院到出院均由责任护士对患者实行8小时在班、24小时负责制。根据责任护士的能力和水平的不同，一般负责3～6位患者。

责任制护理的优点：①有助于“以患者为中心”的整体护理理念的贯彻和实施。②保证了患者护理的连续性。③护理人员的工作独立性增强。④护理人员的责任感、求知感、成就感增强，工作兴趣和满意度增加。

责任制护理的缺点：①对责任护士的专业知识和能力要求较高。②对人力的需要量较大，增加了人力资源成本。

### （五）综合性护理（modular nursing）

综合性是将责任制护理和小组制护理结合起来，由一组护理人员为一组患者提供整体护理。护理小组由组长和辅助护士组成，其中组长负责计划、安排、协调和实施本组患者的护理活动，指导辅助护士制定本组患者的护理计划，并保证每班护士护理患者的质量；护士长担任咨询、协调和激励者的角色。

综合性护理的优点：①患者获得连续的、全面的整体护理，对护理的满意度较高。②护理人员的责任感、求知感和成就感增加，工作的主动性和独立性加强，工作满意度较高。③加强了与患者、家属及其他医务人员的沟通，合作性增强。

综合性护理的缺点：①需要较多的护理人员。②由于护理人员只固定于一个单元中，当患者床位由一个单元转到另一单元时，就必须换由另一小组负责，此时必然影响到患者护理的连续性。

上述各种护理工作模式在护理学的发展历程中都起着重要作用，新的工作方法在原有基础上都有改进和提高。需要注意的是，任何护理工作方式都应以整体护理观念为指导，其区别在于护理服务的分工、排班和责任有所不同，在临床护理实践中可择优选用。

**知识拓展**

**护理临床路径**

护理临床路径是由临床路径发展小组（CPDT）内的一组成员，根据某种诊断、疾病或手术而制定的一种治疗护理模式，按照临床路径表的标准化治疗护理流程，让病人从住院到出院都按照此模式来接受治疗护理。临床路径把诊疗护理常规合理化、流程化，使病程的进展按流程进行有效控制，其最终结果就是依据最佳的治疗护理方案，降低医患双方的成本，提高诊疗护理效果。

## 五、护理学的知识体系与学习方法

### （一）护理学的知识体系

护理学作为一门独立学科，在长期的护理实践过程中，已形成相对稳定的知识体系。该知识体系不仅包括护理专业知识，同时还吸收了医学、社会学、心理学、伦理学等学科的相关知识。护理学的知识体系简单概括如下：

1. 基础知识　包括自然科学知识（数学、统计学、生物学、信息科学等）、人文社会科学知识（社会学、心理学、伦理学等）、医学基础知识（人体解剖学、生理学、药理学、病理学等）。

2. 护理专业知识　包括护理专业基础知识、临床各专科护理知识、社区护理知识以及护理学与其他科学相融合的边缘学科知识。

### （二）护理学学习方法

护理学具有自然科学和人文社会科学的双重属性，具有科学性、实践性、服务性、艺术性的特性。要学好本门课程，良好的学习方法能起到事半功倍的效果。

1. 加强专业思想培养，提高职业道德修养　护理工作是医疗卫生工作的重要组成部分，担负着“保护生命，减轻痛苦，促进健康”的崇高职责。这就要求护理学生要有意识地培养以人为本，爱护患者，珍爱生命，富有高度同情心的职业道德与基本的职业态度。把职业道德的培养贯穿于学校学习的整个阶段，尤其实验教学和实习学习的过程中，要以人为本，尊重患者，设身处地为患者着想，满足患者身心的需求。

2. 注重兴趣培养，提高学习主动性　兴趣是最好的老师，有兴趣才会有学习的主动性。护理专业的特殊性要求护理学生要具备比其他专业学生更宽的知识面，因此护理专业课程数目更多，总学时更多，学习负担较重。所以护理学生应保持较高的学习兴趣，根据自己的学习特点制定适合自己的学习计划，勤奋努力，有付出就会有收获，只要坚持不懈，就会取得好的成绩。

3. 注重技能训练，强化动手能力　护理学是一门操作性很强的专业，护理专业的学生不仅要掌握扎实的理论知识，更需具备熟练的操作技能。护理操作技能是护士为护理对象提供服务、解决问题的重要手段，是护生必须掌握的专业知识的重要方面。护理专业课程设置中实践课占有较大比重，护理专业学生应充分利用实验室模拟训练和见习、实习的学习时间，规范、准确地练习各项护理技术操作，同时注意培养人际沟通能力、观察问题能力、分析问题与解决问题能力，为将来独立进行临床工作打下坚实的基础。

4. 加强科研训练，发展科研能力　护理科研是推动护理学科发展、提高临床护理质量的重要手段，护理学科的发展有赖于护理科研的开展和成果的应用，所以护理学专业学生应积极参加科研训练，科研训练可以使学生专业知识的掌握更扎实、专业技能更娴熟。此外，科研训练还有助于培养学生创新的科学精神和严谨务实的科学态度，有助于护理学专业学生职业素质的培养，从而增强其就业的竞争力。

## 第三节　我国护理学的发展趋势

护理学专业的形成和发展与人类文化、科学的进步息息相关，并深受社会变迁的影响，科学技术的进步、经济的发展、人口结构的变化、人们健康观念的转变、新的社会文化问题等都会影响护理专业的发展，所以护理学的发展反映着改变中的社会需要。

### 一、护理人员高学历化

护理学是一门多学科交叉的科学，科学技术的飞速发展，信息传递速度的加快和信息量的增加，给护理学提供了更广阔的发展空间，祖国医学的护理理论和护理技术也将以其独特的优势来推动我国护理事业的发展；而护理事业的发展迫切需要高学历的护理人才；并且人民大众对享有高质量的卫生保健需求日益增加，社会对高层次护理人才的需求增加。所以，护理人员必须不断地学习新的知识和技能来提高自己的能力和水平，护理人员的基本学历分为大专和本科，护理硕士、护理博士人数越来越多是护理人员高学历化的主要表现。截至2010年，我国开设护理硕士教育的院校有65所，开设护理博士教育的院校有22所。

## 二、护理工作领域扩大化

随着社会的进步，人们物质生活水平的提高，由于人口老龄化、不良行为和生活方式导致的疾病，已成为目前我国日益凸显的医疗卫生问题，人们对健康保健的需求更加多元化，对健康保健服务便捷化的要求日益强烈。这些变化要求护理人员必将深入家庭和社区进行护理工作，开展健康教育，提供维护和恢复健康的理论和技术支持。护理工作领域逐步由医院扩大至家庭、社区、工厂、学校等地方，护理工作走向了社会。

## 三、护理工作法制化

法律是强化护理管理，使护理专业法制化、规范化、科学化的重要保证。我国颁布的《护士条例》以立法的形式，明确了各级卫生行政部门、医疗机构在护理管理中的职责，完善护士执业准入制度，规范护士执业行为。当今社会，经济文化迅速发展，人们自身健康需求和维权意识不断增强，护理工作领域逐步扩大，护理工作中面临的法律问题越来越多，护理人员必须熟知国家法律条令，增强法律意识，强化法律观念，不断学习有关的法律知识，明确自己在护理工作中与法律有关的潜在性问题，规范护理行为，自觉地遵纪守法，依法从事护理实践，预防医疗事故发生，保护自己和患者的一切合法权益，维护法律的尊严。

## 四、护理工作市场化

护理工作市场化是指随着市场经济的发展和市场竞争的日益激烈，护理工作将被推向市场。护理工作市场化的本质是通过提供有关的服务满足患者的需求，对护理人员来说，市场化主要表现在业主、雇员和质量保证3个方面，护理人员的流动和分布将由市场来调节，护理服务的内容和范畴也将根据市场需求的变化而变化。服务第一、质量至上的宗旨将成为护理人员在市场竞争中的根本立足点。随着家庭护理和社区护理的推广，各级医院护理人员聘用制及结构工资制的执行，以及护理独立开业的增多等，护理工作市场化的特点越来越突出。

## 五、护理工作国际化

护理工作国际化主要是指专业目标国际化、管理国际化、职能范围国际化、人才流动国际化。此外，还包括跨国护理援助和护理合作。

在医学全球化的发展背景下，护理专业中的国际交流与合作越来越多，面对这种国际化发展趋势，培养具有国际交往能力的高素质护理人才，采用国际化的教育质量标准，建立与国际接轨的护理教育质量认证制度，是护理教育的主要任务。多元化服务要求越来越高，外语尤其是英语以及计算机的普遍应用成为这一时期护理工作的主要特点。

## 六、中国护理特色化

随着中医学的研究在全球范围的兴起，中医护理引起各国护理界的高度重视，中医护理技术及养生保健特色被世界各国人们瞩目。在融入中华民族的文化传统，体现天人合一和以人为本的中医护理理念的基础上，积极学习和吸收西方护理理论中优秀的观点和方法，实现与西方护理的有机结合是目前我国护理界的一个重要课题和研究方向。具有中国特色的护理理论和技术方法，将为全人类做出重要贡献。

**学习小结**

1. 学习内容

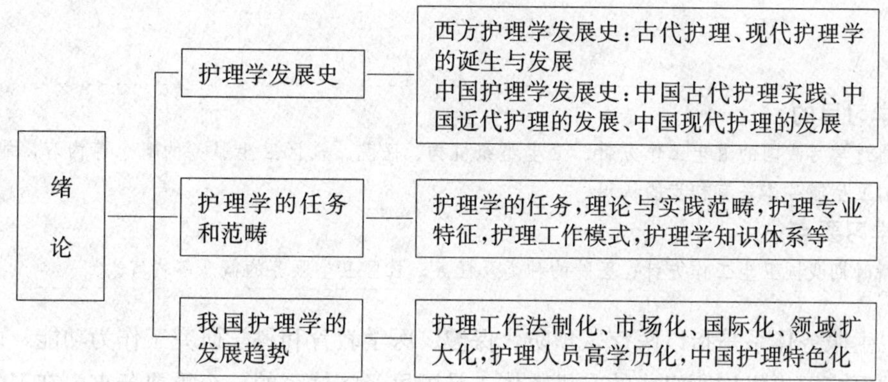


2. 学习方法

(1) 讨论护理学发展的历史与趋势，了解护理学发展过程中的经验和教训。

(2) 演讲南丁格尔生平与事迹，加强护理专业思想的培养。

(3) 到医院见习，观察护理工作模式，增加对护理工作的感性认识。

（林翠霞）

**复习思考题**

1. 讨论护理学发展历程中一些重要人物和事件对护理学科发展的影响。
2. 护理学的知识体系有哪些？谈谈你的学习方法。
3. 收集当前国外护理学发展的最新资料，讨论我国中医护理如何更好地走向世界。

# 第二章　卫生工作方针及卫生服务体系

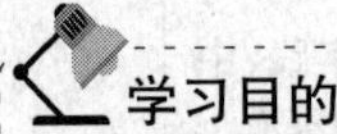

**学习目的**

通过学习我国的卫生工作方针、卫生组织机构、医院、社区卫生服务的概念等内容，能够对我国的卫生服务体系有初步的认识。

**学习要点**

新时期我国卫生工作方针；医院的种类及任务；社区卫生服务的概念等内容。

卫生服务体系是指以医疗、预防、保健、医学教育和科学研究工作为功能，由不同层次的医疗卫生机构所组成的有机整体，是国民经济体系的一个重要分支。在卫生服务体系中，护理人员承担着重要的防病治病及预防保健的责任。因此，护理人员应了解卫生工作方针和卫生服务体系，明确护理专业在整个卫生服务体系中的作用。

## 第一节　我国的卫生工作方针

我国的卫生工作方针是党和政府领导卫生工作的基本指导思想，是根据党和政府的路线、方针、政策，针对不同时期社会、经济的发展状况和卫生工作的背景与特点而制定的。它对卫生事业的管理、改革与发展起着指导作用。新中国成立后，随着我国社会政治、经济、文化、科学技术的发展，卫生工作方针进行了多次修改，以适应不同历史时期卫生事业发展的需要。

### 一、新中国成立后卫生工作方针的形成和发展

新中国成立后，党和政府十分关心广大人民群众的健康，为卫生工作制定了明确的方针。

1949年9月，中央人民政府卫生部和中国人民解放军军事委员会卫生部在北京召开全国卫生行政会议，初步确定了全国卫生工作建设的总方针："预防为主，卫生工作的重点应放在保证生产和国防建设方面，面向农村、工矿，依靠群众，开展卫生保健工作。"

1950年8月，中央人民政府卫生部和军委卫生部联合召开第一届全国卫生会议，确定了我国卫生工作的三大原则为"面向工农兵，预防为主，团结中西医"。同年9月得到中央人民政府政务院第49次政务会议正式批准。

1952年12月，第二届全国卫生工作会议总结了当时开展爱国卫生运动的经验，根

据周恩来总理的提议，将“卫生工作与群众运动相结合”列入我国卫生工作原则之一，并经过第167次政务会议正式批准，由此形成我国卫生工作的四大方针：“面向工农兵，预防为主，团结中西医，卫生工作与群众运动相结合”。

“面向工农兵”，是指卫生工作应该为广大工农兵服务，是我国卫生工作的方向和立场问题，也是一个具有政治影响的问题，这一方针的确立，保证了我国的卫生事业沿着正确的方向健康发展。

“预防为主”，是我国卫生工作的核心，它是最经济、最人道、最主动、最有效的防治疾病的方针，符合人民群众的最高利益。

“团结中西医”，是把中国传统医学同现代医学结合起来，相互学习、相互尊重、取长补短、共同发展，更好地为人民群众健康服务。

“卫生工作与群众运动相结合”，是党的群众路线在卫生工作中的体现，一方面可以加快卫生事业的建设，如对基层卫生事业的发展，都需要人民群众的支持，另一方面也提高人民群众的卫生知识水平。

卫生工作的四大方针，一直沿用到1990年，它引导了我国卫生工作正确的道路和方向，使我国建立起遍布城乡的医疗卫生网，培养壮大了一支专业齐全的医药卫生技术队伍，继承和发扬了祖国传统医学，消灭或基本消灭了严重危害人民健康的传染病，使人民平均预期寿命明显延长，人民健康水平明显提高。

## 二、新时期卫生工作方针的形成及意义

1990年3月，卫生部和中医药管理局起草的《中国卫生发展与改革纲要》，提出了卫生工作“贯彻预防为主，依靠科技进步，动员全社会参与，中西医协调发展，为人民健康服务”的基本方针。经中央同意列入《中共中央关于制定国民经济和社会发展十年规划和“八五”计划的建议》之中，1991年3月，全国人大七届四次会议通过的《国民经济和社会发展十年规划和第八个五年计划纲要》，将卫生工作基本方针修改为：“贯彻预防为主，依靠科技进步，动员全社会参与，中西医并重，为人民健康服务”，从而确定了我国卫生工作方针的基本框架。1996年3月全国人大八届四次会议通过的《国民经济和社会发展“九五”计划和2010年远景目标纲要》，对上述方针进行了修改、完善，提出了“坚持以农村为重点、预防为主、中西医并重、依靠科技进步，为人民健康和经济建设服务”的方针。

1996年12月，中共中央、国务院在北京召开了全国卫生工作会议，于1997年1月颁布了《中共中央、国务院关于卫生改革与发展的决定》，确立了新时期的卫生工作方针是：“以农村为重点，预防为主，中西医并重，依靠科技与教育，动员全社会参与，为人民健康服务，为社会主义现代化建设服务”。至此，新时期的卫生工作方针正式形成。

“以农村为重点、预防为主、中西医并重”是卫生工作的战略重点。“以农村为重点”，强调要切实把卫生工作的重点放到农村去，更好地为广大人民群众服务；“预防为主”，再次确定了卫生工作的核心，是我国新中国成立以来卫生工作宝贵经验的总结；

“中西医并重”，是“团结中西医”方针的继承和发展，明确了中西医同等的地位，有利于中西医共同发展。

“依靠科技与教育、动员全社会参与”是卫生工作的基本策略。“依靠科技与教育”，强调科技和教育在卫生事业发展中的重要作用，是落实“科学技术是第一生产力”和“科教兴国”战略的具体体现；“动员全社会参与”，是卫生工作与群众运动相结合方针的发展和完善，体现了现代大卫生观和卫生工作的社会性。

“为人民健康服务，为社会主义现代化建设服务”是卫生工作的根本宗旨，是卫生工作方针的核心，是党和政府对卫生事业改革和发展的基本要求。

新时期卫生工作方针，是新中国成立以来卫生工作历史经验的总结，是建设有中国特色社会主义卫生事业的指南，将指引我国卫生事业在21世纪取得更大的发展。

## 第二节 我国卫生组织机构

新中国成立后，我国逐步建立健全了卫生组织机构，形成了比较完善的卫生服务体系。根据卫生组织系统的性质和任务，我国医药卫生体系的组织设置主要分为三类：卫生行政组织、卫生业务组织和宣传、出版及群众性卫生组织。

### 一、卫生行政组织

卫生行政组织是从中央到地方各级政府中设立的主管医药卫生工作的行政管理部门。我国的卫生行政组织包括中华人民共和国卫生部、国家中医药管理局、国家人口和计划生育委员会、国家食品药品监督管理局，以及各级地方政府设立的相应的卫生厅（局、科）、人口和计划生育委员会（所）和地方食品药品监督管理局（所）等。卫生部是主管全国卫生工作的国务院组成部门；国家中医药管理局是卫生部管理的主管国家中医药事业的行政机构；国家食品药品监督管理局主管全国药品、食品、保健品、化妆品的监督管理工作；国家人口和计划生育委员会主管全国人口和计划生育工作。

卫生行政组织是贯彻国家卫生工作的方针、政策，领导全国和地方卫生工作，制定卫生事业发展规划，制定和落实具体政策法规和监督检查的机构。

### 二、卫生业务组织

卫生业务组织是具体开展医药卫生业务工作的专业机构，按工作性质可分为：

#### （一）医疗机构

医疗机构主要承担疾病的治疗、康复、预防等任务，是目前我国分布最广、任务最重、卫生人员最集中的卫生事业组织。包括医院、门诊部（所）、卫生所（室）、社区卫生服务中心、卫生院、疗养院、康复机构、急救服务部门、护理院、血站等。

#### （二）疾病预防控制（卫生防疫）机构

卫生防疫机构是开展疾病预防、卫生监测和监督的卫生业务机构。是我国执行卫生法规“以预防为主”的核心机构，包括各级疾病预防控制中心、卫生防疫站和专科疾病防治院（所、站）。疾病控制中心，承担研究疾病预防控制策略与措施，开展疾病监测和公共卫生信息管理等任务。专科疾病防治机构，主要承担预防疾病的任务。各级卫生防疫机构主要任务包括：开展流行病学、劳动卫生、环境卫生、食品卫生、学校卫生、放射卫生等防疫监测工作；根据国家卫生法律、法规对辖区内企事业单位、餐饮服务行业、医疗机构、公共培训等进行经常性卫生监督；对新建、改建、扩建的厂矿企业、城乡规划进行预防性卫生监督。

### （三）妇幼保健机构

妇幼保健机构主要承担妇女、儿童的预防保健工作，如为妇女和儿童提供咨询会诊、预防和临床服务。包括各级妇幼保健院（所、站）、妇产科医院、儿童医院、计划生育专业机构，以及各级综合性医院的妇产科和儿科。

### （四）药品检验机构

药品检验机构是在各级卫生行政部门的领导下，对药品质量进行监督检验的法定专业机构。设中央、省、地、县四级检验所，主要任务是负责本辖区的药品质量监督、检验和技术仲裁工作。

### （五）医学教育机构

医学教育机构是发展医学教育、培养各级各类医药卫生人才及对在职人员继续教育的专业机构。包括高等医学院校、中等卫生学校、成人高中等医学院校及卫生进修和培训机构等。主要承担人才培养、科学研究和社会服务等任务。

### （六）医学研究机构

医学研究机构主要承担医药卫生科学研究的任务，为我国医学科学和卫生事业的发展奠定基础。我国医学研究机构，按隶属关系可分为独立设置和附设机构两类，前者隶属于各级卫生主管部门，后者附设于医学院校或医疗卫生单位；按规模大小可分为研究院、研究所（中心）和研究室三类，如医学科学院、预防医学中心、各种医学专科研究所等，中国医学科学院和预防医学科学院分别是医学和预防医学的最高研究机构。

## 三、宣传、出版和群众性卫生组织

《健康报》等报纸负责宣传党和政府有关卫生工作的方针、政策和法规，报道卫生工作的动态、成就；开展卫生科普宣传；进行卫生工作领域的舆论监督。

人民卫生出版社等出版社专门出版医学教材、医学专著、医学科普等著作。

群众性卫生组织旨在发动群众，开展卫生工作和学术交流，提高学术水平和业务技术水平，促进卫生工作的发展。按其组织的性质和作用可分为三种类型：

1. 爱国卫生运动委员会　爱国卫生运动委员会是国务院和各级人民政府及企、事业单位的非常设机构，负责拟定、组织贯彻国家和地方公共卫生和防病治病等的方针、政策和措施；统筹协调有关部门及社会各团体，发动广大群众，开展除四害，讲卫生、防病治病活动；广泛进行健康教育，普及卫生知识，提高卫生素质；开展群众性卫生监督，不断改善城乡生产、生活环境的卫生质量；检查和进行卫生评价，提高人民健康水平。

2. 群众性学术团体　群众性学术团体是由专业卫生人员组成的学术性社会团体，以开展学术交流、编辑出版学术刊物、普及医学卫生知识等为主要任务。包括中华医学会、中华预防医学会、中国中西医结合学会、中华药学会、中华中医药学会、中华护理学会、中国针灸学会等全国性学术团体和其下设的专科学会，以及各省市设立的相应的二级学会。

3. 群众卫生组织　群众卫生组织是由群众积极分子组成的基层群众卫生组织，以协助各级政府有关部门，开展群众卫生和社会福利工作为主要任务，包括中国红十字会、中国卫生工作者学会、中国农村卫生协会、中国医师协会等，其中，中国红十字会 1904 年成立，是从事人道主义工作的社会救助团体，是中华人民共和国统一的红十字组织，是国际红十字运动的重要成员，从事救助难民、救护伤兵和赈济灾民活动，为减轻遭受战乱和自然灾害侵袭的民众的痛苦积极工作，并参加国际人道主义救援活动。

**知识链接**

**红十字国际委员会**

红十字国际委员会（International Committee of the Red Cross，ICRC）是一个独立、中立的组织，其使命是为战争和其他暴力局势的受害者提供人道保护和援助。国际法赋予红十字国际委员会的永久职责是为受到冲突影响的被关押者、伤病人员和平民采取公正行动。

红十字标志是国际人道主义保护标志，是武装力量医疗机构的特定标志，是红十字会的专用标志，体现着当今世界的人道与同情。

## 第三节　医　院

医院是对患者或特定人群进行防病治病的场所，拥有一定数量的病床设施、必要的设备和医务人员等，通过医务人员的集体协作，达到对住院或门诊患者实施诊治和护理的卫生事业机构。

### 一、医院的性质和任务

#### （一）医院的性质

卫生部颁布的《全国医院工作条例》中指出：医院是治病防病、保障人民健康的社会主义卫生事业单位，必须贯彻国家的卫生工作方针政策，遵守政府法令，为社会主义现代化建设服务。这是我国医院的基本性质。

新中国成立后，我国医院的性质一直定位在社会主义的福利性事业单位。随着我国卫生事业的改革，我国医院的性质由原来的“福利性事业”转变为“政府实施一定福利政策的社会公益事业”，卫生事业的社会公益性规定了医院的公益性，确定医院公益事业的性质，是我国医改的根基所在。2010 年 2 月，卫生部等六部委发布的《关于公立医院改革试点的指导意见》中明确指出：“公立医院改革方向，其核心就是坚持公立医院的公益性质和主导地位”。即使是属于营利性的医院，亦必须贯彻救死扶伤的精神，实行人道主义。

### （二）医院的任务

国家卫生部颁布的《全国医院工作条例》指出，医院的任务是以医疗工作为中心，在提高医疗质量的基础上，保证教学和科研任务的完成，并不断提高教学质量和科研水平。同时做好扩大预防、指导基层和计划生育的技术工作。具体来讲，医院的任务有：

1. 医疗　医疗工作是医院的中心工作，是医院的主要任务。医疗工作以诊治和护理两大业务为主体，通过与医院医技部门相互协作，形成一个医疗整体为患者服务，达到救死扶伤，医治疾病的目的。医院医疗一般分为门诊医疗、急诊医疗、住院医疗和康复医疗，其中门诊、急诊医疗是第一线，而住院医疗是医院医疗工作的中心。

2. 教学　在医学教育中，学校教育只是医学教育的一部分，学生必须再经过临床实践教育和临床实习，以及毕业后在临床医院经过1～5年的毕业后教育，才能成为合格的医务工作者。因此，各级医院都要根据医院具体情况，承担不同程度的临床教学任务。医院教学任务包括：承担医药护理院校学生的临床教学和毕业实习的带教工作；承担基层医院卫生技术人员的进修培训任务；承担在职医务人员的继续教育工作。

3. 科学研究　医院是医疗的主要场所，也是发展医学科学研究的主要阵地。临床实践中，重点、难点问题的解决，需要依靠科学研究发现问题的本质和规律，从而得到解决的方法；新业务、新疗法的开展，需要经过科学研究的验证后，才能在临床推广应用。医院医学科研的开展情况，往往可以反映一个医院技术水平和学术水平的高低。因此，开展医学科学研究才能促进医药学和护理学的发展，提高医疗和护理质量，并推动医学教学的发展。

4. 预防和社区卫生服务　医院是我国卫生事业的主体，预防为主是我国卫生工作的重要方针。因此，预防保健工作必然成为医院工作的一个重要方面。各级医院都有卫生保健和社区卫生服务的任务，如开展社区医疗和家庭服务；进行健康教育、健康咨询；指导基层做好计划生育工作，开展疾病普查工作等。

## 二、医院的种类

根据不同的分类方法，医院可分为不同的类型。

### （一）按收治病人范围划分

按收治病人范围划分，可分为综合医院和专科医院。

综合医院在各类医院中占有较大的比例，包括西医综合医院和中医综合医院，院内可分设内科、外科、妇科、儿科、眼科、耳鼻喉科、中医科等各专科，以及药剂、检验、放射等医技部门和后勤部门。综合医院有利于利用院内各种资源对患者进行综合整体的治疗和护理。

专科医院是防治某些专科疾病的医疗机构，如传染病医院、结核病医院、精神病医院、肿瘤医院、儿科医院、妇产科医院、骨科医院、口腔医院、康复医院、风湿病医院、肛肠医院等。专科医院有利于集中人力、物力、设备等优势，开展对专科疾病的预防、治疗和护理。

综合医院与专科医院有互补的作用。

### (二) 按特定任务划分

按特定任务划分，分为军队医院、企业医院和学校附属医院等，有其特定的任务和服务对象。

### (三) 按所有制划分

按所有制划分，分为全民所有制医院、集体所有制医院、个体所有制医院和中外合资医院。

### (四) 按卫生部分级管理制度划分

根据1989年卫生部发布的《医院分级管理办法》，我国医院开始实施分级管理制度。根据医院不同的功能、任务、设施条件、技术建设、医疗服务质量和科学管理的综合水平，将医院划分为三级（一、二、三级）十等（每级医院分为甲、乙、丙等和三级医院增设特等）。

一级医院：是直接向具有一定人口（≤10万）的社区提供医疗、预防、康复、保健服务的基层医院，是在我国实施初级卫生保健，实现“人人享有卫生保障”全球目标的基层卫生机构。其主要功能是直接向人群提供初级卫生保健，完成社区内常见病和多发病的诊治，做好疑难重症患者转诊工作，配合高层次医院做好住院前后服务，分流患者。如农村乡镇卫生院、城市街道医院、地市级的区医院和某些企事业单位的职工医院。

二级医院：是向多个社区（半径人口在10万以上）提供医疗卫生服务的医院，是地区性医疗预防的技术中心。其主要功能是提供医疗护理、预防保健和康复服务，参与指导对高危人群的检测，接受一级医院转诊，对一级医院进行业务指导，并能进行一定程度的教学、科研。如一般县、市医院、直辖市的区级医院和相当规模的企事业单位职工医院。

三级医院：是跨地区、省、市以及向全国范围提供医疗卫生服务的医院，是具有全面医疗、教学、科研能力的医疗预防技术中心。其主要功能是提供专科（或特殊专科）的医疗服务，解决危重疑难病症，接受二级医院转诊，对下级医院进行业务技术指导和人员培训；参与和指导一、二级预防工作；完成培养各种高级医疗专业人才的教学和承担科研任务。如省市级大医院和医学院校的附属医院。

## 三、医院的组织机构

虽然不同级别的医院所承担的社会职能和服务功能有所不同，但医院的组织机构设置大多类同。按医院各个部门工作性质和任务来划分，当前我国医院的组织机构大致可分为：行政管理部门、门诊部、住院部和医技辅助部门（图2-1）。

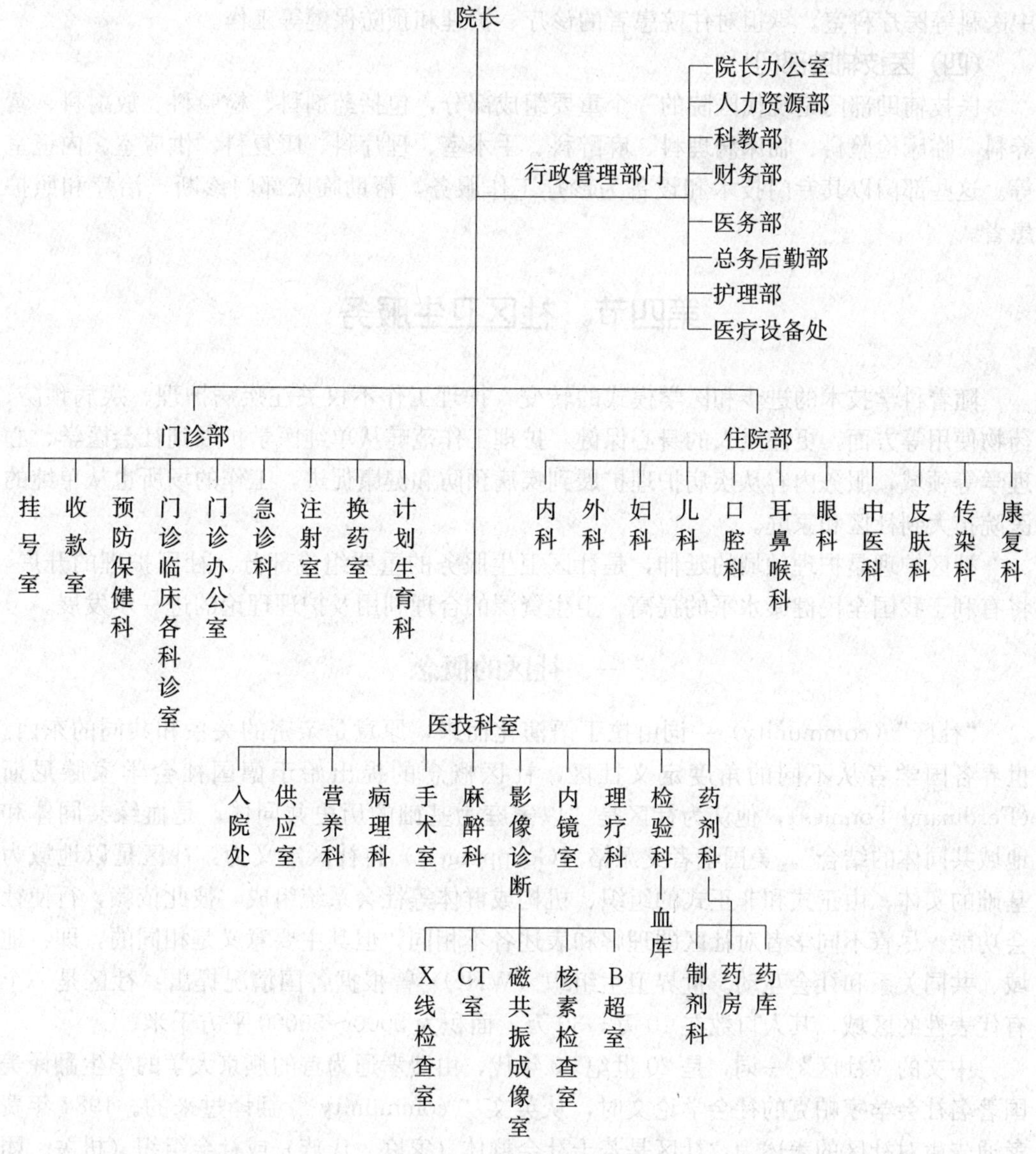


图 2-1　医院的组织结构

## （一）行政管理部门

行政管理部门是对人、财、物进行保障的辅助部门，包括各职能管理部门。这些部门与诊疗以及辅助诊疗部门协调联系，使医院成为有机整体。

## （二）门诊部

门诊部是医院面向社会的窗口，是医院医疗工作的第一线，是直接对患者进行诊断、治疗、预防保健和健康教育的场所。包括挂号室、收款室、急诊室、注射室、换药室、门诊医技各科室、预防保健科等。门诊部的护理工作包括预检分诊、组织就诊、治疗、健康教育和消毒隔离等。

## （三）住院部

住院部是医院的主要业务部门，包括内科、外科、妇科、儿科、皮肤科、口腔科、中医科等医疗科室，承担对住院患者的诊疗、护理和预防保健等工作。

**（四）医技辅助部门**

医技辅助部门是现代医院的一个重要组成部分，包括药剂科、检验科、放射科、营养科、临床检验科、临床病理科、麻醉科、手术室、理疗科、康复科、供应室、内镜室等。这些部门以其专门技术和设备为诊疗工作服务，帮助临床部门诊断、治疗和照护患者。

## 第四节 社区卫生服务

随着科学技术的进步和医学模式的转变，护理工作不仅关注疾病护理、疾病预防、药物使用等方面，更注重人的身心保健，护理工作范畴从单纯医学扩展到社会医学、心理学等领域，服务内容从疾病护理扩展到疾病预防和健康促进，工作的场所也从单纯的医院扩大到社区和家庭。

社区护理是护理领域的延伸，是社区卫生服务的重要组成部分。社区护理的开展，将有利于我国全民健康水平的提高、卫生资源的合理利用及护理理论的进一步发展。

### 一、社区的概念

“社区”（community）一词由拉丁语演化而来，原意是亲密的关系和共同的东西。世界各国学者从不同的角度定义社区，社区概念的提出始于德国社会学家滕尼斯（Ferdinand Tonnies），他认为社区是“以家庭为基础的历史共同体，是血缘共同体和地域共同体的结合”。美国学者戈派格（Goeppinger ）将社区定义为：社区是以地域为基础的实体，由正式和非正式的组织、机构或群体等社会系统组成，彼此依赖，行使社会功能。尽管不同学者对社区的理解和表述各不相同，但其主要意义是相同的，即：地域、共同关系和社会互动。世界卫生组织（WHO）曾根据各国情况提出：社区是一个有代表性的区域，其人口数在10万～30万，面积为5000～50000平方千米。

中文的“社区”一词，是20世纪30年代，由费孝通为首的燕京大学的学生翻译美国著名社会学家帕克的社会学论文时，从英文“ community ”翻译过来的。1984年费孝通先生对社区的表述为“社区是若干社会群体（家庭、氏族）或社会组织（机关、团体）聚集在某一地域里所形成的一个生活上互相关联的大集体。”目前我国多采用费孝通先生为社区拟定的这一定义。在实际应用中，我国社区一般指城市的街道、居委会或农村的乡、镇、村。

社区是构成社会的基本单位，也可被视为宏观社会的缩影，根据以上社区的定义可以看出，社区的组成有几个基本要素：人群、地域、生活服务设施、文化背景、生活方式、生活制度及管理机构。即：①人（people）：社区是由人组成的，这是构成社区的第一要素。②地域（place territory）：一定范围的地域是社区存在的基本自然环境条件，范围大小不等，可按行政区域或地理位置来划分。③社会互动（social interation）：包括生活制度、生活服务设施和管理机构，社区居民生活所需产生依赖与竞争等互动，需与他人共同完成，因此，相应的生活、娱乐、交通等设施和必要的生活制度、管理条例及社区道德必须建立。④社区认同（community indentification）：包括文化背景和生活方式，是社区居民对自己所在社区在感情和心理上产生的一种认同感。在这些要素中，人群和地域是构成社区的最基本要素；在此基础之上，满足居民生活需要的服务设施、特有的文化背景、生活方式、生活制度及管理机构是社区人群相互联系的纽带。

## 二、社区卫生服务的基本概念

社区卫生服务是指社区内的卫生机构及相关部门根据社区内存在的主要卫生问题，合理使用社区的资源和适宜技术，主动为社区居民提供的基本卫生服务。1999 年 7 月卫生部等十部委下发的《关于发展城市社区卫生服务的若干意见》文件中把社区卫生服务定义为：社区卫生服务是社区建设的重要组成部分，是在政府领导、社会参与、上级卫生机构指导下、以基层卫生机构为主体、全科医师为骨干、合理使用社区资源和技术，以人的健康为中心、家庭为单位、社区为范围、需求为导向，以妇女、儿童、老年人、慢性病人、残疾人等为重点，以解决社区主要卫生问题，满足基本医疗卫生服务需求为目的，融预防、医疗、保健、康复、健康教育、计划生育技术服务等为一体的，有效的、经济的、方便的、综合的、连续的基层卫生服务。

拉菲利（Laffery）和库伯克（Kulbok）于 1995 年发展的社区健康促进模式，用于指导社区卫生服务。在该模式基础上结合中国国情，可用中国的社区卫生服务健康促进模式图（图 2-2）来说明：图中横断面表示服务对象，服务对象从个人扩展到以家庭为单位，以社区为范围，乃至整个社会。服务对象包括患病者，但不限于某一种疾病；服务对象包括健康人，但不限于特定年龄段。图中纵轴表示服务功能：该图由拉菲利健康促进模式的疾病照顾和预防两根纵轴改为六根纵轴，代表我国社区卫生服务的“六位一体”功能，即预防、医疗、保健、康复、健康教育和计划生育技术指导。中央的纵轴表示模式的核心或最终目标：健康促进，使社区达到最理想的健康状态。该模式具有动态性、连续性和宽广性。

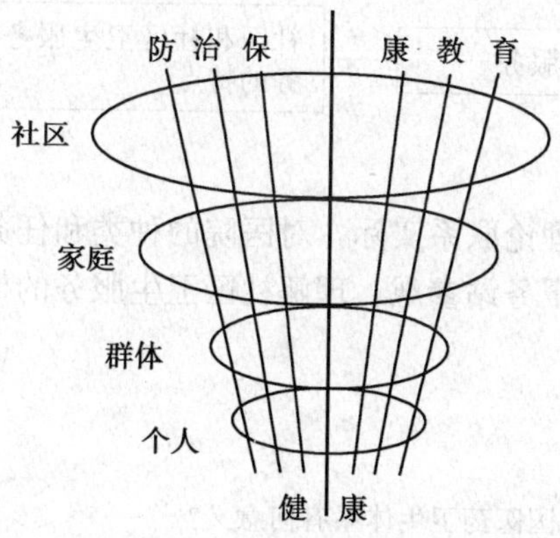


图 2-2 社区卫生服务健康促进模式

## 三、社区卫生服务的特点

社区卫生服务的主要特点可归纳为以下四点：

### (一) 广泛性

社区卫生服务的场所必须是在社区，对象是社区全体居民，包括各类人群如健康人群、患病人群、老年人、妇女及儿童等。

## (二) 综合性

社区卫生服务的内容不仅是疾病的治疗，而是集预防、保健、医疗、康复、健康教育、计划生育技术服务等为一体的全方位服务，并涉及健康的生物、心理、社会各个层面，故具有综合性。

## (三) 连续性

社区卫生服务始于生命的准备阶段直至生命结束，覆盖生命的各个周期以及疾病发生、发展的全过程。社区卫生服务不因某一健康问题的解决而结束，而是根据生命各周期及疾病各阶段的特点及需求，提供针对性的服务，故具有连续性。

## (四) 可及性

社区卫生服务必须是居民在经济上能够承担，在服务时间、地点、内容等方面能够接受，从而真正达到促进和维护社区居民健康的目的。

## 学习小结

1. 学习内容

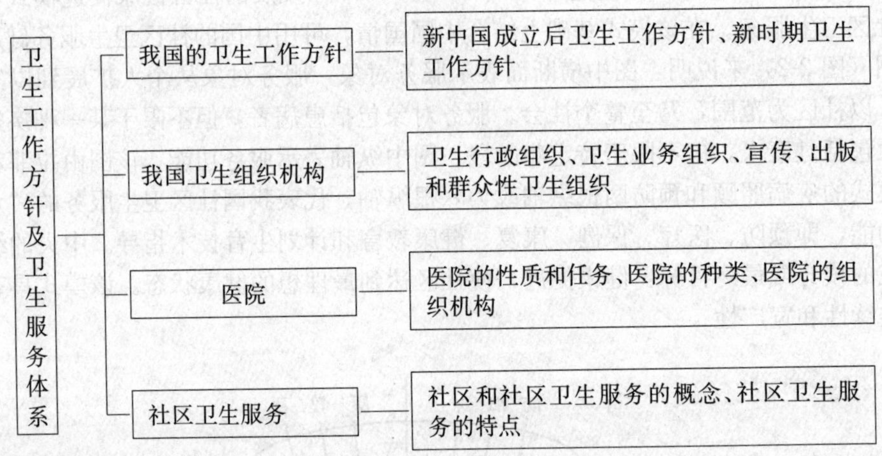


2. 学习方法

(1) 通过课堂学习，理论联系实际，对医院的种类和任务有更深的认知。

(2) 通过到社区卫生服务站参观，理解社区卫生服务的概念。

(杨巧菊)

## 复习思考题

1. 护理人员学习和了解我国医药卫生体系有何意义?
2. 作为护理人员，如何完成医院的任务?

# 第三章 护理理念及护理学基本概念

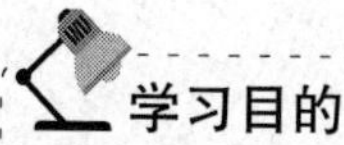

**学习目的**

通过学习护理理念、护理学四个基本概念等内容，理解护理的内涵，树立正确的护理价值观，为护理专业课程的学习奠定基础。

**学习要点**

护理理念的概念及要素；人、环境、健康、护理的概念及相互联系等内容。

每一门学科都是建立在一定的理论基础上，而理论是由相关概念来表达的。正确认识护理学相关概念是进一步学习护理理论的基础。同时任何一个专业均有其特有的理念，作为其发展的原动力。通过对护理理念的探讨和认识，使护理人员清楚地认知护理专业发展的原动力，进而去思索自己的护理理念。

## 第一节 护理理念

理念是人思想和情感的信念系统，它表现在人的一言一行中，并以一定的方式影响人的言行。护理理念是护士对护理专业的信念和价值体系，它不但影响护士对护理现象和本质的认识，同时也影响其护理行为与态度。因此护理理念对护理专业的发展有十分重要的意义。

### 一、理念的概念及意义

理念以观念的形式存在于我们的头脑里，指引着我们的思想和行为，并表现于我们的一言一行中。对理念的研究，不论是对个人，还是对社会都具有非常重要的意义。

**（一）理念的概念**

理念（philosophy）又称为哲理，起源于希腊文“philia（爱）”和“sophia（智慧）”，故理念含有“智慧之爱”的本质，这种“智慧”是人类对真理的完全认知与透彻的理解并将之内化为一体，表现在日常的一举一动中。所以理念是指人们对外部世界所持有的一种价值观与信念。所谓的价值观是指人们对事物的好坏、是非、善恶、美丑等的观点、态度和准则；而信念则是人们对某种事物或思想的极度尊崇和信服，并将其作为自己的精神寄托和行为准则。理念为人们进行判断和决策提供了准则，常常是一个人行动的原动力。不同的学科对理念有不同的认识，护理界目前普遍认可的是国际护士会对理念的定义：“理念是指引个人思维及行为举止的价值观和信念”。

**（二）理念的意义**

每个人都有一套自己的价值观和信念系统，并将其融入日常生活中。一个人的价值观和信念不是与生俱来的，而是在长期的社会生活中，通过与他人交往、与周围环境的相互作用而不断习得的。理念作为人的价值观和信念系统，引导人们的思维方式，左右人们的行为表现，是指引人们从事理论探究和实践运作的航标，具有一定的导向功能。一旦确定了价值目标和行为方式，个体就会不断地进行追求并为之奋斗。理念是主观认知见之于客观规律的科学反映，对实践具有反思、规范和指导的作用，以实践作为自己存在的前提，在一定条件下又反过来对实践起指导作用。理念的影响是具体的，也是抽象的；是有形的，也是无形的。它无时不在，无事不在，无处不在。

## 二、护理理念的概念及意义

护理专业与其他专业一样有其特有的理念，以指引和规范护士的思想和行为，成为其不断发展和完善的原动力。

### （一）护理理念的概念

护理理念（philosophy of nursing）是引导护士认识和判断护理专业及其相关方面的价值观和信念。是护理专业的理论体系和实践体系发展的框架概念，是指导临床护理、社区护理、护理教育、护理管理、护理科研的思想基础。

### （二）护理理念的意义

护理理念是有关护理工作的价值观和信念。它可以使我们更清楚地认识护理专业特有的本质和目的，强烈地决定着护士在护理工作中的思考方式，进而成为影响其行为抉择的重要因素。换言之，护理理念反映了护士对护理专业的认识和态度，并影响其护理行为、对护理对象的态度及护患关系的形成，进而影响护理服务的质量。例如确定了“以人为本的护理理念”，护士在护理服务中应以患者的利益和需求为中心，时时注意对患者生命与健康、权利与需求、人格与尊严的关心和关注，会主动与患者及家属沟通，评价患者需求，提供人性化服务。因此正确的护理理念，可以调动护士工作的主动性、创造性、灵活性，提高护士的整体素质，有利于护理专业的发展。

## 三、护理理念的发展过程

护理理念的形成和演进与护理的发展有着密不可分的关系，也深受政治、社会、文化、科学、哲学思想等因素的影响。每个阶段的护理理念，都反映了当时社会的价值观和信念。护理学者贝维斯（Bevis）认为护理理念的发展可分为四个演进阶段，即禁欲主义阶段（苦行僧主义阶段）、浪漫主义阶段、实用主义阶段及人本存在主义阶段。每一阶段皆在各自的历史时期产生过不同的影响，直至今天仍影响人们对护理专业的看法。

### （一）禁欲主义阶段

禁欲主义（asceticism）是1850～1920年左右护理专业的理念主流，是由理想主义和柏拉图式信念所衍生，并深受基督教殉道精神的影响。它认为每个物体包括人都有最高的理想境界，精神升华才是人一生中最重要、最有意义、最高尚的目标。为了追求这个境界，他们否定金钱报酬和物质享受，过着“自我否定”的生活，视苦难为上帝赋予的任务。

当时的护士受到这种思想的影响，产生了“燃烧自己，照亮别人”的护理理念，认为照顾患者的工作是需要自我否定的，不该为自己谋福利、争权益的，而是应该自我牺牲，全心全意投入工作。因此，很多护士远离了家庭和幸福，为了提升其个人在这个世界上生活的意义而抱着独身主义，对患者是完全的奉献和自我牺牲。南丁格尔正是生活在这个时代，她的护理理念就是这个时期的代表。在她的传记中可以看到，她听到了上帝的召唤，要做有益于人类的事。在南丁格尔誓言中亦可见这种理念的写照，“余谨以至诚，在上帝和公众面前宣誓：终身纯洁，忠贞职守……”

禁欲主义阶段的护理理念所造成的结果是医疗机构、医师及社会大众（尤其是患者）都认为护士不该为自己争取足够的薪水、福利及要求改善工作环境，因为这些都不在禁欲主义的价值体系内。因此护士工作繁琐却未能获得合理的待遇。

### （二）浪漫主义阶段

浪漫主义（romanticism）大约始于18世纪末，是由现实主义发展而来的。禁欲主义自我否定的理念，违反了人性追求幸福、快乐的本质。随着文艺复兴对社会的冲击和影响，兴起了崇尚自由、追求美好人生的风气。浪漫主义色彩通过艺术、音乐、文学、建筑等渗透到人们的实际生活中。护士受浪漫主义思潮的影响，开始追求一种新的护理理念。

在浪漫主义理念影响下，护士的形象被美化为“白衣天使”，手持明灯的南丁格尔塑像是护士美丽的化身。护士从事护理工作的动机和意义，由禁欲主义的追求个人生活意义的升华转为效忠医师和培育他们的母校。该理念强调护理是一种需要依赖、听命权威、具女性特质的行业，护士应是医师的好助手，不应该有独立权、自主权和独立行为，使护士的价值体系和决策能力受到限制。

受这种护理理念的影响，护理教育在课程设置上完全采用医学模式，如内科学及护理、外科学及护理等，就像是在培养小医生一样，这样使护士对自己的专业渐渐失去认同感，也阻碍了护理专业化的发展。20世纪仍然有些课程设置受到浪漫主义的影响。

### （三）实用主义阶段

实用主义（pragmatism）起源于19世纪后期的美国，深受哲学家桑德斯（Charles Sanders）和詹姆士（William James）的影响。实用主义关心行动、观念和理论是否能经过实际应用而获得效果，其价值判断以实际应用及应用后的结果为指标。

第二次世界大战之后，护士严重短缺，大批伤患需救治，迫于这种实际需要，护士开始体会到不能再完全依赖医生，而需自己承担起责任来，实用主义遂成为护理理念的主流。为了应付大量增加的伤员和护士的短缺，护士从实用主义的理念出发，创立了“功能制护理”和“小组护理”的工作模式，强调的是工作的分派和效率，着眼点在疾病，而不是患者，更不是他的家庭，患者变成了一个病床号。人员方面，则以短期课程或非正式的在职培训方式培训了一些辅助护士，她们在正式护士指导下做一些简单的照顾患者的工作。这些实用性措施的实施，使当时护士严重不足的状况得以缓解，使繁重的护理工作任务得以完成。

### （四）人本存在主义阶段

人本存在主义（humanistic existentialism）的原始倡导者是丹麦哲学家齐克果

(Soren Kierkegaard)，主流产生于20世纪20年代的德国，第二次世界大战后在美国开始风行。存在主义是一种整体性的哲学，强调人是一个完整的个体，即人是一个身体、心理、社会及灵性的综合体，且每个人都有其独特性，有其特有的思想，有自由选择的权利，别人是不能加以定夺的。

存在主义是一种思考体系。是以人为中心、尊重人的个性和自由。强调人的重要性，关心人的思想、生存及生活品质，重视人的价值。具有人文色彩的存在主义成为护理理念后，“人”成为一切护理活动的核心；护理开始强调人的完整性和自主性，尊重患者的权益；同时护士开始意识到自己应是一个独立的个体，也应该有自主性，不应只机械地执行医嘱，而应充分利用护理独特的知识和技能，发挥自己在医疗保健体系中的作用。

这期间，护士开始研究和发展护理理论来指导护理工作。护士也为改善自身的工作环境、待遇和社会地位，做出了不懈的努力。这些都有力地促进了护理学科的发展。

## 四、护理理念的要素

护理理念是护士对护理工作所持的价值观和信念，涵盖护理的本质和价值以及实现护理目标的途径和方式（包括护理对象、护理的工作范围和工作模式）等问题。虽然不同的人对护理理念的理解不尽相同，但对于“预防疾病，恢复和增进人类健康”这一护理的最终目标是普遍认可的。然而，任何一个个体都不是孤立存在的，都与其所生存的环境发生着密切的联系。所以，护理的对象是人，护理的目标是保持和增进人的健康，而环境则是与人的健康密切相关的因素。因此，人、健康、环境及护理构成了护理理念的四个基本要素，并因而成为护理学的重要的四个基本概念。

## 五、我国的护理理念

我国传统医学在几千年的发展进程中，一直保持着医、药、护不分的状态，没有形成独立的护理专业体系。中国传统护理理念实质是中医护理思想。大量的医学经典著作《黄帝内经》、《伤寒杂病论》、《千金方》、《温疫论》等提出了辨证施护、天人合一的整体护理思想。

中国传统护理理念的基本特点首先是天人合一的整体观。中医认为人体是一个以心为主宰，五脏为中心，结合六腑、形体和官窍共同组成的有机整体，人体的结构相互联系，不可分割，人体的各种功能相互协调，彼此为用。应重视人本身的统一性、完整性和内在脏腑器官之间、心理和生理功能活动之间的相互联系。同时，中医认为人与环境之间相互影响，是一对不可分割的整体。所以当自然界发生变化时，人体也会发生与之相应的变化。人也是社会整体中的一部分，社会的变化必然对人体产生影响。中国传统护理理念的特点之二是辨证施护。用“辨证论治”的理论和方法来指导护理工作，根据疾病的症候，制定具体的护理措施，包括方药应用、饮食调养、生活起居、情志护理等，使患者受到针对性的护理。实质上现代护理理念“以人为本”的整体护理观，与中国传统护理理念中“天人合一”的整体观是相通的。

自改革开放以来，随着国际交流的日益频繁，医学科技的迅速发展，促进了我国护理学者对护理的本质、目标、社会价值和社会地位等问题进行理论上的探讨，特别是在研究和借鉴西方护理理念等方面取得了很大的进步。护理的服务对象、工作范围等不断扩大，护理模式逐渐由过去的“以疾病为中心”转向“以患者为中心”、“以人的健康为中心”。《中国护理事业发展纲要》提出：现代医学模式和新的健康观念对护理理念产生了深刻影响，丰富了护理工作内涵。树立以患者为中心的整体护理理念，以保障患者安全和诊疗效果为目标，满足患者身心健康需求已成为临床护理工作发展的方向。

我国的护理虽然已经发展成为一门具有独立学科体系的专业，但与西方发达国家相比还存在很大的差距，如何将西方先进的护理理念与我国传统中医护理理念有机结合，构建符合中国国情的具有中国特色的护理理念，是我国护理人士需要不断探索的课题。

## 第二节　护理学基本概念

大多数学者认为人、健康、环境和护理是影响和决定护理实践的四个基本概念。对这四个概念的研究和描述，构成了护理学的基本要素和总体理论框架，决定着护理工作的任务和方向。每位护理理论家在阐述其理论时，都要首先对这些概念进行描述，以使他人了解其基本理论思想。

### 一、人

护理的服务对象是人，人是护理实践的核心。对于护士来说，正确认识人的整体特征，熟悉人与周围环境之间的联系，把握人体需求的特点，对于今后提供专业服务是非常必要的。

#### （一）人是一个统一的整体

所谓整体，是指按一定目的、方式有秩序排列的各个个体（要素）的有机集合体。组成整体的各要素相互作用、相互影响，任何一个要素发生了变化，都将引发其他要素的相应变化。

人是一个统一的整体。人具有双重属性，从生物学角度看，人是一个由各种器官、系统组成的生物有机体，具有生物意义的完整功能。同时人又是一个有思想、有情感，有独特的家庭和社会背景的社会人。因此说，人是由生理、心理和社会三方面组成的统一整体，三者相互作用，相互影响，任何一方面的障碍或失调，都会影响到其他部分以至整体。例如，身体不适会导致不良的情绪反应；不良的情绪反应也会引起身体的疾病。护士必须具有整体观，在护理实践中，不仅要满足患者生理的需要，还应注意满足其心理、社会的需要。

#### （二）人有基本需要

基本需要（basic needs）是指个体为了维持身心平衡并求得生存、成长和发展在生理和心理上的最低限度的需求。如生理上对空气、水、食物、睡眠、排泄等需要，心理上对情感、尊重、自我实现等的需要。当基本需要得不到满足时，机体就会出现失衡，从而影响身心健康，甚至威胁生命。护理的功能就是帮助护理对象满足他们的基本需要，达到减轻痛苦，维持和促进健康的目的（详见第五章第三节）。

### （三）人是开放系统

开放系统是指与外界环境有物质、能量和信息交换的系统。人作为生态系统中的一个次系统，与周围的环境不断进行物质、能量和信息的交换，是一个开放的系统。人生命活动的基本目标是保持机体的平衡，这种平衡包括机体内环境的平衡与稳定以及机体与环境间的平衡。护理的功能是帮助个体调整其内环境，去适应外环境的不断变化，同时要努力改善环境条件，提高个体对环境的适应能力。

### （四）人的自我概念

1. 自我概念的定义 自我概念（self-concept）是指人们通过对自己的内在、外在特征以及他人对其反应的感知与体验而形成的对自己的认识和评价。简单地说就是一个人对自己的看法，即个人对自己的认同感。

自我概念不是与生俱来的，它的形成与发展是一个漫长而又循序渐进的过程，或者说是一个社会化的过程。它深受社会文化、家庭、父母、学校、同辈群体及大众传媒的影响，而且要建立在一定的认知能力基础上。它是随着个体与环境的不断互动，综合环境中其他人对自己的看法与自身的自我觉察和自我认识而形成的。也就是说一个人自我概念的形成既来自于自己过去的经验的总结，也来自于他人对自己的反应和评价。

一些学者认为一个人的自我概念是基于自身对以下各方面情况的感知和评价而产生的，包括：自身形象和外在吸引力、特别的天赋、认知功能、解决问题的能力、自立情况、经济情况、个人的工作表现、是否受人喜欢等。

2. 自我概念的组成 北美护理诊断协会（NANDA）认为，自我概念由以下四部分组成：

（1）身体心象（body image）：是指个人对自己身体的感觉和看法。个体是通过认识自己的外表、身体结构和身体功能形成对身体心象的内在概念。个人良好的身体心象有助于正性自我概念的建立。

（2）角色表现（role performance）：角色是对于一个人在特定的社会体系中所处的位置的行为要求和行为期待。一个人一生需要承担多种角色。如果个人因能力有限或对角色要求不明确等原因而不能很好地完成角色所规定的义务时，挫折感与不适感便油然而生，其结果便会产生负向的自我概念。

（3）自我特征（personal identity）：是个人对有关其个体性与独特性的认识。通常人们是以姓名、性别、年龄、种族、职业、婚姻状况及教育背景等来确定其身份和特征的。个体特征也包括个人的信念、价值观、性格及兴趣等。可见自我特征是以区别个人和他人为目的。

（4）自尊（self-esteem）：是个体在自我价值判断中产生和形成的一种自我情感或自我体验。在个体与环境的互动中，若个人的行为表现达到别人所期望的水平，受到他人的肯定和重视，其自尊自然会提高。而自尊的提高又有助于个人正性自我概念的发展与完善。

3. 自我概念的重要性 自我概念影响个人的思想、行为和抉择；影响个体面对各种变革时的应变能力，同时也影响他人对自己的看法。自我概念是个人身心健康的必要因素。通常拥有良好自我概念者能很好地建立起和谐的人际关系并能更好地面对人生，因而能有效地抵御一些身心疾病的侵袭。而自我概念低下者则时常会流露出对自己的失望、不满、甚至憎恨，自尊感下降，人际沟通障碍，从而影响个体的身心健康。

随着护理学的发展，护理的服务范围和内容不断扩大，护理服务的对象也从单纯的患者扩大到健康的人。由于个人是家庭的组成部分，家庭又是社区、社会的组成部分，所以护理中人的范围应包括个人、家庭、社区和社会四个层面。护理人员应将对个体人的认识扩展为对群体人的认识，最终达到提高整个人类社会健康水平的护理目标。

## 二、健　康

健康和疾病是医学科学中两个重要的基本概念，医学不仅是研究疾病的科学，更是研究健康的科学。预防疾病、促进健康是护理人员的天职，对疾病和健康的认识会直接影响护理人员的护理行为。

### （一）健康的概念

健康是人类共同追求的目标，是个人成就、家庭幸福、社会和谐安定、国家富强的基础和标志。护理的目标就是使每个人达到最大程度的健康。

1. 健康的定义　健康（health）的概念是随着社会的发展而不断变化、不断完善的。不同的历史条件、不同的文化背景、不同的学科，对健康的认识也不同。对健康的认识，归纳起来，其演进过程大致如下：

（1）健康就是没有疾病：这是一种传统的生物个体健康观。这种观点的最大弱点在于未能真正回答出健康的实质和特征，而是将健康与疾病视为“非此即彼”的关系。忽视了通常没有疾病，也非健康的普遍现象。

（2）健康是人们感到身体舒适：此定义从功利主义角度来认识健康。这是健康较古老的定义。虽然健康的身体能给人带来舒适，身体健康的人较之于不健康的人生活会更为舒适。但是，健康并不等于舒适。例如使用某些药物（如吗啡）后虽然能给身体带来暂时的舒适，但成瘾后会从根本上破坏健康。因此这个定义是经不起深究的。

（3）健康是人体生理功能正常：这个定义抓住了健康的重要特征，因此对健康的认识前进了一大步。人是通过其各种功能的正常发挥，从而达到与环境的和谐与平衡而生存的。但这一定义却忽略了人的精神心理的作用和影响。

（4）健康是人体生理、心理健全：与上述定义相比，该定义增加了人的精神、心理层面。对健康的认识更进了一步，但仍欠全面。根据新的医学模式，人是由生理、心理和社会三方面组成的统一整体，该定义忽略了人的社会适应性。

（5）健康是完整的生理、心理状态和良好的社会适应能力：1946 年，世界卫生组织（World Health Organization，WHO）给健康下的定义是“健康不但是没有疾病和身体缺陷，还要有完整的生理、心理状态和良好的社会适应能力”。该定义的描述是广义的、科学的，从现代医学模式出发，考虑了人的双重属性，把人看成既是生物的人，又是心理、社会的人。克服了把身体、心理、社会诸方面机械分割开的传统观念。然而这一定义也有些不足，一是“完整”和“良好”这两个概念较为模糊，令人感到难以实现；二是定义指出的目标对于医生、护士来说过于理想化而显得有些力所不能及。尽管如此，WHO 的这一定义考虑了影响健康的生物学、心理学、社会学等各方面因素，因此能为当今人们广为接受。1989 年，WHO 又提出了新的健康概念："健康不仅是没有疾病，而且包括躯体健康、心理健康、社会适应良好和道德健康"。在原来健康概念的基础上，增加了"道德健康"，将健康的内涵扩展到了一个新的认识境界，对健康认识的深化起到积极的指导作用。

2. 影响健康的因素　人类的健康受到多种因素的影响和制约。目前，人们认为影响健康的主要因素有三种，即：生物因素、心理因素和环境因素。

(1) 生物因素（biological factors）：生物因素是影响人类健康的主要因素，包括生物性致病因素和遗传因素。生物性致病因素如细菌、病毒、支原体、立克次氏体、螺旋体、真菌、原虫、蠕虫及有害动植物等；遗传因素对健康的危害主要体现在两方面：一是基因突变或染色体异常可以引起遗传性疾病，如先天愚型、血友病等；二是由于机体某种遗传上的缺陷，使后代获得对某种疾病的遗传易感性，如精神病、高血压病、糖尿病等。

(2) 心理因素（psychology factors）：心理因素与人的健康密切相关。心理活动是在生理活动基础上产生的，反过来又通过喜悦、痛恨、苦恼等内心感受的中介作用影响人体的代谢功能和行为过程。焦虑、忧郁、悲伤、恐惧等消极的情绪反应能提高机体对许多疾病的易感性。祖国医学早就有"喜伤心、怒伤肝、思伤脾、忧伤肺、恐伤肾"之说，现代医学研究也表明许多慢性病与心理因素有关，如心血管病、肿瘤、高血压、胃十二指肠溃疡，以及意外伤害及自杀等。

(3) 环境因素（environmental factors）：环境是人类赖以生存和发展的外部条件的总和，包括自然环境和社会环境。环境对健康影响极大，环境中存在大量危害人类健康的因素，几乎所有疾病或人类健康问题都与环境有关（详见本节环境部分）。

## （二）疾病的概念

疾病（disease）是有别于健康的生命运动方式。人类对疾病的认识随着生产的发展、科学技术的进步而不断深化和完善，护士应了解疾病的概念及对人类的影响，以帮助患者尽快恢复健康。

1. 疾病的定义　人们对疾病的认识经历了由表及里、由片面到全面、由唯心主义到唯物主义的过程。

(1) 疾病是鬼神附体：这是远古时代的疾病观。由于当时生产力低下，人们认识自然的能力有限，认为疾病是鬼神附体，是神灵对罪恶的惩罚，因此出现了巫与医的结合。

(2) 疾病是机体阴阳的失衡：这是以原始朴素自然观来认识疾病的。我国传统医学强调人体整体性，然后将整体分为对立统一的两个属性——阴阳，阴阳协调则健康，而阴阳失调则发生疾病，治病的根本是恢复阴阳平衡。公元前 5 世纪，古希腊著名医学家希波克拉底创立的"四体液病理学说"，提出疾病是由于体内血液、黏液（痰）、黑胆汁（静脉血）和黄胆汁四种流质失衡所致。

(3) 疾病是机体功能、结构、形态的异常：这是生物医学模式指导下的非常具有影响力的疾病观。把疾病视为人体某个组织、器官或细胞的结构、功能或形态改变，这就从本质上把握了疾病发生的原因。使人类在征服疾病的进程中取得了巨大的进步。但该定义也有其自身的局限性，表现在无法解释无结构、功能与形态改变的疾病如精神病，忽视了机体的整体性。

(4) 疾病是机体内稳态的破坏：这是在整体观念指导下对疾病所作的解释。19世纪末，法国生理学家伯纳德（Claude Bernard）对疾病的病因提出了现代的概念，他认为所有生命都是以维持内环境的平衡为目的，疾病是机体内环境平衡的破坏。在20世纪30年代，美国生理学家坎农（Walter Bradford Cannon）又进一步发展了伯纳德的学说。他首次提出了“内环境稳定”（homeostasis）一词，指出“机体整体及体内某一功能系统、器官或细胞在各种调节与控制机制作用下所保持的功能和结构上的动态平衡，是机体及其他所有有生命系统的根本特征之一”。因此疾病是机体内环境恒定状态的破坏。随后加拿大生理学家塞利（Selye H）的“压力学说”也支持内稳态学说。

(5) 疾病是机体对有害因子作用的反应：这是从哲学的观点对疾病的定义。疾病是机体损伤和抗损伤的斗争过程，或者说疾病是机体对有害因子作用的反应。

综上所述，疾病比较科学的定义为：疾病是机体身心在一定内外因素作用下而引起的一定部位的功能、代谢或形态结构的变化，表现为机体内部及机体与外部环境间平衡的破坏或正常状态的偏离。

2. 疾病发生的原因　引起或促进疾病发生的原因称为病因（cause of disease）。病因是医学研究的核心问题，涉及医学、生物学、心理学、社会学等众多学科领域。病因大致可分为内因，如遗传、年龄等；外因，如生物、营养等；自然环境及社会心理因素等几个方面。各种病因相互影响，共同决定疾病的产生、演变和转归。

目前较普遍被引用的致病模式主要有三角模式和轮状模式。

(1) 三角模式（epidemiological triangle）：是一种较为古典的疾病模式。是在研究传染性疾病的过程中被提出来的。该模式强调病原的重要性，认为当宿主（host）、病原（agent）和环境（environment）三者互动失调，任何一个因素改变，均会增加或减少疾病的发生（图3-1）。此模式的主要优点是：充分考虑到了环境因素在疾病发生中的重要作用。缺点在于将三种因素等量齐观，而未考虑每一因素的各自特征及三者互动交织而成的复杂性；另外，这种病因模式也不适用于多病因的慢性疾病。

(2) 轮状模式（epidemiological wheel）：由毛思勒（Mausner）等提出，又称生态模式（图3-2）。与上述三角模式相似点在于强调宿主与环境的互动。不同的是轮状模式不强调病原的存在，而强调致病因子的多变性和复杂性，注重生态体系的协调和平衡。疾病种类不同，遗传、生物、物理、社会环境对其影响的比例也不同，即轮状模式各部分的相对大小可随不同的疾病而有所变化，如先天愚型为遗传性疾病，遗传基因轮较大。因此该模式具有一定的活动性，应用范围较广，因此受到较为普遍的接受和采用。

3. 疾病对个人、家庭和社会的影响　个体是家庭的一份子，个体患病绝非独立的事件，疾病和治疗对患者自己和家人都会产生不同程度的影响。

(1) 对个体的影响：疾病对个体的影响可分为积极影响和消极影响。

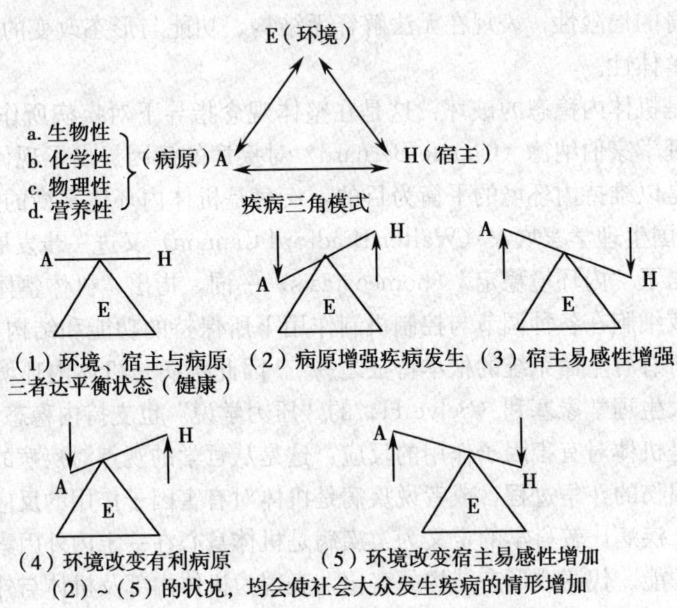


图 3-1 疾病的三角模式图

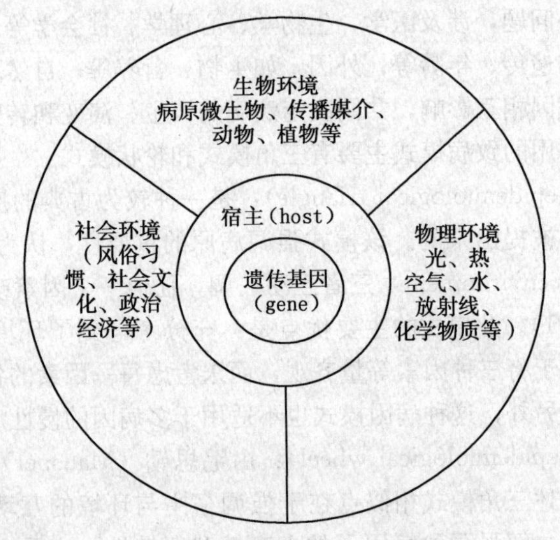


图 3-2 疾病的轮状模式图

1）积极影响：一个人患病成为“患者”角色后，可以暂时免除其他社会角色所承担的责任和义务，可以安心休养，调整并恢复机体正常功能，达到康复状态；同时患病的经历会唤起个体的警觉性，从而重视健康，改变不良的生活方式，从事一些有利于健康的活动。

2）消极影响：疾病对个体的生理和心理都会产生消极影响。患病后由于身体组织器官的病理改变，患者会出现各种不同的症状和体征，如疼痛、心慌、呼吸困难、恶心、呕吐等，给个体带来不同程度的不舒适感，从而影响患者的休息和睡眠，患者的日常生活和工作也会受到不同程度的影响；疾病对个体心理方面的影响可因疾病的性质、患者及他人对该病的态度的不同而有所不同。通常，短期的、无生命危险的疾病不会引起患者太大的心理反应，而重病尤其是能威胁生命的疾病则可引起强烈的心理反应，诸如焦虑不安、恐惧、震惊、否认、愤怒等。一些疾病可引起患者身体形象的改变，如截肢、严重烧伤、瘫痪等，从而导致患者一系列心理反应。反应的过程一般包括震惊、否认、接受和配合康复四阶段。因此，护士应积极帮助患者进行心理调整和适应。

(2) 对家庭的影响：任何一个家庭成员患病，对整个家庭都是一种冲击，从而产生各式各样的影响。

1) 经济方面的影响：患病后需要去医院就诊或住院治疗，因此会增加家庭开支，家庭的经济负担加重，如果患者是家庭生计的主要承担者，疾病的诊断和治疗对家庭经济所带来的影响就尤为明显。

2) 心理方面的影响：个体患病后，家庭中的其他成员需要投入很多的精力和时间来照顾，使他们的负担加重，同时对患者健康的担心会使家庭成员产生不同程度的心理压力，另外还得面对患者的不良情绪和异常行为，从而使家庭成员也会出现许多不良情绪反应，如情绪低落、悲伤、沮丧、气恼、无助感等。

(3) 对社会的影响：疾病不仅对个人和家庭产生巨大的影响，对社会的影响也不容忽视。首先疾病会对社会经济造成很大的影响。一些疾病如艾滋病侵害的人群主要是青壮年人，有些疾病可能导致伤残失能，如脑血栓导致半身瘫痪，这无疑会使社会失去一定劳动力，从而降低社会生产力；同时诊断和治疗疾病都要消耗一定的社会医疗资源，造成社会经济损失。其次，某些疾病会带来严重的社会问题如艾滋病，一些疾病的出现可能会对整个社会的健康状况造成危害如 SARS、甲型 H1N1 流感等，严重时会引发社会恐慌。

### (三) 健康和疾病的关系

健康和疾病都是最基本的生物医学现象，关于健康和疾病的关系，过去多认为二者各自独立且相互对立，即为一种“非此即彼”的关系。20 世纪 70 年代有人提出健康与疾病是连续统一体的观点。该观点认为人的一生，从生命开始到结束是由健康与疾病构成的一种线性谱，一端是最佳健康状态，另一端是死亡状态（图 3-3）。连续线上任何一点都是个体身体、心理、社会诸方面功能的综合表现，而非单纯的生理上有无疾病。每个人每时每刻都处在这个健康与疾病所构成的线性谱的某一点上，且处在不断动态变化之中。任何时期都包含着健康与疾病的成分，哪一方面占主导就表现出哪一方面的现象和特征。所以健康与疾病之间是没有明显的分界线，二者是相对的、动态变化的，在一定条件下可以相互转化。而现在大多认为健康与疾病可在个体身上同时并存，即一个人可能在生理、心理、社会的某方面处于疾病状态，但在其他方面却是健康的，如某些残疾人身残志不残，经过康复治疗和护理，以及各方面调整，达到自身健康的良好状态，继续为社会作贡献。护士应帮助服务对象充分发挥各方面的功能，从而尽可能的达到自身的最佳健康状态。

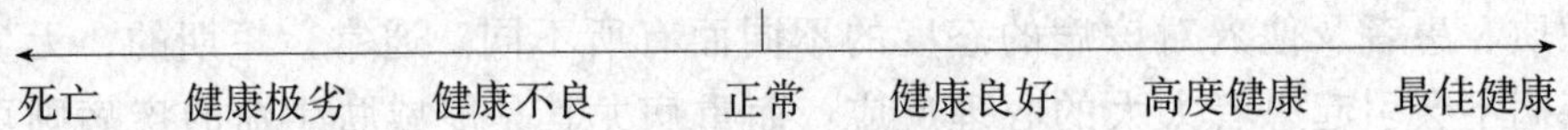

死亡 健康极劣 健康不良 正常 健康良好 高度健康 最佳健康

图 3-3 健康与疾病连续相模式图

知识链接

**亚健康状态**

亚健康即指非病非健康状态，这是一类次等健康状态，是界于健康与疾病之间的状态。故有"次健康"、"第三状态"、"中间状态"、"灰色状态"等称谓。WHO将机体无器质性病变，但有一些功能改变的状态称为"第三状态"，我国称为"亚健康状态"。导致亚健康状态的因素很多，包括不良的生活习惯、心理失衡、脑力和体力超负荷、衰老等。

根据调查发现，处于亚健康状态的患者年龄多在18至45岁之间，其中城市白领、尤其是女性占多数。亚健康目前还没有明确的医学诊断标准，一般没有什么明显的病症，而是长时间处于下列一种或几种状态中：失眠、乏力、肌肉关节酸痛、食欲减退、心悸，情绪低落颓废、经常性感冒或口腔溃疡、便秘等。

## 三、环　境

环境是人类生存和发展的基本条件，人类的一切活动离不开环境。人类与环境相互依存、相互作用，相互影响，环境质量的优劣与人类的健康息息相关。护士必须掌握有关环境和健康的知识，充分利用环境中对健康有利的因素，消除和改善对健康不利的因素，帮助人们适应环境，才能增进人类的健康，提高整体人群的健康水平。

### (一) 环境的概念

环境（environment）是我们所熟知的概念。根据《中国大百科全书（环境科学卷)》,"环境"一词一般是指："围绕着人群的空间，及其中可以直接、间接影响人类生活和发展的各种自然因素的总体。"环境概念在不同的领域里有着不同的含义。在护理学中，环境是护理学四个基本概念之一，护理学家赋予它更深刻的含义。现代护理创始人南丁格尔认为环境是"影响生命和有机体发展的所有外界因素的总和，这些因素能缓解或加重疾病和死亡过程"；护理理论家罗伊（Roy）把环境定义为"围绕和影响个人或集体行为与发展的所有因素的总和"；韩德森（Virginia Henderson）认为环境是"影响机体生命与发展的所有外在因素的总和"。现代护理学认为环境是影响人类生命和生长的所有机体内部因素和外部条件的总和。

### (二) 环境的分类

环境是人类生存和生活的空间。人的环境可分为内环境和外环境。

1. 内环境　人的内环境是指人的生理、思维、思想、心理等，由生理环境和心理环境组成。

（1）生理环境：人体内有许多不同的系统，如呼吸系统、循环系统、消化系统、泌尿系统、神经系统、内分泌系统等，这些系统共同构成人的生理环境，这些系统相互联系、相互影响、相互作用，各系统之间通过神经、体液的调节来维持生理稳定状态并与外界进行物质、能量、信息的交换。

（2）心理环境：是指运动、变化着的心理过程（包括人的感觉、知觉、思维和情绪等）和个体的个性共同构成了对人的健康产生一系列影响的心理环境。临床实践和心理学研究证明，有害的心理因素能引起人的身心疾病。而良好的心理因素与积极的心理状态能够促进人的身心健康或作为身心疾病的治疗手段。护士应运用心理学知识和技术，协助护理对象维持良好的心理环境，从而提高护理对象的健康水平。

2. 外环境　外环境是指围绕着人的外部世界，是人赖以生存和发展的社会和物质条件的综合体，由自然环境和社会环境组成。

（1）自然环境：是指环绕着人群的空间中可以直接、间接影响到人类生活、生产的一切自然形成的物质、能量的总体。包括生活环境和生态环境。生活环境是指与人类社会生活密切相关、距离较近的各种自然条件和人工条件，如大气、水、食品、居室、交通等。生态环境是指与人类社会生活相距较远，由生物群落及其非生物环境组成的大自然环境，如生物种群、气候条件、土壤特点、地理构造等。生活环境和生态环境的好坏直接影响着人类的健康。

（2）社会环境：是指人类生存及活动范围内的社会物质、精神条件的总和。包括社会交往、风俗习惯、政治、经济、法律、文化、教育、宗教等。人的社会属性决定了对社会环境的依赖性。

### （三）人的健康与环境的关系

人的健康与环境密切相关。人是一个开放的系统，通过内环境不断与外环境之间进行着物质、能量和信息的交换。环境是动态变化的，人必须不断调整机体的内环境以适应外环境的不断变化，从而保证身体内外环境的平衡，维持健康。人类依赖环境生存，但环境中也存在着大量危害人类健康的因素，这就要求人们通过自身的力量来影响环境和改造环境，但在改造自然的同时，要有环境保护意识，使环境向着有利于人类健康的方向发展。

1. 自然环境对健康的影响　自然环境是人类生存和发展的物质基础，但大自然中也随时存在着危害人体健康的因素。如气温、湿度、气压、噪音、辐射等超过某一限度就会影响人的健康；人较长时间处于高温环境中会引起中暑，长期处于噪音环境中会导致头晕、头痛、失眠、多梦、记忆力减退、注意力不集中等神经衰弱症状和恶心、胃痛、腹胀、食欲减退等消化道症状；工业三废（废水、废气、废渣）、生活三废（粪便、污水、垃圾）、农药等造成的大气、水、土壤的污染，对人类健康造成严重威胁。

2. 社会环境对健康的影响　社会环境与人的健康密切相关。与健康有关的社会环境包括：

（1）社会政治制度：社会政治制度对健康的影响起着关键性的作用。国家的法律、法规、各项政策、方针对人民的社会地位、经济水平和卫生事业等方面的保障作用，是人民健康的根本保证。也就是说社会制度决定一个国家的卫生保障措施，以及政府是否将公民的健康放在重要的位置。卫生保健制度相对健全和完善的国家或地区，人民健康水平相对较高。

（2）社会经济因素：社会经济的发展是人群健康水平提高的根本保证。经济是满足社会人群基本需要的物质基础，人们的衣、食、住、行以及社会医疗保障等方面均受经济发展的制约。社会经济的发展，使人们的物质生活水平、营养条件、卫生条件、劳动条件得到改善，居民的生活质量得到提高；经济发展可以促进卫生事业的发展，改善就医条件，向人们提供好的医疗保健服务，减少死亡，延长寿命。但社会经济的发展，必然加快工业化的步伐，大量工厂的建立，是造成环境污染的巨大隐患，给人类健康造成持续的、广泛的、潜在的危害，应引起全社会的重视。

(3) 社会文化因素：包括人们的文化素质、受教育程度、家庭和邻居的影响，也包括新闻、影视等大众媒介、风俗习惯和宗教信仰以及各种社会潮流的影响。文化决定行为取向，行为对健康产生正向或负向的影响。也就是说文化因素对个体的生活方式、自我保健行为、就医行为等产生重要影响，从而影响个体的健康。

(4) 生活方式：是一个内容相当广泛的概念，它包括人们的衣、食、住、行、社会交往、待人接物、劳动工作、休息娱乐等。可以理解为是在一定的历史时期与社会条件下，各个民族、阶级和社会群体的生活模式。生活方式影响着人的健康，例如不良饮食习惯、常坐不动、吸烟、酗酒、吸毒、生活工作紧张、睡眠不足、药物依赖等，可导致机体内部失调而致病。培养健康生活方式，打造合理的生活模式，对保障现代人的身心健康来说十分重要。世界卫生组织把“合理饮食、戒烟限酒、适当运动、心理平衡”称之为“健康基石”。

(5) 医疗卫生服务体系：医疗卫生服务的主要工作是向个人和社区提供适宜的医疗护理、预防疾病、康复和促进健康等服务，从而保护和改善人群的健康。医疗卫生服务中医疗资源的分配、医疗质量、医疗制度的完善程度及人们获得医疗服务便利与否，都会对人类健康产生重大影响。

此外，医疗环境作为一种为患者提供治疗的环境，与人的健康和疾病的恢复密切相关。创造一个安全、舒适、适合患者休养的治疗性环境是护理人员不可推卸的神圣职责。

## 四、护　理

护士需要对护理有深刻的认识，方能不断塑造自己的专业特征，培养自己的专业素质，在今后的健康照顾体系中扮演好自己的角色。

### (一) 护理的概念

护理（nursing）一词来源于拉丁文“nutricius”，原意为抚育、扶助、保护、照顾幼小、病患及残疾等意义。随着护理专业的不断发展和完善，护理的内涵和外延都发生了深刻的变化，但直至今日对护理的定义尚无完全一致的看法。但有些定义经常被引用。

现代护理的鼻祖南丁格尔认为：“护理既是艺术，又是科学”，1860 年，她提出：“护理的独特功能是协助患者置身自然而良好的情况下，恢复身心健康”。1885 年她又指出“护理的主要功能在维持人们良好的状态，协助他们免于疾病，达到他们最高可能的健康状态。”

1943 年，美国学者奥利维亚（Olivia S）提出：“护理是一种艺术和科学的结合，包括照顾患者的一切，增进其智力、精神和身体的健康。”

1957 年，科瑞特（Francis Reiter Kreuter）提出：“护理是对患者加以保护，并指导患者保护自身的需要，使患者处于舒适的状态。”

1966 年，韩德森指出：“护理的独特功能是协助健康人或患者，实施有利于健康或健康恢复（或安祥死亡）的活动，直至患者或健康人能独立照顾自己”。

1970 年，美国护理学家罗杰斯（Martha Rogers）提出：“护理是帮助人们达到其最佳的健康潜能状态，护理服务的对象是所有的人。只要是有人的地方，就有护理服务。”

1973 年，国际护士学会（ICN）提出：“护理是帮助健康的人或患病的人保持或恢复健康（或平静地死去）。”

1980 年，美国护士协会（ANA）提出：“护理是诊断和处理人类对现存的和潜在的健康问题的反应。”首先，这个概念提出护理是研究人类对健康问题的反应，说明了护理学是为人类健康服务的一门科学；其次，人对健康问题的反应可以是生理、心理、社会和精神等各个方面，表明护理重视的是整体的人，而不是疾病本身；此外，定义中提出“现存的和潜在的健康问题”不仅说明了护理的预测功能，还定义了护理的对象包括已存在健康问题的人和可能出现健康问题的人。这个概念揭示了护理学的科学性和独立性。目前已得到许多国家护理同行的认可和赞同。

### （二）护理的内涵

尽管护理在近百年来发展迅猛，变化颇大，然而它所具有的一些基本内涵，即护理的核心却始终未变，包括照顾、人道和帮助性关系。

1. 照顾（caring）　照顾是护理永恒的主题。纵观护理发展史，无论是在什么年代，亦无论是以什么样的方式提供护理，照顾（患者或服务对象）永远是护理工作的核心。

2. 人道（humanistic perspective）　人道主义是起源于欧洲文艺复兴时期的一种思想体系，提倡关怀人、爱护人、尊重人，做到以人为本、以人为中心的一种世界观。护士是人道主义忠实的执行者。在护理工作中提倡人道，首先要求护士视每一位服务对象为具有人性特征的个体，具有各种需求的人，从而尊重个体，注重人性。提倡人道，也要求护士对待服务对象要一视同仁，不分高低贵贱，不论贫富与种族，积极救死扶伤，为人类的健康服务。

3. 帮助性关系（helping relationship）　帮助性关系是护士用来与服务对象互动以促进健康的手段。护士与服务对象的关系首先是一种帮助与被帮助的关系，就是护士以自己特有的专业知识、技能为服务对象提供帮助与服务，满足其特定的需求。但护士在帮助服务对象的同时，也从不同的服务对象那里深化了自己所学的知识，积累了工作经验，提高了护理水平，自身也获益匪浅。因此，这种帮助性关系其实也是双向的。护士应与服务对象建立起良好的帮助性关系，更好地为服务对象的健康服务。

### （三）整体护理

20 世纪 70 年代，随着现代医学的发展，生物医学模式向生物-心理-社会医学模式转变，新的医学模式认为医学研究的对象是处于一定社会条件下的有思想、有感情的人，健康的内涵不仅是没有躯体疾病，还要有完整的生理、心理状况和良好的社会适应能力。因此，护理着重点不仅在患者某一生物学意义的疾病上，更应把人视为一个整体来看待，因此整体护理的重要性越来越明显。

1. 整体护理（holistic care）的概念　整体护理是以现代护理观为指导，以护理程序为框架，根据患者不同的生理、心理、社会、文化的需要，提供适合于个人的最佳护理。

2. 整体护理的内涵

（1）人是由生理、心理、社会、文化等各方面组成的统一的整体，其健康亦受到各种因素的影响，因此，护士在照顾患者时，应注意满足其生理、心理及社会等各方面的需求。

（2）护理应服务于人类生命的全过程。人在生命过程的各阶段有着不同的护理需求，因此，护士应针对个体所处的不同生命阶段，给予相应的照顾与健康指导。从而达到个人健康的最佳水平。

（3）从单纯的患者护理发展为对健康人的预防保健，即护理的服务对象不仅是帮助患者恢复健康而且包括促使健康人更加健康。

（4）在社会中的个体，一个人生病，会影响到他的家庭甚至于波及到社会，因此，护理应逐步从个人延伸到家庭或社区，达到促进全民健康的目的。

3. 整体护理的意义

（1）充实和改变了护理研究的方向和内容：整体护理在注重疾病护理的同时，更注重对疾病的“载体”——人的研究。因此，护理中充实了许多关于人的心理、社会、伦理、道德、行为等方面的内容。

（2）拓宽了护理的服务范围，改变了护士的传统形象：实施整体护理，护士不仅关心患者生理方面的问题，还要考虑其心理、社会等方面的问题，因此护理的服务范围由单纯的疾病护理拓宽到了以“人”为中心的全方位的护理。在这个过程中，护士不仅是健康服务的照顾者，还是健康的教育者、管理者和研究者等。

（3）有助于建立新型的医护关系和护患关系：在以患者为中心的整体护理实践中，护士不再是医生的助手，而是新型的合作伙伴关系。患者是护理服务的核心，其思想、行为与感受、情绪等都会受到护理人员的重视，因此护患关系得以加强。

（4）提出了新型护理管理观：整体护理的开展，要求护理管理者也同样应具有以患者为中心的思想，一切管理手段与管理行为均应以增进和恢复患者健康为目的。因此，一些传统的护理管理观念必须加以改进。

（5）改变了护理教育的课程设置：整体护理的实施，要求护理人员不仅要掌握系统的专业知识，而且应有丰富的人文、社会科学知识与沟通交流技巧等。为了培养合格的护理人才，护理教育的课程设置也相应进行了调整，改变传统的单纯重视医疗与疾病护理的模式，增加了有关人的心理、行为、人际交往、社会学等方面的内容。

综上所述，人、环境、健康和护理是护理学的四个基本概念，对它们的理解决定了护理学的基本概念框架。这四个概念之间相互联系、相互作用。四个概念的核心是人，人是护理的服务对象，人的健康是护理实践的核心。人在环境中生存和发展，与环境相互依存、相互影响，环境的变化会影响人的健康。护理的作用是帮助个体不断调整机体的内环境以适应外环境的变化，从而尽可能达到个体的最佳健康状态。

**知识拓展**

**优质护理**

优质护理是指以患者为中心，患者的需要为护理目标，由责任护士对所负责患者提供连续的、个体化的、全程的、全方位的人性化护理。优质护理服务的内涵主要包括：满足患者基本生活的需要，保证患者的安全，保持患者躯体的舒适，协助平衡患者的心理，取得患者家庭和社会的协调和支持，用优质护理的质量来提升患者与社会的满意度。

**学习小结**

1. 学习内容

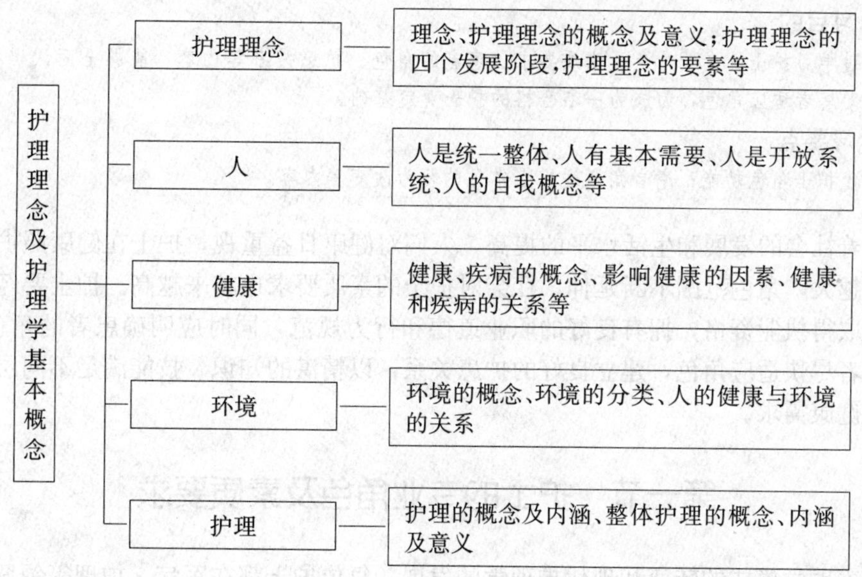


2. 学习方法

（1）通过实例讨论理解理念、护理理念的概念和意义，思考自己的护理理念。

（2）通过图表演示、讨论、病例分析等方法，理解护理学四个基本概念的含义及四个概念之间的关系。

（迟晓华）

**复习思考题**

1. 有的护士认为优质护理的理念就是做好基础护理，你认为正确吗？

2. “无病就是健康，健康和疾病是非此即彼的关系”，这种说法正确吗？你是怎样理解健康和疾病的关系的？

3. 患者，男，28 岁，因在高温环境下持续工作 6 小时，出现意识不清入院。体检：患者皮肤湿冷，血压 90/50mmHg，脉搏细速，体温 39.2℃，心率 150 次/分。诊断为“中度中暑”。你认为是哪些因素影响他的健康状况？

# 第四章　护士与患者

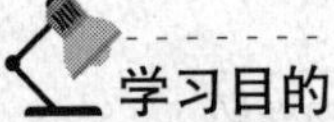

**学习目的**

通过学习护士的专业角色及素质要求、患者的角色、护患关系等内容，能够全面认识护士角色，帮助患者适应角色，为成为一名合格的护士奠定基础。

**学习要点**

现代护士角色功能；患者角色适应上常见的行为改变等内容。

随着社会的发展和生活水平的提高，人们对健康日益重视，护士在健康照护中的作用越来越大，角色范围不断延伸，社会对护士的素质要求也越来越高。护士要经历专业教育，取得执业资格，拥有良好的职业道德和行为规范，同时应明确患者的角色特征，帮助患者尽快适应角色，建立良好的护患关系，以精湛的知识、技能满足不同层次服务对象的健康需求。

## 第一节　护士的专业角色及素质要求

随着医学模式的转变和现代护理学的发展，每位护士都在医疗、护理等领域扮演着专业角色，承担相应的职责和义务，并注重自身素质的提高，良好的护士素质既有助于提高护士自身形象，又是提高护理工作质量的保证。

### 一、角色的概念

角色（role）原指剧本中的人物，是戏剧舞台、电影演出中的常用术语。美国学者米德（Mead）首先将其引用到社会心理学中，并成为社会心理学的专门术语，用来描述个体的社会行为，即处于一定社会地位的人，在实现与这种地位相联系的权利与义务中，所表现出的符合社会期望的行为与态度的总模式。也可以说，角色是人们在现实生活中的社会位置及相应的权利、义务和行为规范，角色所表现的行为往往是可以预测的，可反映出这一角色人群的目标、价值观及情感态度。

人一生中会扮演许多不同的角色，如女性一生大多要经历女儿、妻子、母亲等家庭角色，同时还有学生、职业人等社会角色。个体在社会中取得某种角色，就会依照这个角色的性质、特征显现出一定的模式化行为，如母亲让人联想起慈爱，父亲则为严厉，商人与精明、记者与敏捷等，每个人的行为都是与其特定的角色相联系的。

### 二、护士的专业角色

护士角色是指护士应具有的与护理职业相适应的社会行为模式。护士角色发展经历了漫长的时期，其形成、发展与护理学学科的产生和成熟、护理的执业范围、护士群体的整体素质等密切相关。

### （一）历史上的护士角色

1. 母亲形象　是最初的民间护士形象。“nursing”（护理）一词来源于希腊文“natricius”，意为哺育小儿，后来延伸为体贴、保护、照顾、养育等；英文中“Nurse”有一个释义就是“乳母”，患病受伤者、老年人等需要关怀、照顾，护士以代代相传的生活经验照料这些人，虽没有专业医护知识，但她们像母亲一样温柔、慈祥的陪在患者身边，在民间即是“母亲”这种角色形象。

2. 宗教形象　中世纪欧洲很多教会设置有医院，受宗教影响，教会认为照顾伤残弱者与拯救人的灵魂是同等重要的，很多修道士、修女从事着医疗护理活动，当时没有正规的学习培训，但教会倡导“护士应奉行独身，长居修道院，超尘脱俗，严守纪律”等观念，修女本着对贫苦大众纯洁无私的爱照护患者，甘愿奉献牺牲，表明了护理是爱的体现。这一时期护士角色带有浓厚的宗教色彩。

3. 仆人形象　发生在16～19世纪，是护士最暗淡的历史形象。当时的宗教势力认为生病是“对罪恶的惩罚”，对患者照料、救护也是“非仁慈的、卑贱的”。这一时期护士往往出身低微、家境潦倒，经济、社会地位非常低下，她们没有经过专业知识、技能培训，更缺乏对患者的爱心与奉献，被看作仆人。

### （二）现代护士角色

自19世纪中叶南丁格尔创立护理专业以来，随着科学技术、医学和护理学的发展，护士的社会形象发生了根本变化，角色范围不断扩展，被赋予了多元化角色功能，主要包括以下几个方面：

1. 护理者及促进健康者　即运用护理程序为服务对象提供护理服务，以满足其生理、心理、社会、文化、精神情感等各方面的需要，帮助服务对象最大限度地减轻痛苦、恢复健康及促进健康。包括对医院物理环境和社会环境的调控、患者舒适安全的护理、预防和控制医院感染、执行各项诊疗和护理计划等。

2. 计划者及决策者　护理程序是一种系统而科学地安排护理活动的工作方法，在这一整体护理中，护士需运用护理专业的知识和技能、敏锐的观察判断能力，收集服务对象健康资料，明确护理诊断，描述健康问题所在，为患者制定系统、全面、整体的护理计划，使护理活动有组织、有系统的满足患者各方面需要。

3. 教育者及咨询者　护士可以在医院、家庭和社区等各种场所执行这一角色。在医院，一方面护士要向服务对象进行健康知识、疾病预防和康复知识的宣教或提供咨询；另一方面，护士有责任向下一级护士传授实践经验，参与临床带教，对护理实习生进行规范化培训，以培养合格的护理人才。在社区，护士有责任向居民宣传预防疾病、促进健康的知识和方法；在护理学校，护理教师要向护生传授专业知识和技能。

4. 管理者　每位护士都要执行管理及协调的职责。作为护理领导者，要管理医院及科室人力、财务、物质资源的分配及使用，以保证护理工作有序、高效运转；作为普通护士，要管理及组织服务对象护理的全过程，以保证良好的护理质量。

5. 协调者及沟通者　护士需协调好工作中有关人员（医生、营养师、康复训练师、护理员等）及机构的相互关系，做到有效的组织和沟通；同时与服务对象做好沟通，及时收集资料、传递信息，以便更好地为患者提供服务。

6. 代言者与保护人　护士有保护患者权利、利益不受侵害的责任。在服务对象不能分辨或不能表达自身意图时，如老年患者、危重患者、精神病患者或心理疾病患者，护士应为其代言，帮助患者作出正确的选择。当发现有不道德、不合法或违背服务对象意愿的事情时，应坚决维护服务对象的安全和利益。

7. 研究者及著作者　每位护士都应追求新知、勇于创新，将各领域中遇到的护理问题进行科学研究，科研成果在实践中进行应用，以解决复杂临床问题；在专业期刊上发表论文、出版著作，发展现代护理理论，这样护理专业才能不断发展和提高。

## 三、护士的素质要求

素质（quality）原是心理学专门术语，在先天生理的基础上，受环境、教育的影响，通过个体自身的社会实践，形成的比较稳定的心理特征，包括先天、后天两方面。先天素质即通过遗传形成的感觉器官和神经系统等，特别是人脑结构和功能上的一系列特点。后天素质指人通过教育学习、社会实践和自我修养而获得的知识技能、行为习惯、文化涵养及品质特点的综合。

护士素质是结合护理专业特征对护理工作者提出的特殊的素质要求，它不仅体现在仪表、姿态、言语等外在形象上，更体现在护理人员的知识、道德品质、心理状态等内在素养上。护士素质包括以下四个方面：

### （一）思想道德素质

1. 政治态度　有强烈的民族意识，热爱祖国、热爱人民、热爱护理事业，全心全意为人们服务，把促进人类健康、促进护理事业发展作为自己崇高的信念和职责。

2. 思想道德　包括道德意识和道德行为，护理人员应树立正确的专业价值观，敬业乐业，忠于职守，救死扶伤，实行人道主义，尊重服务对象，做到文明礼貌，平等待人。

3. 人格情操　护理人员应自尊、自爱、自强、自律；有强烈的社会责任感；诚实、有慎独精神；廉洁奉公；慎言守密；能正视自身能力、行为等方面的优缺点，不断完善自我。

### （二）文化素质

护理人员要具备合理的知识结构、一定的文化底蕴，包括自然科学、社会科学及人文科学等多学科知识；能较为熟练地使用计算机及现代化办公技术；具备一定的外语应用能力等。

### （三）业务素质

护理人员应掌握医学基础知识及护理专业知识、技能，拥有护理专业核心能力，包括评判性思维能力、创新能力、人际沟通能力、独立解决问题的能力、动手能力、决策能力、运用信息技术资源的能力、自我学习和自我发展的能力等，以解决临床实际问题。

### （四）身心素质

健康的身体和良好的心理状态是护理事业成功的前提和保障。护理人员应具备健康的体魄，精力充沛，反应敏捷；同时拥有良好的心理状态，如坚强的意志力、稳定的情绪和自我控制能力、乐观开朗的性格、宽容豁达的胸怀等。每位护理人员都应不断完善和提高自我，以良好的素质为服务对象提供优质的服务。

## 第二节 护士的资历要求及分类

护士资历包括教育程度、工作经历及执业证书等。

### 一、国外护士的资历要求及分类

目前西方国家大多采用相同或相似的资历要求及分类，以美国为例，可分为注册操作护士（licensed practical nurse，LPN）和注册护士（registered nurse，RN）两个水平。

**（一）注册操作护士**

一般需要一年左右的专业培训，在美国可取得注册操作护士（licensed practical nurse，LPN），各州自行负责注册。注册操作护士在某些给药及操作护理工作中受到限制，必须在注册护士的监督指导下完成。

**（二）注册护士**

高中毕业后，可通过三种方式取得注册护士：①证书教育（diploma program，DP），一般为3年制，是美国1873年至1952年护理教育的主要方式，但目前在教育项目中其所占比例越来越少；②专科教育（associate degree，AD），一般在护理院校或社区大学，2～4学年制，是美国1952年以来护理教育的主要方式；③本科教育（baccalaureate degree，BD），一般为4年制，毕业后获得学士学位，是目前美国基础护理教育的主要方式。在完成以上方式的护理学专业基础教育后，必须通过国家注册护士考试委员会（National Council for Licensing Examination-Registered Nurse，NCLEX-RN）的考试才能注册。

### 二、国内护士的资历要求及分类

2008年国务院公布的《护士条例》中第二章规定，申请护士执业注册，应当具备下列条件：

（一）具有完全民事行为能力；

（二）在中等职业学校、高等学校完成国务院教育主管部门和国务院卫生主管部门规定的普通全日制3年以上的护理、助产专业课程学习，包括在教学、综合医院完成8个月以上护理临床实习，并取得相应学历证书；

（三）通过国务院卫生主管部门组织的护士执业资格考试；

（四）符合国务院卫生主管部门规定的健康标准。

护士执业注册申请，应当自通过护士执业资格考试之日起3年内提出；逾期提出申请的，除应当具备前款第（一）项、第（二）项和第（四）项规定条件外，还应当在符合国务院卫生主管部门规定条件的医疗卫生机构接受3个月临床护理培训并考核合格。

护士执业注册有效期为5年。护士在其执业注册有效期内变更执业地点的，应当向拟执业地省、自治区、直辖市人民政府卫生主管部门报告。收到报告的卫生主管部门应当自收到报告之日起 7 个工作日内为其办理变更手续。护士跨省、自治区、直辖市变更执业地点的，收到报告的卫生主管部门还应当向其原执业地省、自治区、直辖市人民政府卫生主管部门通报。

护士执业注册有效期届满需要继续执业的，应当在护士执业注册有效期届满前 30 日向执业地省、自治区、直辖市人民政府卫生主管部门申请延续注册。收到申请的卫生主管部门对具备本条例规定条件的，准予延续，延续执业注册有效期为 5 年；对不具备本条例规定条件的，不予延续，并书面说明理由。

目前我国主要培养通科护士，《卫生技术人员职称及晋升条例（试行）》中规定护士的主要专业技术职称分为高级职称（主任及副主任护师）、中级职称（主管护师）、初级职称（护师及护士）。各级卫生技术人员晋升时，其考核（或考试）的内容和办法，可根据本省、市、自治区实际情况由卫生局自行规定。

**知识拓展**

**我国专科护士发展展望**

在我国卫生部颁布的《中国护理事业发展规划纲要（2011—2015）》中，提出建立专科护理岗位培训制度，坚持“以用为本”，以岗位需求为导向，建立和完善专科护理岗位培训制度，在完善医院护理岗位设置的基础上，确定临床专科护理岗位。争取到 2015 年，在全国建立 10 个国家级重症监护培训基地，10 个国家级急诊急救护理技术培训基地，5 个国家级血液净化护理技术培训基地，5 个国家级肿瘤护理专业培训基地，5 个国家级手术室护理专业培训基地，5 个国家级精神护理专业培训基地。“十二五”期间为全国培养 2.5 万名临床专科护士。

## 第三节　患者的角色

患者角色（sick role），又称为患者身份，一个人被医生和社会确认为患病者，就获得了患者角色，表现出相应的心理活动和行为模式。尽管个体的地位、职业、文化、信仰、生活习惯等各异，所患疾病和病情轻重也不尽相同，但患者角色却是相同的。

### 一、患者的权利及义务

患者角色作为社会角色中的类型之一，有其特定的权利和义务，其权利、义务是相辅相成的。医务人员一方面要尊重患者的应有权利，另一方面也要适当向患者进行康复义务教育。

#### （一）患者的权利

患者的权利和义务来源于社会文化中的法律规定、伦理道德和民俗习惯等，一般包括如下几个方面：

1. 责任免除或部分免除权　即可免除其健康状态下所担任的职业、家庭角色责任，免除程度视其疾病的性质、严重程度、患者责任心及患者在其支持系统中能获得的帮助等而定。如宪法中规定的“劳动者有休息的权利”，就包括公民自觉身体不适时有休息康复的权利。刑法中规定“精神病患者在没有自知力的情况下犯法，可免除其刑事责任，以及工厂、公司凭医生开出的证明，应准允职工休病假”等等，都是社会文化对患者免除常态角色责任的规定。

2. 医疗享有权 即有权享受相应的医疗和护理。患者有得到医务人员为其诊治疾病、维护健康的权利，任何医务人员或医疗机构都不能拒绝或剥夺服务对象正当的就医权利。但“有权享受”并不等于“无条件享受”，如无病纠缠，不支付医疗费用等。

3. 知情同意权 即患者有权了解自己的病情、预后、诊断及治疗；有权选择治疗方案和服务措施；有权拒绝医疗处理，以及有权得知因拒绝而引起的后果；有权拒绝非诊断、非治疗活动等。

4. 隐私保密权 即有权要求医务人员和医疗机构对诊疗过程中涉及的个人及家庭隐私予以保密，享有人格被尊重的权利。未经患者的同意，医务人员不得将患者个人的病情资料、身体状况、个人信息向外泄露或公开。

5. 要求解释的权利 即有权对医护活动提出意见并得到答复，以及有权要求医疗提供者解释其医疗费用。

6. 获得赔偿的权利 如果由于医务人员行为不当，对患者人身造成了损害，患者有通过正当程序获得赔偿的权利。

7. 监督的权利 患者有对医务人员服务质量监督的权利，而医务人员也应自觉、自愿地接受患者的监督。

### （二）患者的义务

患者在维护自己权利的同时亦应履行一定的社会义务，这是社会的客观要求，患者需履行的义务主要包括：

1. 患者有自觉节约卫生资源的义务 人一旦患病，或减少了社会财富的生产，或要直接消耗社会的卫生资源。“小病大医”、“一病多医”都是浪费卫生资源的突出表现。

2. 患者有尽力使自己所患的疾病不传染给他人、不污染环境的义务 如烈性传染病、艾滋病患者应主动接受隔离性诊治，以免他人受感染。

3. 患者有尽力避免向他人或集体转嫁经济和精神负担的义务。

4. 患者有配合医疗机构和医务人员进行一切检查治疗的义务。

5. 患者有遵守医疗机构规章制度的义务、尊重医务人员劳动及人格尊严的义务。

## 二、患者角色适应上常见的心理反应

一旦进入患者角色，将改变个体正常的生活模式，患者在心理状态及社会适应能力等方面必然有所反应，概括起来，容易产生如下几种心理反应：

1. 焦虑（anxiety） 是指人们面对即将来临的可能会给自己造成重大影响的事件，所产生的一种紧张情绪，是缺乏明显客观原因的内心不安。焦虑是一种很常见的情绪反应，适度焦虑可以提高人的警觉水平，增强工作和学习动力，但过度焦虑则会妨碍个体准确认识自己及周围环境，难以做出正确的判断，对身心健康造成不良影响。因此，要格外重视过度焦虑和长期处在焦虑状态的患者，帮助他们减轻心理负担，以免妨碍对疾病的治疗和诱发其他疾病。

患者焦虑时主要表现在：①内心体验：主要为紧张、害怕、痛苦和烦躁。②行为动作：因不知道威胁具体所在，患者无目的、无效动作增加，出现发抖、坐卧不安、来回快速行走、心不在焉、面部表情僵硬、说话声调改变等。③自主神经系统反应过强：患者可能出现眩晕、心悸、出汗、血压增高、呼吸急促、颜面潮红、大小便过频、喉头有阻塞感等。

2. 恐惧（fear） 是一种企图摆脱已经明确的危险、逃避某种情景而又无能为力的情绪体验，个体会对发生的威胁表现出高度的警觉。常见的生理反应有心跳加速、颤抖、出汗、失眠、恶心、呕吐等，严重者出现激动不安、哭、笑、思维和行为失控，甚至休克。

3. 抑郁（depression） 是以情绪低落为特征的消极情绪状态，常由现实丧失或预期丧失引起。患者闷闷不乐、忧愁压抑、悲观失望又无可奈何，严重者导致失助感和绝望情绪，表现为：生理上食欲减退、性欲降低、睡眠减少、自主神经功能紊乱；行为上发愁苦闷、少言寡语、对周围事物不感兴趣，甚至自暴自弃、对生活失去信心、产生轻生的念头。

4. 愤怒（anger） 是个体在追求目标的道路上遇到障碍、受到挫折的情绪反应。愤怒使人认知思考能力下降、容易激惹、情绪激动、自制力下降，甚至行为失控，表现出从轻微的语言攻击、辱骂，到严重的肢体攻击行为。

5. 猜疑（suspicion） 是人们对客观事物缺乏事实根据的猜测。患者的猜疑大多是一种消极自我暗示，由于缺乏根据，常影响对客观事物的正确判断，如果严重偏执，甚至出现病理性妄想，对患者的治疗十分不利。

6. 敌意（hostility） 是一种不友好的憎恨情绪，常见于慢性病患者、治疗康复不顺利、感觉受到不公平待遇等患者。常表现为言语讽刺、恶意谩骂或存在抵触情绪而不与别人交往。

7. 孤独感（feeling of loneliness） 又称社会隔离，患者住院后，离开了家庭和工作单位，在陌生的环境接触陌生的人，缺乏社会信息，刺激需求和爱与归属需求不能得到满足，患者容易产生度日如年、孤独之感。

8. 过度依赖（dependency） 表现为进入患者角色之后产生的退化或幼稚心理状态。个体一旦生病，自然得到家庭和周围朋友的关心，患者会表现出被动顺从、情感脆弱，一向意志坚定的人变得没有主见，自负好胜的人变得没有信心。适度依赖是大多数人的正常患病心理，但不应迁就患者的过度依赖心理，主张发挥患者在病程转归中的积极主动性。

9. 习惯性心理（habitual psychology） 是一种心理定势，当周围环境发生变化时，个体需要一定的时间来适应。如患病之初，总幻想自己没有病，可能是医生搞错了，以至在态度和行为上依然坚持健康状态时的习惯；当疾病好转或痊愈，又认为自己没有完全恢复，要求继续住院观察和治疗，这是习惯性心理所造成的。

## 三、患者角色适应上常见的行为改变

个体向患者角色转变时，由于种种因素会出现角色适应不良，从而影响康复进程，综合起来可出现以下几种常见情况：

1. 患者角色行为强化 多发生在由患者角色向社会常态角色转化时。由于适应了患者角色现状，产生了对疾病的习惯心理，不愿重返原来的生活环境，对承担原来的社会角色恐慌不安；或因为患病而获得某些好处，期望继续享有患者角色所获得的利益；或自我感觉病情严重程度超过实际情况。

患者表现为依赖性加强、自信心减弱、怀疑自己的能力、情绪忧郁、多疑、情感幼稚等。如有些患者面对疾病过于紧张，陈述病情时夸大事实，平时可以自理的事情依赖医护人员和家人，听到可以出院的消息感到过度紧张等。

2. 患者角色行为消退　已适应角色的患者，由于强烈的感情需要，或因环境、家庭等因素，使患者角色行为减退，转而承担原有社会角色。表现为对自身疾病不重视，往往不顾病情而从事超负荷的活动，从而影响疾病的治疗。如一位冠心病患者，住院治疗后病情有所好转，但他的母亲突然遭遇车祸，得知消息后他立刻办理出院手续，承担起照顾母亲的责任，结果因劳累使病情加重，此时由于强烈的情感需要，"儿子"的角色在他心中占据着主导地位，从而放弃了患者角色。

3. 患者角色行为缺如　个体患病后没有进入患者角色，不承认自己有病，这是患者不能接受现实而采用的心理防御机制中的"否认"，一般发生在向患者角色转化时，或疾病突然加重、恶化时，如初次诊断为癌症或预后不良的恶性疾病，患者往往会出现这种防御性心理；另外，有些疾病会影响就业、入学或婚姻等，使患者处于某种现实矛盾中而不愿承担患者角色。

患者表现为意识不到自己有病，认为医生诊断有误或否认病情的严重程度，进而采取等待观望态度，甚至有时为表示自己是健康的，反而做超出能力范围或医生禁止的事情。

4. 患者角色行为冲突　即患者角色与其他角色发生心理冲突。同一个体往往承担着多种社会角色，患病后向患者角色转化时，患者一时难以适应其角色。表现为患者意识到自己有病，但不能接受患者这一角色，常常感到焦虑不安、烦恼、悲伤、烦躁、甚至愤怒，这是面对疾病感到挫折的心理表现之一，一般多发生于A型性格及在工作生活中习惯占据主导地位的人身上。

5. 患者角色行为异常　患者受病痛折磨陷入焦虑、悲观、失望等不良心境，或对自身健康过度悲观而无法摆脱消极情绪，导致行为的异常。如对医务人员采取攻击性言行，病态固执、坚持实施行之无效的治疗方案，抑郁、厌世、以至产生自杀等行为表现。

6. 患者角色行为恐惧　对患者角色充满恐惧，对细微的身体改变胆战心惊，对疾病悲观失望，常表现为拒绝就医或病急乱就医等。

## 四、影响患者角色适应的因素

不同个体对患者角色的适应程度和适应反应均不同，适应与否常由下列因素所决定：

1. 病情　发病急缓、疾病性质、严重程度、症状的可见性、病情进展及预后情况等都会影响患者的角色适应。如所患疾病严重而影响了个体的正常生活，患者会立即就医并服从医务人员诊治，角色适应良好；急性病症状明显，患者也可能会及时就医等。

2. 年龄　老年患者容易出现角色行为强化，尤其是退休后老人。有些老人希望通过患者角色获得医务人员、家人的关注；而有些老人害怕说自己年老体病，拒绝承认有病，出现角色行为缺如。

3. 性别　女性患者易表现出角色行为强化、消退或冲突。

4. 个性　个性较强者习惯占据主导地位，对疾病反应或平静，或强烈否认，易出现角色行为缺如、冲突。

5. 文化背景　文化程度低者对疾病知识不了解，对患者角色相对淡漠，也容易出现角色行为异常。

6. 家庭支持系统　包括亲友对患者的态度、个体的工作经历及职业目标等。亲友的关注和支持将促进患者角色适应；而事业心强、有较高的职业发展目标者，工作繁忙甚至无法顾及健康，容易出现角色行为冲突、消退等。

7. 其他　经济状况、社会地位、个人习惯、求医经历、医务人员的态度、医院的规章制度等也是影响患者角色适应的相关因素。

### 五、促进患者角色适应的措施

面对种种角色适应不良的患者，护理人员应及时观察，实施相应的护理措施，帮助患者顺利适应角色的转化，促进患者生理和心理的康复。

1. 患者入院后，通过观察其语言及非语言行为，了解患者对所承担角色的认识，明确患者可能出现的角色适应问题。

2. 评估影响患者角色适应不良的相关因素，创造条件促使患者角色转化。

3. 健康教育，引导患者明确其角色特征、扮演患者角色的重要性，履行相应的权利和义务。

4. 心平气和、有目的地对患者进行心理护理和疾病相关知识宣教，认真倾听，耐心讲解，帮助患者解决实际问题。

5. 寻求社会支持系统帮助，分担患者社会角色中的部分或全部职责，并满足患者的心理需求。

总之，帮助患者尽早地适应角色，有助于使患者以积极的心态和行为方式配合治疗、护理，有助于医疗服务部门顺利地开展卫生保健服务，促进患者早日康复。同时要注意随着患者疾病的好转、康复，要使其从心理上逐步放弃患者角色，承担其原有的社会角色。

## 第四节　护 患 关 系

护患关系是以患者康复为目的的工作性帮助关系，建立融洽和谐的护患关系，是保证诊治及护理工作顺利进行的前提和基础，以便全面收集资料，为患者制定个性化的护理计划，满足其多方面需要，提高护理工作质量。

### 一、护患关系的概念

护患关系（nurse-patient relationship）是指护患双方在相互尊重并接受彼此民族文化差异的基础上，在相互学习和促进的过程中形成的一种特殊的人际关系。护患关系有广义及狭义之分，广义的护患关系是指围绕患者的治疗及护理过程中所形成的各种人际关系，包括护理人员与患者、家属及其陪护人员等的关系。狭义的护患关系是护理人员与患者之间形成的一种特殊的人际关系。

## 二、建立良好护患关系对护理人员的要求

良好的护患关系可促进患者更好地配合治疗及护理，帮助患者早日恢复健康。良好护患关系的建立对护理人员的要求如下：

1. 创造良好的氛围　建立一个有利于患者身心健康的物理及社会环境，使患者在诊疗过程中能保持良好的心理状态。工作中护理人员要自觉维护和调整自己的情绪，避免将不良情绪带入到工作中，同时积极调整患者的消极情绪。尽可能发挥患者的主观能动性，使其最大限度地参与治疗及护理工作。

2. 不断充实自身知识及技能　现代护理知识进展迅速，护理人员应树立终身学习的理念，不断更新理论、知识及技能。同时，护理学是一门在自然科学和社会科学理论指导下的综合性应用学科，护理人员也应学习心理学、管理学、教育学、社会学等多学科知识，不断拓展视野，以便能更好与患者沟通交流，为患者健康服务。

3. 真诚待人，取得患者信任　护患关系的建立及发展有赖于双方的相互理解和尊重。工作中，护理人员应以真诚的态度对待患者，充分体会患者的感受，了解患者的经历，对患者做到一视同仁，体现出平等和尊重，取得患者的信任，使其愿意表达自身的真实感受、思想及愿望，护患双方都产生安全感，从而促进护患关系的良好发展。

4. 提升语言修养　收集资料、健康教育、心理疏导及日常护理活动等，大多是通过语言来实现的。因此，护理人员必须注意语言修养，尤其重视使用礼貌性语言、安慰性语言、鼓励性语言和保护性用语，根据患者的知识水平、文化程度选择适宜的语言方式，因人制宜地进行沟通。

5. 掌握沟通技巧　实现有效沟通是护理工作顺利进行的基础，也是建立良好护患关系的前提。护理人员要学会运用沟通技巧，以准确获得患者的信息，全面了解患者的需求，更好地满足患者的健康需要。

## 案例分析

[案例导入]　患者，女，68岁，饮食不规律，喜欢吃甜食。因体检时血糖偏高而住院治疗。入院诊断：糖尿病、高血压。入院后，患者不相信诊断，烦躁愤怒，斥责家人甚至责怪医护人员。随后几天，患者精神不振，不敢吃饭。责任护士耐心开导，对其进行心理护理及饮食等知识的讲解，对患者不理解的护理问题耐心解答。两周后，患者逐渐接受患病事实并配合治疗和护理，血糖也逐渐控制在正常范围之内。

[提出问题]　患者初入院时有哪些角色适应问题？责任护士在这个案例中的角色有哪些？

[分析思路]

1. 角色适应问题：患者不能接受患病的现实，出现否认的心理防御机制，烦躁愤怒、精神萎靡等，有角色行为缺如和角色行为异常。

2. 护士角色

(1) 责任护士两周内将患者的血糖控制在合理范围，给予相应的护理措施，体现了护理者及促进健康者的角色；

(2) 有计划地安排患者及家属学习糖尿病饮食等相关知识，体现了计划者及决策者

的角色；

(3) 对于患者不理解的知识进行宣教、提供咨询，体现了教育者及咨询者的角色。

**学习小结**

1. 学习内容

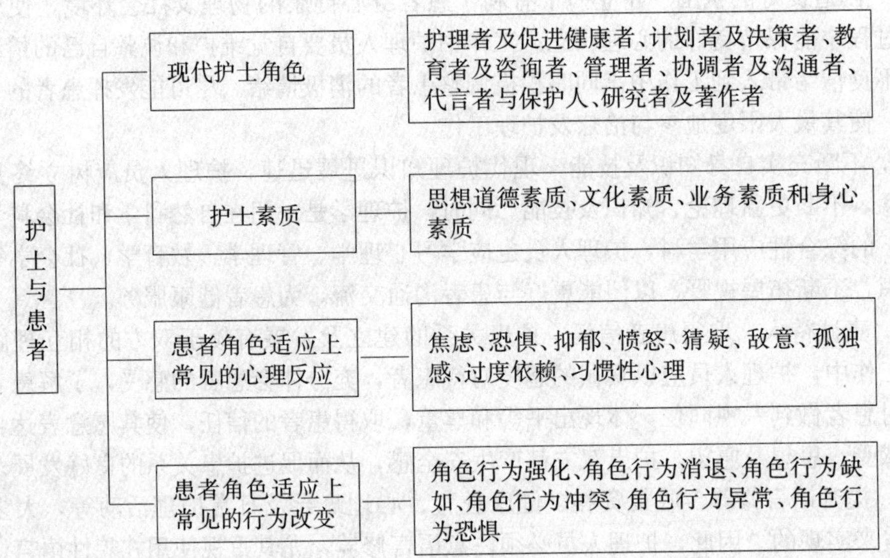


2. 学习方法

(1) 到医院见习，观察护理工作情况，对护士角色、患者角色有感性的认识。

(2) 通过比较法，理解患者角色适应上常见的行为改变。

(井晓磊)

**复习思考题**

1. 护理工作中如何体现护士的素质?

2. 作为一名护士，如何帮助患者适应角色?

3. 患者，男，65 岁，以“冠心病”收治入院。夜班护士于凌晨一时二十分巡视病房时，发现患者面色紫绀、呼吸急促、脉搏细数、大汗淋漓、手足厥冷。迅速给予氧气吸入、抬高床头、让患者坐起等措施，同时通知医生。抢救中看到患者非常恐惧，护士轻拍其手臂，指导其深呼吸，告诉他医生马上就到，不要紧张等。这一案例体现了护士的哪些角色?

# 第五章　护理学相关理论

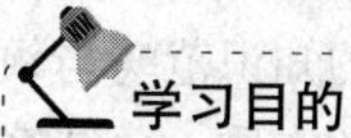

**学习目的**

通过学习系统理论、需要理论、成长与发展理论、压力与适应理论等内容，为后续护理理论、护理程序等内容的学习奠定基础。

**学习要点**

系统理论；马斯洛的人类基本需要层次理论；塞利的压力学说；对压力的适应及防御等。

理论是对特定领域内某现象系统的、整体的描述，任何学科都是建立在用于指导实践的理论知识体系基础上的。20世纪中叶，很多的护理先驱们在建立护理学独特理论体系的过程中，广泛借鉴了其他一些相关学科的理论和知识，从不同的侧面孵化了现代护理观的形成，培育了护理理论的产生。对护理理论的发展具有重要影响的社会科学及其他学科理论包括一般系统论、人类基本需要层次论、成长与发展理论、压力与适应理论等。

## 第一节　理论概述

理论来源于实践，也是实践的假设基础和依据，是对特定现象的描述、解释、控制和预测。

### 一、理论的定义

理论（theory）从广义上来说，是人们对自然界及人类社会现象规律的系统性认识。从狭义理解，理论是“对事物本质所进行的有目的的系统性和抽象性地概括”。它包含两层含义：其一，理论所描述的是对事实的抽象化概括；其二，对事物是一种系统性的、逻辑性的概括，其过程可以是通过研究，也可以是通过逻辑思维来发展。

### 二、理论的组成

理论是由一组相互关联的概念、定义、概念间关系、假设和观点等组成的用以解释某种事实的系统性描述。理论的组成包括如下部分：

1. 概念（concept）　是人们对周围环境中的某种物体所形成的印象，是人们对客观事物属性及其本质的理性认识，是逻辑思维的最基本单元和形式。人们通过感觉对客观事物产生认识，再通过知觉对客观事物产生总体的印象，进而形成概念。概念是理论的基本组成成分。

2. 定义（definition）　是对于一种事物的本质特征或一个概念的内涵和外延所作的

确切表述。理论中的每一个概念都有适合于该理论的定义。借助定义，可清楚地表达概念的内在含义，陈述概念的实质内容。

3. 假设（hypothesis） 是根据事实提出的假定说明，是对理论中的概念的描述或对概念间关系的一种假定。它是理论思维的重要形式之一，人们借助理性的判断和逻辑推理产生假设，在实践验证的过程中，逐步地加深对自然规律的认识，最终经过实践验证的假设才能成为理论。

4. 现象（phenomenon） 指客观世界中能为人们所感知的所有事物在发展、变化中所表现出来的外部形态。在特定的学科领域，一定的现象反映了学科的知识范畴与领域。护理理论的研究对象是护理现象，目的是通过研究，揭示护理现象的本质，总结客观规律，从而指导护理实践。

### 三、理论的作用

理论的主要作用是提供一个方式来描述、解释、预测或控制客观事物和现象，并用于指导实践。一个专业的理论知识可为其从业人员认识其专业基础知识提供一种简单易懂的途径及方法，并指导其从业人员进行相应的专业活动。理论的具体作用包括：

1. 理论可以把复杂的现象简单化、综合化。
2. 理论是检验各种学科假设的基础。
3. 理论具有逻辑性，能够推理、归纳和演绎。
4. 以现有的理论为框架，通过科学研究来发展新理论。
5. 以现有的理论为框架，与其他学科交叉来发展自身专业。

## 第二节 系统理论

系统（system）是一群相互联系、相互依存的事物的集合体。系统作为一种思想，古代就已有萌芽，如我国古代劳动人民通过对日月星辰、天时地利的观察，总结出了天地中万物生存、更新之理，就蕴藏着系统的观点和方法，但系统作为一种科学术语、一种理论，则源于美籍奥地利理论生物学家贝塔朗菲（Van Bertalanffy）。1925 年，贝塔朗菲提出了应把有机体视为一个整体或系统来考虑。1937 年，他首次提出了“一般系统论”的概念。1968 年，他发表了《一般系统论——基础、发展与应用》，全面总结了 40 年来研究一般系统论的成果，为系统科学提供了纲领性的理论指导。20 世纪 60 年代以后，系统论得到了广泛的发展，其理论与方法已渗透到有关自然和社会的许多科学领域以及生产、技术领域，发挥着日益重大而深远的影响。

### 一、系统理论概述

#### （一）系统的概念

系统是指由若干相互联系、相互作用的要素所组成的具有一定结构和功能的有机整体。系统是多个要素的集合，同时每一个要素都有自己独特的结构和功能，但这些要素集合起来构成一个整体系统后，它又具有各独立要素所不具备的整体功能。

### （二）系统的分类

自然界与人类社会中存在着形形色色的千差万别的系统，从不同的角度可以对系统进行分类，常用的系统分类方法有：

1. 按人类对系统是否施加影响分类　系统可分为自然系统和人为系统。自然系统是自然形成、客观存在的系统，如人体系统、生态系统。人为系统是为某特定目标而建立的系统，如护理质量管理系统、计算机软件系统。现实生活中，大多数系统为自然系统和人为系统的综合，称复合系统，如医疗系统、教育系统。

2. 按系统与环境的关系分类　系统可分为开放系统和闭合系统。开放系统是指与周围环境不断进行着物质、能量和信息交换的系统，如生命系统。开放系统和环境的交换是通过输入、输出和反馈来完成的（图 5-1）。物质、能量和信息由环境流入系统的过程称输入，而由系统进入环境的过程称输出。系统的输出反过来又进入系统并影响系统的功能称系统的反馈。开放系统正是通过输入、输出及反馈与环境保持协调和平衡并维持自身的稳定。闭合系统是指不与周围环境进行物质、能量和信息交换的系统。绝对的闭合系统是不存在的，只有相对的、暂时的闭合系统。

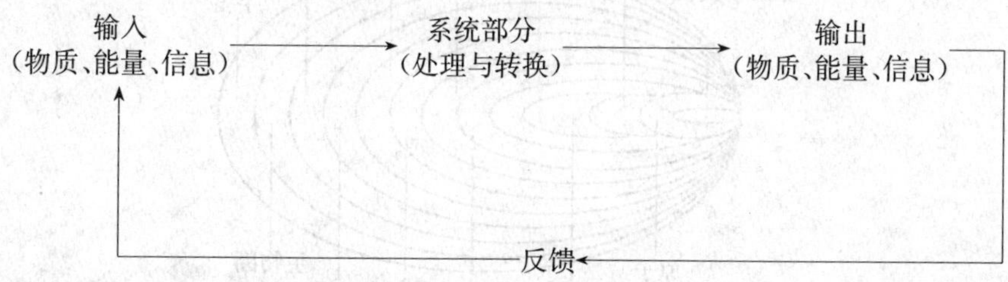


图 5-1　开放系统示意图

3. 按系统运动的状态分类　系统可分为动态系统和静态系统。动态系统是指系统的状态会随时间的变化而变化，如生态系统。而静态系统则不随时间的变化而改变，它是具有相对稳定性的系统，如建筑群。但建筑群也会随时间的推移而发生老化，严格讲绝对的静态系统是不存在的。

4. 按组成系统的要素性质分类　系统可分为物质系统和概念系统。物质系统是指以物质实体构成的系统，如机械系统。概念系统则是由非物质实体构成的系统，如科学理论系统。物质系统和概念系统相互联系，物质系统是概念系统的基础，概念系统为物质系统提供指导服务，大多数情况下，两者是以整合的形式出现的。

### （三）系统的基本属性

系统尽管形式多样、类型各异，但具有相同的基本属性。包括整体性、相关性、动态性、目的性和层次性。

1. 整体性　系统的整体性主要表现为系统的整体功能大于系统各要素功能之和。系统的整体功能建立在系统要素功能基础之上，但并不是各要素功能的简单相加，当各要素以一定方式组合起来构成一个整体后，就产生了孤立要素所不具备的特定功能。要增强系统的整体功效，就要提高每个要素的素质，充分发挥每个要素的作用；同时协调和优化系统中各要素的结合以及要素与整体、环境间的相互作用。

2. 相关性　系统各要素之间是相互联系、相互制约的，其中任何一个要素发生了功能或作用的变化，都要引起其他各要素乃至于整体功能或作用的相应变化。

3. 动态性　指系统随时间的变化而变化，系统的运动、发展与变化过程是动态性的具体反映。系统为了生存与发展，总在不断调整自己的内部结构，并不断与环境进行物质、能量和信息的交换。

4. 目的性　每个系统都有明确的目标，系统的目标是通过系统的活动来实现的，系统的活动总是朝着目标前进的，系统需要通过与环境相互作用或各层次系统之间的相互作用以达到目标。

5. 层次性　系统是按复杂程度依次排列组织的。较简单、较低层次的系统称之为子系统，较复杂、较高层次的系统称之为超系统。对于某一系统而言，它既是由许多子系统组成的，同时，它自身又是上一层系统的子系统。例如人是由器官组成的，因此人是器官的超系统；同时人又是家庭的组成部分，所以人又是家庭的次系统。一个系统是属于子系统还是超系统是相对而言的（图 5-2）。

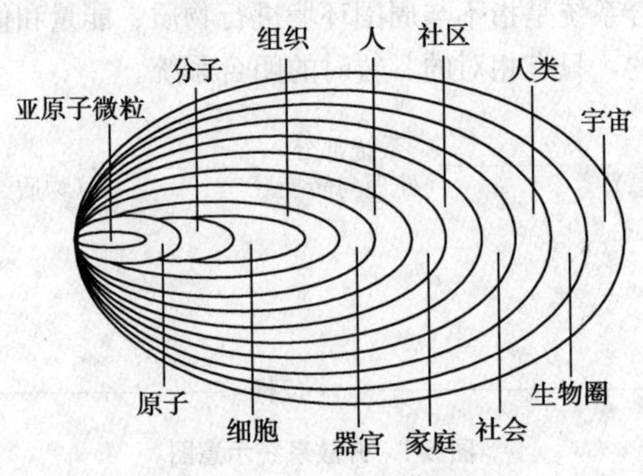


图 5-2　一般系统论示意图

## 二、系统理论在护理学中的应用

一般系统论的观点对护理领域产生了重要的影响，包括：

### （一）培育了整体护理思想的产生

护理的服务对象是人，整体护理的思想是把人看作是整体的、开放的系统。人是由生理、心理、社会、精神、文化组成的统一整体。组成人体的各方面相互依存、相互作用。当机体某一器官、组织发生病变时，应把机体看作是一个整体，除提供疾病护理外，也应提供包含生理、心理、社会、文化等各方面的整体护理。

人又是一个开放系统，每时每刻都在与周围环境进行着物质、能量和信息的交换。人体系统活动的基本目标是保持机体的平衡，即机体内部各子系统之间以及机体与外界环境间的平衡。护理的功能就是协助个体调整内环境去适应外环境的不断变化，以获得和维持身心的平衡。

### （二）作为护理程序发展的依据

护理程序是临床护理的科学工作方法，包含评估、诊断、计划、实施和评价五个步骤。护理程序可以看成是一个开放系统。输入的信息是护理人员经过评估后的患者基本健康状况、护理人员的知识水平与技能、医疗设施条件等；经诊断、计划和实施后，输出的信息主要为护理后患者的健康状况；经评价后进行信息反馈，若患者尚未达到预定健康目标，则需要重新评估，修改计划及实施，直到患者达到预定健康目标。

**（三）作为护理理论或模式的理论框架**

系统理论为许多护理理论家所借用，作为发展护理理论或模式的基本框架，如罗伊的适应模式、纽曼的系统模式等。

**（四）为护理管理者提供理论支持**

医院护理系统可被视为医院整体系统的一个子系统，护理子系统的功能将有助于医院整体功能的实现，而医院作为整体系统又会影响护理子系统的运转。

# 第三节　需要理论

人类为了生存和发展，必须满足基本的需要，如食物、休息、睡眠、情爱、交往等。如果这些需要得不到满足，就会影响人的健康或疾病恢复。人的基本需要受社会文化、价值观、情绪、身心发展状况等多种因素的影响。护理人员只有充分认识人类基本需要的内容及特点，才能帮助人们满足其基本需要，维持机体平衡状态，增进人类健康。

## 一、需要理论概述

**（一）需要的概念**

需要（need）又称需求，是个体为了自身的生存和发展对社会客观的要求在人脑中的反映，表现为人对某种目标的渴求和欲望，人的一切活动都是为了满足需要，需要是个体心理活动与行为的基本动力。

**（二）需要的特征**

1. 对象性　人的任何需要都是指向某种对象的，这种对象既可以是物质性的，如对食物、住所等的需要；也可以是精神性的，如对友谊、尊重的需要等。

2. 动力性　需要是人活动的基本动力。人的各种活动都是在需要的推动下进行的。需要一旦出现，就会成为支配行为的力量，推动人从事各种活动，以满足需要。需要越强烈、越迫切，其产生的动力越大。

3. 无限性　需要并不会因暂时的满足而终止，当一些需要得到满足后，又会产生新的需要。正是在不断产生需要与满足需要的活动过程中，个体获得了自身的成长与发展并推动了社会的发展。

4. 独特性　人与人之间有相同的需要，也有自己独特的需要。每种需要的重要性因人而异，这种需要的独特性是个体的遗传因素、环境因素所决定的。

5. 发展性　需要是个体生存发展的必要条件，个体在不同的发展时期有不同的优势需要，如婴儿时期以生理需要为主，到了少年时期则产生了尊重的需要。

6. 社会历史制约性　人有各种各样的需要，但需要的产生和满足受到人所处的环境和社会经济发展水平的制约。因此，个体要根据主、客观条件，有意识地调整自己的需要，合理地提出和满足自己的需要。

### (三)需要的分类

人的需要是多种多样的，可以从不同的角度对其进行分类。

1. 生理需要和社会需要　根据需要的起源，可以把需要分为生理需要和社会需要。生理需要是维持个体生存和种族延续所需求的事物的反映。包括对饮食、休息、运动、排泄、性欲等的需要，又称生理需要或生物需要。社会需要是维持社会生活所需求的事物的反映，是与人的社会生活相联系的需要。包括对交往、劳动、学习、娱乐、爱等的需要都是社会需要。社会需要是后天习得的，又称获得性需要。这种需要通常是从社会要求转化而来的，当个人认识到社会要求的必要性时，社会要求就转化为个人的社会需要。

2. 物质需要和精神需要　根据需要的对象，可以把需要分为物质需要和精神需要。物质需要是指个体对物质的需求，如对衣食住行的需要，对工作和劳动条件的需要等等。精神需要是指个体对精神文化方面的需求，如探索、赞许、成就等的需要。

### (四)影响需要满足的因素

人的基本需要满足的程度与健康状况密切相关，当人的基本需要不能得到满足时，就会直接或间接影响其生理功能，甚至造成疾病。所以，了解阻碍人的基本需要满足的因素非常必要。

1. 生理因素　疾病、疲劳、疼痛、损伤、活动受限等可导致人的若干需要不能满足。

2. 情绪因素　人处于焦虑、恐惧、愤怒、兴奋或抑郁等状态时会影响基本需要的满足。

3. 认知障碍和知识缺乏　缺乏知识和信息会影响人们正确地认识和识别自我需要，以及选择满足需要的途径和手段。

4. 个人因素　个人的信仰、价值观、生活习惯和生活经历使其在寻求需要满足时各有不同。

5. 环境因素　环境陌生、光线和温度不适宜、通风不良、噪音等都会影响需要的满足。

6. 社会因素　社会的不安定、社会舆论及个体缺乏有效的沟通技巧、社交能力差、人际关系紧张等影响需要的满足。

7. 文化因素　不同地区的风俗习惯、信仰、价值观、教育状况等也影响需要的满足。

## 二、需要层次理论

人的需要具有共性，许多心理学家、哲学家从不同的角度对需要进行了研究，并将其上升为理论。其中以马斯洛的人类基本需要层次论最为著名，此外还有卡利什的人类基本需要理论、韩德森的病人需要模式。

### (一)马斯洛的人类基本需要层次论

1. 理论内容　美国心理学家马斯洛(Abraham Maslow，1908—1970)对人类需要的结构和规律进行了系统和独到的研究，在1954年出版的《动机与个性》一书中，他将人的基本需要按其重要性和发生的先后次序排列成五个层次，并用“金字塔”形状来加以描述，形成人类基本需要层次论（hierarchy of basic human needs theory）（图 5-3）。

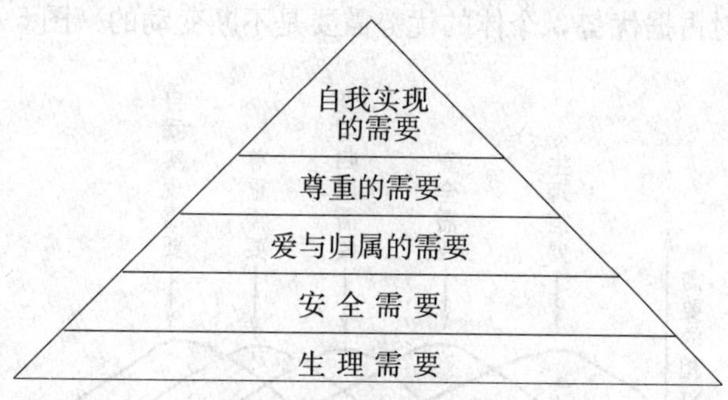


**图 5-3 人类基本需要层次论**

（1）生理需要（ physiological needs）：是人类生存最原始、最基本的需要，包括人对空气、水、食物、排泄、休息、睡眠、避免疼痛等需要。如果生理需要得不到满足，人就无法生存。只有生理需要基本满足之后，个体才会采取行动来满足更高层次的需要。如个体极度饥饿时，行动的唯一动力就是获取食物，饱腹之后才会考虑其他方面需要的满足。

（2）安全需要（safety needs）：安全需要包括生理安全与心理安全，生理安全是指个体处于一种生理上的安全状态，防止身体上的伤害，如行动不便者以拐杖扶行。心理安全是指个体有一种心理上的安全感，避免恐惧、害怕、焦虑等，如良好的人际关系、生活稳定有保障等都可以满足心理安全需要。

（3）爱与归属的需要（love and belongingness needs）：又称社交需要。当前两种需要满足之后，个体就会产生对感情、友谊和归属的需要。包括个体需要去爱别人和被别人爱，希望被他人和集体接纳，以建立良好的人际关系。马斯洛认为，人是社会的动物，人渴望被别人关怀、爱护，渴望自己有所归属，是团体中的一员。

（4）尊重的需要（esteem needs）：尊重包含双重含义：拥有自尊，视自己为一个有价值的人；被他人尊敬，得到他人的认同与重视。作为一个社会人，个体希望自己的工作被社会承认，渴望获得成就感和自信心，视自己为有价值的人。若尊重的需要未得到满足，就会使人感到自卑、无能感。

（5）自我实现的需要（self-actualization needs）：是个体最大限度的发挥自己的潜能，实现自己的理想和抱负，是最高层次的需要。只有当较低层次的需要基本满足之后，才会出现此需要并逐渐增强。满足自我实现的需要可使人感到最大的快乐。

马斯洛在 1970 年修订的《动机与人格》一书中，在尊重的需要和自我实现的需要之间增加了求知的需要（needs to know）和审美的需要（aesthetic needs）。求知的需要，指对认知和理解的需要；审美的需要，指对真、善、美追求的需要。目前，对这两个需要是否属于人类基本需要尚无足够的证据证实。

2. 需要层次论的一般规律

（1）需要是人类普遍存在的。

（2）需要的满足过程是逐级上升的，当较低层次需要满足后，就向高层次发展。

(3) 各层次需要相互依赖、彼此重叠。同一时期内，几个层次的需要可同时存在，其中有一种需要相对占据优势，个体的优势需要是不断变动的（图 5-4）。

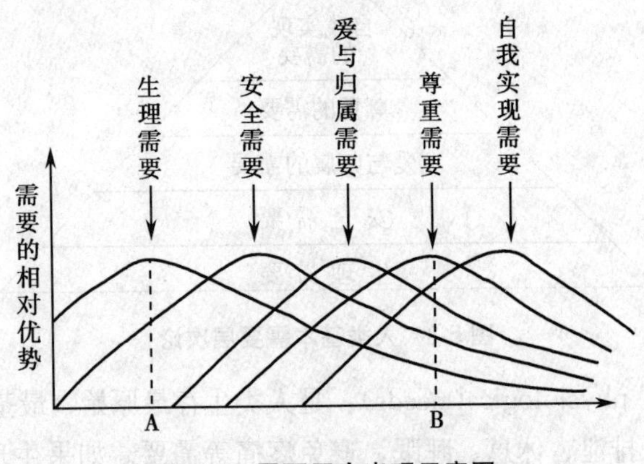


图 5-4 需要层次出现示意图

(4) 需要被满足的时间要求不同。有些需要需立即和持续予以满足，如氧气；有些需要可以暂缓满足，如对食物、睡眠的需要，但这些暂缓满足的需要最终仍旧要得到满足。

(5) 各层次需要与个体的成长发育、社会经济、文化教育程度等有关。

(6) 越高层次的需要满足的方式差异越大。如人类对空气、水分等低层次的需要，满足方式都相同；而高层次的需要如尊重和自我实现的需要，满足的方式则因人而异。

(7) 人类需要被满足的程度与健康成正比。需要被满足有利于维持和促进健康，其他因素相同的情况下，健康状况愈良好，需要被满足的程度越高。

### (二) 卡利什的人类基本需要层次论

美国护理学家卡利什（Richard Kalish）在马斯洛提出人类基本需要层次论数年后，将该理论加以修改和补充，在生理的需要和安全的需要之间增加了一个层次，即刺激的需要（needs of stimuli），包括性、活动、探索、操纵和好奇（图 5-5），成为六个层次。性和活动的需求虽然属于生理的需要，但其必须在氧气、水分、食物、排泄、温度、休息、避免疼痛等生理需要得到满足之后，才会寻求此需要，因此将其列在生理需要之后。此外，人们为了满足好奇心，常在探索或操纵各项事物时忽略了自身的安全性，因此，好奇、探索和操纵等需要的满足应优先于安全的需要。

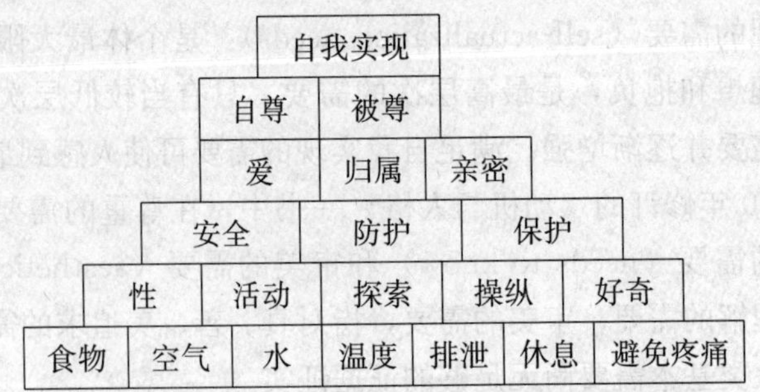


图 5-5 卡利什的人类基本需要层次论示意图

### (三) 韩德森的病人需要模式

美国护理学家韩德森（Virginia Henderson）认为，护理人员的基本任务是协助病人满足其基本需要，并于1966年提出了14项病人的需要。

1. 正常的呼吸。
2. 适当的饮食。
3. 维持各种正常途径的排泄。
4. 运动及维持所需要的各种姿势。
5. 充足的休息与睡眠。
6. 恰当的穿着打扮，保持良好的仪表。
7. 通过调节环境及添加衣服而维持正常的体温。
8. 保持身体的整洁及皮肤的完整性。
9. 避免环境中的各种危险并避免伤害他人。
10. 与别人沟通表达其感情、需要及各种情绪。
11. 按照自己的信仰进行适当的宗教活动，并遵从自己的价值观。
12. 从事使自己有成就感的工作。
13. 参加各种不同形式的娱乐消遣活动。
14. 学习、发展并满足有益于正常身心发展的好奇心。

## 三、需要理论在护理工作中的应用

需要理论在护理领域中得到了广泛的应用，体现在以下方面：

### （一）对护理实践的意义

1. 系统地收集资料，识别服务对象未满足的需要　护理人员可以以需要层次理论为理论框架，系统地收集和整理资料，避免资料的遗漏，从中识别出服务对象尚未满足的需要，制定和实施相应的护理措施协助服务对象满足需要。

2. 更好地理解服务对象的言行，预测其尚未表达的需要　如服务对象对各种检查治疗提出疑问，这是安全的需要；想家、想孩子，这是爱与归属的需要；担心因病而影响工作、影响学习，这是自我实现方面的需要。对可能出现的问题采取预防性措施，以防止问题的发生。

3. 识别护理问题的轻重缓急，确定护理计划的优先次序　护理人员可以按照基本需要的层次，识别护理问题的轻、重、缓、急，以便在制定护理计划时妥善地排列先后次序。例如某患者存在自主呼吸受损、体液不足、知识缺乏等护理问题，根据需要层次理论，应按照所述的先后次序进行护理。

### （二）对护理理论的意义

需要层次论对护理理论的发展有很大的启示，为护理学提供了理论框架。如韩德森、奥瑞姆、罗伊等护理专家均以需要层次论作为理论基础，创立和发展了相应的护理理论或模式。

### （三）对护理教育的意义

一些护理院校以需要层次论为理论框架，按照人的需要层次设置课程和编写教材，还有教育者提倡对不同需要层次的护生群体采取分层次教学的策略，以激发学生的学习热情，提高教学效果。

### (四) 对护理管理的意义

管理者依据需要层次论，对护理人员的需要进行评估，采取各种管理措施，满足其不同层次的需要，从而调动其工作积极性，提高护理质量。

### (五) 对护理研究的意义

许多研究者以需要层次论为理论依据开展护理研究，如对各类服务对象、临床护理人员、护理管理者、护理教育者、护生等各层次的需求特点进行深入调查，进行动机机制、激励机制等方面的探索。

# 第四节 成长与发展理论

成长与发展贯穿于人的生命全过程，人在每一个成长发展阶段有不同的特点和特殊的需求，护理服务对象包括各年龄阶段的人。因此，护理人员学习有关生长与发展理论，有助于明确各年龄阶段患者的心理特点、行为特征及其基本需要，提供适合于服务对象不同生命阶段的护理。

## 一、成长与发展理论概述

### (一) 成长与发展的概念

1. 成长（growth） 成长又称生长，是指生物体在生理方面的量性增长。可表现为数量增多、体积增大、重量增加。

2. 发展（development） 发展又称发育，是个体随年龄增长及与环境间的互动而产生的身心变化过程，它是生命中有顺序的、可预测的变化，是人的一生中持续进行的，它不仅包括生理方面的变化，还包括心理和社会方面的适应及改变。

3. 成熟（maturation） 成熟是指个体获得生理和心理功能与能力的比较完备的状态。

成长、发展及成熟三者之间相互影响、相互依存、相互关联。成熟是成长与发展的综合结果，成长是发展的物质基础，而发展的状态在某种程度上又反映在成长的量的变化上。

### (二) 成长与发展的内容

1. 生理方面 指体格的生长和改变、机体各组织器官的发育和功能完善。如体重增加、肌力增长、动作协调、器官功能完善等。

2. 认知方面 指感官、思维、语言等个体认识能力的发展以及认知内容的发展。

3. 社会方面 指交往过程中与他人、群体及社会互动能力的发展。

4. 情感方面 指人对客观事物的主观的态度体验，如喜、怒、哀、乐等。

5. 精神方面 指个体对生命的意义、生存价值的认识。

6. 道德方面 指个体的道德认识、道德情感、道德意志、道德行为等方面的发展。

### (三) 影响成长与发展的因素

遗传和环境因素是影响成长发展的两个基本因素，遗传决定生长发育的潜力，但又受到环境因素的作用和调节。

1. 遗传因素 成长与发展受父母双方遗传因素的影响，表现在身高、体形、肤色及面部特征等生理方面，同时也表现在性格、气质和智力等心理社会方面。

2. 个人因素

（1）健康状况：一个人的健康状况不仅会影响到他的体格发育，而且会不同程度影响他的心理及智力发育，疾病、创伤等因素均会影响儿童的成长发展。

（2）营养状况：充足合理的营养是生长发育的物质基础，是保证健康成长发展的重要因素。营养不良会导致体格发育的迟滞，影响智力及心理社会能力的发展；营养过剩又会导致肥胖甚至疾病。

此外，自我意识、个人动机、学习及社会化过程等也会影响人的成长与发展。

3. 环境

（1）家庭环境：家庭是个体出生后接触最多、关系最密切的环境。家庭的居住环境、卫生习惯、保健措施、生活方式、家庭教育及家庭氛围等都对儿童的体质及心理社会发展产生影响。

（2）社会文化：不同文化背景下的教养方式、生活习俗、宗教信仰等对人的成长发展有一定程度的影响。

4. 教育和实践　教育主要影响人的智力、道德、行为、个性、能力方面的发展及社会化过程。个体实践活动包括生理活动、心理活动、社会活动，是影响人生长发展的决定因素。个体通过接受教育及各种实践活动，认识和改造客观世界并在这个过程中使自身获得成长发展。

### （四）生长与发展的基本规律

1. 顺序性　成长与发展是按照一定的顺序进行的，顺序性表现为以下三个特征：

（1）头尾生长：指身体和动作技能的发展沿着从上（头）至下（脚）的方向进行，如个体最先获得控制头部的能力，然后是上肢的动作，最后才学会控制下肢的运动。

（2）远近生长：指身体和动作技能的发展沿着从身体中心向身体远端的方向进行。如肩和臂的动作最先成熟，其次是肘、腕、手，手指的动作发展最晚。

（3）分化生长：指身体和动作技能的发展沿着从一般到特殊、从简单到复杂的顺序进行。如幼儿最初的动作常为全身性的、不精确的，逐渐发展成为局部、精确的动作。

2. 阶段性　每个个体都要经过相同的生长发展阶段，每一个阶段都有一定的发展任务，每个人在完成一个阶段的任务后，才能进入到下一个阶段。例如，婴儿出生后6个月生长最快，出现第一个生长高峰，之后生长速度逐渐减慢，到青春期又迅速加快，出现第二个生长高峰。

3. 个体差异性　每个个体的发展受各种因素的影响，发展的速度、水平会出现差异，表现为同一年龄阶段的个体可以有不同的发展水平和个性特征。

4. 存在关键期　成长发展过程在某些时期是某方面能力发展的最佳时期，如婴幼儿期是形成人的基本人格因素，如生活态度、健康行为、素质气质、价值信仰等的关键时期，如果错过了此阶段的发展关键期，则会影响日后这些方面能力的发展。

## 二、成长与发展理论

生物、心理、社会学家从不同的角度对人的成长与发展进行了深入研究并提出了许多理论，主要介绍弗洛伊德的性心理学说、艾瑞克森的心理社会发展理论和皮亚杰的认知发展理论。

### (一) 弗洛伊德的性心理学说

弗洛伊德（Sigmund Freud，1856—1939）是奥地利著名的精神病学家，被誉为“现代心理学之父”，他通过精神分析法观察人的行为，创建了性心理学说（theory of psychosexual development），是精神分析学派的创始人。

1. 理论的内容　弗洛伊德认为，人类是倾向于自卫、享乐和求生存的，其原动力为原欲，又称本能冲动。原欲始自性冲动，是一种性的力量，是促使人达到目标的动力，也是性心理发展的基础。人的一切活动为满足性本能，但条件及环境不允许人的欲望任意去满足，因此，人的本能压抑后会以潜意识的方式来表现，从而形成了性压抑后的精神疾患或变态心理。成年期甚至老年期后出现的许多严重的心理问题，都可能源于儿童期的人格发展障碍。其学说包括心理结构（意识层次）、人格结构和性心理发展阶段三个要点。

(1) 心理结构：弗洛伊德在他的精神分析理论中，将人的心理活动分为意识、潜意识和前意识三个层次。

1) 意识（consciousness）：指个体直接感知的心理活动部分，如感知觉、情绪、意志和思维等，是心理活动中保持个体与外部现实联系和相互作用的部分。

2) 潜意识（unconsciousness）：指个体无法直接感知的心理活动部分，是不被外部现实和道德理智所接受的各种本能冲动、需求和欲望。潜意识虽然不被意识所知觉，但能使个体的心理活动具有潜在的指向性，是整个心理活动中的原动力。

3) 前意识（preconsciousness）：介于意识和潜意识之间，包括目前未被注意到或不在意识之中，但通过集中注意、经过他人提醒，或者努力回忆又能进入到意识区域的心理活动，即能够召回到意识中的那部分经验和记忆。

(2) 人格结构：弗洛伊德人格结构理论认为，人格由本我、自我、超我三部分组成。

1) 本我（id）：是人格中最原始的部分，受快乐原则支配，目的在于争取最大的快乐和最小的痛苦。

2) 自我（ego）：是人格中理智而符合现实的部分，自我受现实原则支配，用社会所允许的行动满足本我的需求，在本我的冲动欲望和外部现实世界对人的制约之间起调节作用，使人的行为适应社会和环境。

3) 超我（superego）：是人格中最具理性的部分，受完美原则支配，是按照社会规范、伦理道德及习俗对个体进行监督和管制，使其行为符合社会规范和要求，追求人格完美。

(3) 性心理发展：弗洛伊德的人格发展理论主要论述了性心理的发展，他将性心理发展分为5个阶段：

1) 口欲期（oral stage，0～1岁）：此期原欲集中在口，婴儿关注与口有关的活动。婴儿的吮吸和进食欲望若能得到满足，可带来舒适和安全感。若过于满足或未得到满足则会造成人格的固结现象，从而出现日后的自恋、过于乐观或悲观、吮手指、咬指甲、吸烟、酗酒等不良行为。

2) 肛欲期（anal stage，1～3岁）：此期原欲集中在肛门区。健康的发展建立在控制排便所带来的愉快经历上，从而养成讲卫生、能控制自己和遵守秩序的习惯。固结则会造成缺乏自我意识或自以为是等。

3）性蕾期（phallic stage，3～6 岁）：此期原欲集中于生殖器。儿童的兴趣转向生殖器，并觉察到性别差异，出现恋母（父）情结。此期健康的发展在于与同性别的父亲或母亲建立性别认同感，促使儿童形成正确的性别行为和道德观念，固结则会造成性别认同困难或难以建立正确的道德观念。

4）潜伏期（latent stage，6～12 岁）：此期儿童早期的性欲冲动被压抑到潜意识中，而将精力集中在智力和身体活动中去。此期愉快感来自外在的环境，固结会造成压迫或强迫人格。

5）生殖期（genital stage，12 岁以后）：由于激素水平的改变和第二性征的出现，青春期少年的注意力转向年龄接近的异性伴侣，原欲又重新回到生殖器，性心理的发展趋向成熟，逐渐培养独立性和自我决策的能力。如果发展不顺利可导致性功能不良、难以建立融洽的两性关系或病态人格。

2. 理论在护理中的应用　弗洛伊德理论提出儿童早期经验对人格发展起着决定性影响，该理论有助于护理人员评估患者潜在的心理需要，理解儿童在健康人格形成过程中的心理需求，根据不同年龄阶段的特点满足其需求。如在口欲期通过恰当的喂养和爱抚，给婴幼儿以舒适感和安全感；肛欲期对幼儿进行恰当的大小便训练，并注意适当地表扬和鼓励，给予愉快的体验，培养其自我控制能力；性蕾期鼓励儿童对性别的认同，帮助解决恋父（母）情结的矛盾冲突；潜伏期鼓励儿童认真学习、锻炼身体，为住院患儿提供各种活动的机会；生殖期鼓励其独立和自我决策的能力，正确引导青少年与异性交往。

### （二）艾瑞克森的心理社会发展学说

艾瑞克森（Erik Erikson，1902—1994）是美籍丹麦裔心理分析学家，他根据自己的人生经历及多年从事心理治疗的经验，在弗洛伊德性心理学说的基础上，提出了解释整个生命历程的心理社会发展理论（theory of psychosocial development）。

1. 理论的内容　艾瑞克森强调文化与社会对人发展的影响，他认为生命的历程就是不断达到心理社会平衡的过程。他把人的一生分为 8 个心理社会发展阶段（前 5 个阶段与儿童的心理社会发展有关），认为每个阶段都有一个主要的心理社会危机和中心任务。危机由正常发展而产生，属于正常现象，是人生每一时期特定的问题和任务。成功地解决每一发展阶段的危机，就可以健康地步入下一阶段。反之，将会影响下一期的人格发展。

（1）婴儿期（infancy，出生～1.5 岁）：此期发展的危机是信任对不信任。信任感是发展健全人格最重要的因素。此期婴儿的发展任务是与照顾者（通常是父母）建立起信任感，学习爱和被爱。婴儿来到一个陌生的环境，必须依靠他人来满足自己的需要，如果小儿的各种需要得到满足，小儿的感受是愉快的和良好的，则对父母的信任感就得以建立；如果小儿经常感受的是痛苦、危险和无人爱抚，便会形成对他人的不信任感、焦虑不安和退缩等人格特征。

（2）幼儿期（early childhood，1.5～3 岁）：此期发展的危机是自主对羞愧或怀疑。此阶段幼儿已学会了吃饭、大小便等基本自理活动，由于行走和语言的出现，幼儿扩大了对周围环境的探索，明确独立与依赖之间的区别，出现自主性需求，并开始觉察到自己的行为会影响周围环境与环境中的人；同时由于缺乏社会规范，小儿任性达到高峰，喜欢以“不”或“我自己来”表现自主性。此期父母应在安全的情况下，对孩子合理的自主行为必须给予支持和鼓励，避免过分干预，培养幼儿自由活动的自主性。若父母过分限制，甚至嘲笑、否定和斥责，将会使小儿怀疑自己的能力而产生羞怯和疑虑感。

(3) 学龄前期（late childhood，3～6岁）：此期发展的危机是主动对内疚。此期儿童随着活动能力和语言的发展，对周围环境的好奇心增强，探索的范围扩大，并能以现实的态度去评价个人行为。如果父母对他们的好奇和探究给予积极的鼓励和正确引导，倾听他们的感受，将有助于他们主动性的发展，对以后创造性行为的发展有积极的作用；若常对儿童的行为干涉、指责，或要求孩子完成他们力所不能及的任务，都会使儿童产生内疚感，表现出缺乏自信、消极、无自我价值感。

(4) 学龄期（school age，6～12岁）：此期发展的危机是勤奋对自卑。此阶段主要是进入学习阶段。儿童迫切地要求学习文化知识和各种技能，学会遵守规则，从完成任务中获得乐趣。此期儿童责任心逐渐增强，愿意展现自我。如果在这个时期小儿能出色地完成任务并受到赞扬和鼓励，则可发展并强化其勤奋感；反之，若儿童遭遇忽视或指责，则会伤害他们的自信心，产生自卑感。

(5) 青春期（adolescence，12～18岁）：此期发展的危机是自我认同对角色紊乱。自我认同指个体对自己的本质、信仰及一生趋向的一种相当一致、比较完整的意识，是人格上自我一致的感觉。此期的青少年关注自我、探究自我，经常思考我是谁，在社会上占什么地位，适合怎样的社会职业等问题。此外还关注别人对自己的看法，注重自身形象的保持，并与自我概念相比较。一方面，他们必须要适应所承担的社会角色，同时又想扮演自己喜欢的新潮形象，他们为追求个人价值观与社会观念的统一而困惑。如果此期解决得好，可使个体明确自我概念和自我发展方向，并为设定的目标努力，形成忠诚的品质；如果没有形成自我认同，就会导致角色混乱，缺乏生活与发展目标，可能出现堕落或反社会行为。

(6) 成年前期（young adulthood，18～40岁）：此期发展的危机是亲密对孤独。此期主要是发展与他人的亲密关系，承担对他人的责任和义务，建立友谊、爱情和婚姻关系，从而建立亲密感。成年前期顺利发展的结果是有美满的感情生活，有亲密的人际关系，具有良好的协作精神，形成爱的品质；如果此期发展障碍会产生自我专注和性格孤僻。

(7) 成年期（adulthood，40～65岁）：此期发展的危机是创造对停滞。此期主要的任务是培养下一代，获得成就感。个体关注的重点扩展为整个家庭、工作、社会以及养育下一代，热爱家庭，创造性地努力工作，形成关心他人的品质；如果发展障碍，则可能出现发展停滞，表现为过多关心自己、不关心他人、自我放纵和缺乏责任感。

(8) 老年期（old age，65岁以上）：此期发展的危机是自我完善对失望。此期的发展任务是建立完善感。机体功能下降，容易出现失落、悲观、抑郁等情绪，如能面对变化，调整生活和心态，进一步发挥潜能，以弥补缺憾，就会产生一种满足感和自我完善感，形成有智慧的品质；如果发展障碍，就会产生失落、挫折等消极心理。

2. 理论在护理中的应用 艾瑞克森的心理社会发展理论有助于护理人员了解人生命全过程的心理社会发展规律，识别不同阶段所面临的发展危机及其发展的结果，更好地理解不同年龄阶段的人格和行为特点，从而采取不同的护理方式，帮助服务对象顺利解决各发展阶段的发展危机，促进人格的健康发展，预防人格发展障碍。

### （三）皮亚杰的认知发展理论

皮亚杰（Jean Piaget，1896—1980）是瑞士杰出的心理学家，他通过对儿童长期的观察和研究，系统地提出了从婴儿期到青春期的认知发展规律，创立了著名的认知发展理论（theory of cognitive development）。

1. 理论的内容 认知发展就广义而言，包括个体的智力、感知觉、记忆、思维、推理和语言使用等能力的发展，狭义上指个体在成长过程中的智力发展。皮亚杰认为儿童的智力不是由教师和父母传授的，而是靠自身的活动主动发现的过程。儿童在周围环境中主动寻求刺激、主动发现的过程中，不断重新构建他们的知识，发展其智力。这种主动发现的过程是通过适应（adaptation）来完成的，包括同化（assimilation）和顺应（acclimation）两个基本的认知过程。当儿童面临一个新情境或困难情境时，企图用自己原有的认知结构来解决所遇到的新问题，这种认知历程称为同化。如果儿童原有的认知结构不能对新事物产生认知作用，就必须改变或扩大原有的认知结构，以适应新的情境，这种心理历程称为顺应。认知结构的扩大与改变，就是个体智能发展的过程。皮亚杰认为儿童的认知发展是有序的、连续的过程，具有严格的阶段性，因此认知发展理论又被称为阶段理论。各个阶段之间相互关联、相互影响，每个阶段都是对前一个阶段的完善，并为后一个阶段打下基础。各个阶段的发展与年龄有一定关系，但由于受到其他因素的影响，每个人的发展又有一定的差异。现将四个阶段简述如下：

（1）感觉运动期（sensorimotor period，0～2 岁）：此期是思维的萌芽期，婴幼儿主要依靠感觉和动作，认识自己和周围事物，此期幼儿主要是形成自主协调运动，区分自我与周围环境，开始形成物体永恒观念。皮亚杰又将此期分为六个亚阶段，即运动反射期、初级循环反应期、二级循环反应期、二级图式协调期、三级循环反应期以及思维开始期。

（2）前运思期（preoperational period，2～7 岁）：此期出现象征及表象思维，儿童凭借语言、文字、图像等符号进行思维活动。喜欢模仿和玩耍象征性游戏。此期儿童的思维缺乏系统性和逻辑性，以自我中心，认为所有的物体都是有生命和感觉的，观察事物只能集中于问题的一个方面且不能持久和分类。

（3）具体运思期（concrete operational period，7～11 岁）：此期出现初步的逻辑思维能力，儿童已能够摆脱以自我为中心的思维方式，可以同时考虑问题的多个方面，学会从别人的观点看问题，修正自己的观点，理解事物的转化，具有时空概念。

（4）形式运思期（formal operational period，11 岁以上）：此期出现抽象的思维能力。青少年可以理解自由、正义、博爱等抽象概念，不再依赖具体形象进行思维，能够进行抽象思维和假设推理。

2. 理论在护理中的应用　认知发展理论可以帮助护理人员了解不同的发展阶段患病儿童的思维和行为方式，采取他们能够接受的语言、方法及沟通方式，使他们乐意配合各项护理操作的实施。如对感觉运动期婴幼儿，可通过提供玩具、给予爱抚等方式进行沟通；对于前运思期的儿童可以通过游戏、图片，制定规则等方式促进合作；对于具体运思期的儿童，可以解释治疗护理的目的、过程，询问他们的感受；对于形式运思期的青少年，可以详细的讲解治疗护理的过程、后果，并让其主动参与，尊重其隐私。

# 第五节　压力与适应理论

人的一生会经历各种各样的压力，压力是一种跨越人格、文化、时间的全人类经验。压力会使人产生生理、心理、认知、行为等多方面的综合反应。面对突如其来的意外事件或长期处于压力状态，可导致人体内环境失衡或内外环境之间的关系被破坏，从而引起疾病的发生。因此护理人员应运用有关压力与适应的理论，观察和预测服务对象的压力，并运用各种措施帮助其避免和减轻压力，提高身心适应能力，从而协助服务对象维持身心平衡。

## 一、压力与适应理论概述

### （一）压力的概念

压力（stress），又称应激或紧张，来源于拉丁文“stringere”，即“紧紧拉住”的意思。对压力的概念在不同的时期和不同的学科有不同的理解。20 世纪“压力之父”塞利认为压力是机体在受到各种内外环境因素刺激时所做出的紧张性、非特异性反应。

### （二）压力源

压力源（stressor）又称为应激源，是指任何能使个体产生压力反应的内外环境中的刺激。压力源存在于生活的各个方面，既可以来自于身体的内部，也可以来自于外部；既可以是躯体的，也可以是心理、社会的。生活中常见的压力源包括：

1. 一般性压力源

（1）生物性压力源：如各种细菌、病毒、寄生虫等。

（2）物理性压力源：如温度、湿度、光、声、电、气体、放射线、外力等。

（3）化学性压力源：如化学药物、酸、碱等。

2. 生理病理性压力源

（1）正常生理功能变化：如月经期、妊娠期、更年期等生理方面的变化。

（2）病理性改变：如缺氧、脱水、电解质紊乱、疼痛或手术、外伤等。

3. 心理社会性压力源

（1）应激性生活事件：如亲人死亡、离婚、结婚、生育、毕业、下岗、失业、搬迁、旅行等。

（2）日常生活和工作相关压力源：如考试、工作负荷、人际关系不协调等。

（3）灾难性社会事件：火灾、地震、战争或社会动荡等。

### (三)压力反应

压力反应(stress response)是指压力源作用于机体时,机体所出现的一系列非特异性反应。在压力状态下,每个人的压力反应表现不一,大体上可以分为以下几类:

1. 生理反应 如心率加快、血压升高、呼吸加快、血糖升高、肌张力增加、括约肌失去控制等。

2. 心理反应 如焦虑、抑郁、依赖、自卑、恐惧、愤怒、悲伤、绝望等。

3. 认知反应 轻度压力可使人的注意力集中、学习能力和解决问题的能力增强,但是持续的、强烈的压力可以降低个体的判断与决策能力。

4. 行为反应 如重复某些动作,如吸烟、来回踱步,语速增加或迟钝,难以用语言表达,频繁出错、行为紊乱或退化等。

### (四)适应的概念

适应(adaptation)是指生物体以各种方式调整自己,以维持内、外环境平衡的过程。适应是生物体得以生存和发展的最基本特性,是区分非生物体的重要标志。个体在遇到任何压力源时,都会试图去适应它,若适应成功,身心平衡得以维持和恢复;若适应不成功,就会导致患病,并需要进一步适应疾病。适应是应对行为的最终目标。

## 二、有关压力的学说

塞利、霍尔姆斯与拉扎勒斯等人对压力都进行了广泛研究,并建立了重要的压力学说。塞利的压力学说从基本的生理学观点说明压力,强调了人体神经内分泌系统与压力反应的关系;霍姆斯的研究,专注于生活变化对健康与疾病的影响;拉扎勒斯把研究重点放在对压力的认知与评估上。

### (一)塞利的压力学说

汉斯·塞利(Hans Selye,1907—1982)是加拿大著名的生理心理学家,他于20世纪40～50年代对压力进行了广泛的研究,并于1950年出版了第一本专著《压力》(又译为《应激》),其压力理论对压力研究产生了重要影响,因此被称为“压力理论之父”。

塞利认为压力是身体对任何需求做出的非特异性反应。所谓的非特异性反应,也就是整个机体无选择性地对任何作用于他的特殊因素所进行的适应。塞利认为压力的生理反应包括全身适应综合征(general adaptation syndrome,GAS)和局部适应综合征(local adaptation syndrome,LAS)。GAS是当机体处于压力源刺激时出现的非特异性、全身性反应,如全身不适、疲乏、疼痛、失眠、胃肠功能紊乱等,是机体面临长期不断的压力而产生的一些共同的症状和体征,是通过下丘脑—垂体—肾上腺轴产生的(图5-6)。LAS是指压力源作用于人体时,机体在出现全身反应的同时所出现的某一器官或区域内的反应,如局部的炎症、溃疡、功能障碍等。塞利认为GAS和LAS的反应过程按照一定的阶段进行,分为三个阶段(图5-7):

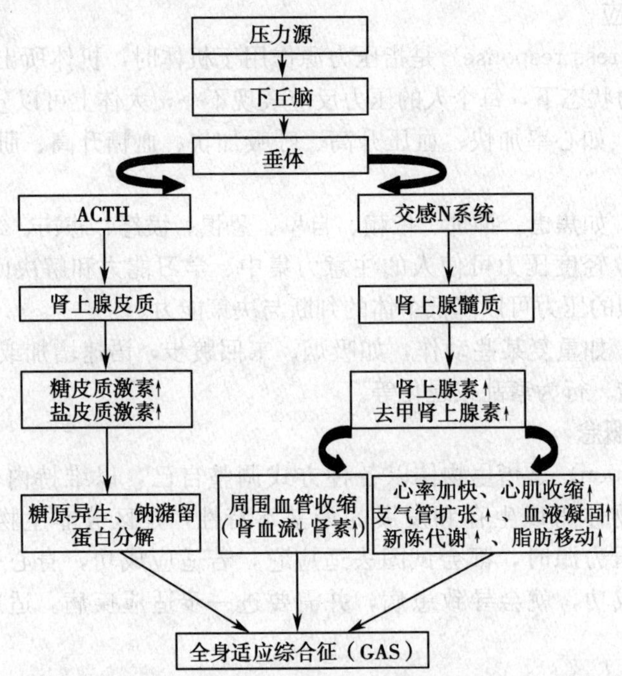


图 5-6 压力反应的神经内分泌途径

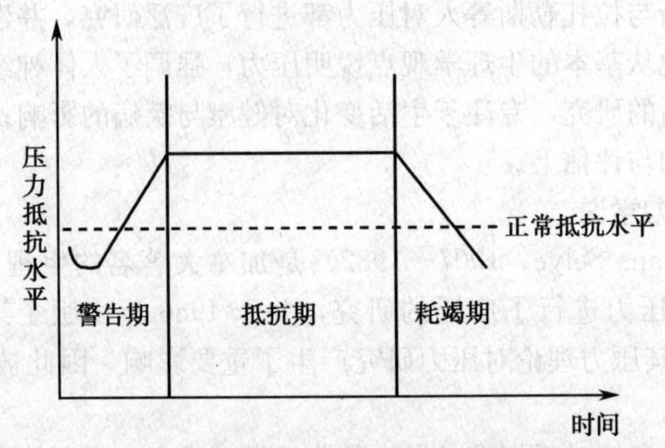


图 5-7 适应综合征的三个阶段

1. 警觉期（alarm stage） 人体觉察到威胁，激活交感神经系统而引起的警戒反应。在生理方面主要通过内分泌作用使身体有足够的能量去抵御压力，如心率加快、血压上升、血糖升高、瞳孔扩大等，持续的时间从几分钟到数小时。在心理方面主要通过人的心智活动而增加认知的警戒性。如果防御有效，则机体会恢复正常活动。若压力源持续存在，在产生警戒反应之后，机体就转入第二反应阶段。

2. 抵抗期（resistance stage） 此期以副交感神经兴奋及人体对压力源的适应为特征。机体的防御力处于抗衡状态。若机体成功抵御了压力，内环境恢复稳定；若是压力持续存在，人体的抵抗能力无法克服，进入衰竭期。

3. 衰竭期（exhaustion stage） 压力源强烈或长期存在，或出现了新的压力源，使体内适应性资源被耗尽，个体已没有能量来抵御压力源，机体易出现各种身心疾病或严重功能障碍，最后全身衰竭而危及生命。

### （二）拉扎勒斯的压力与应对模式

拉扎勒斯（Richard Lazarus，1922—2002）是美国著名心理学家，从20世纪60年代开始对压力进行心理认知方面的研究，提出了压力与应对模式。拉扎勒斯认为，压力是人与环境相互作用的产物，当压力源超过自身的应对能力和应对资源时就会产生压力，因此压力是由于内外需求与机体应对资源的失衡而产生的。当压力源作用于机体后，是否产生压力，主要取决于两个重要的心理学过程，即认知评价和应对（图5-8）。

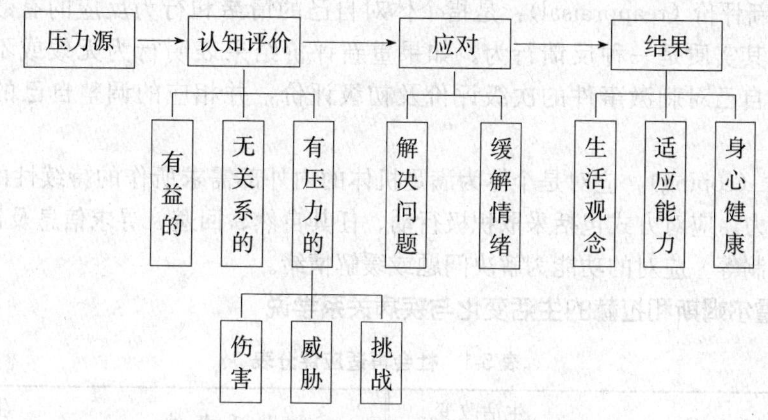


图5-8　拉扎勒斯的压力与适应模式图

1. 认知评价（cognitive appraisal）　是指个体觉察到情境对自身是否有影响的认知过程。认知评价包括三种方式：初级评价、次级评价及重新评价（图5-9）。

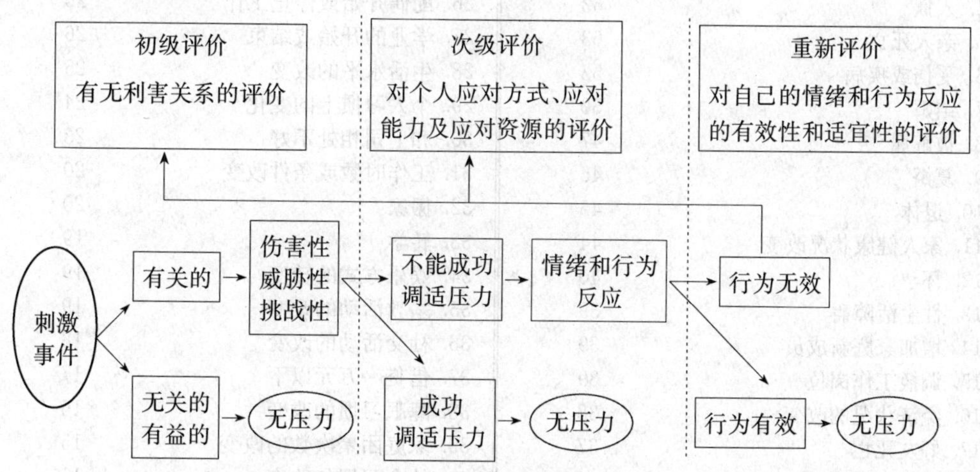


图5-9　拉扎勒斯的三级认知评价

（1）初级评价（primary appraisal）：是指个体确认压力事件与自己是否有利害关系及与这种关系的程度。初级评价后所要回答的问题是："我是否遇到了麻烦？"初级评价的结果有三种：无关的、有益的、有压力的。当一个事件被评价为有压力时，分为三种情况：伤害性、威胁性或挑战性。伤害性评价的事件是对个体的身心健康或财产造成损害的事件，如亲人死亡、离婚、失业、患病等；威胁性评价的事件是某一事件所要求的能力超过自身的能力，对情感造成消极的影响，如一个销售员面对高额的销售任务，若未完成则开除的状况。挑战性评价的事件是使个体的情感充满兴奋和期待，同时也包含焦虑和不安的事件，例如备战考研。

（2）次级评价（secondary appraisal）：是对个体应对方式、应对能力及应对资源的评价。若初级评价认为刺激物对自身造成了压力就开始次级评价。评价后所要回答的问题是“在这种情况下我应该做什么”，次级评价后产生相应的情绪反应如焦虑、恐惧等，若相信自己能成功地应对压力，压力就会减轻。

（3）重新评价（reappraisal）：是指个体对自己的情绪和行为反应的有效性和适宜性的评价，其实质是一种反馈行为。如果重新评价结果表明行为无效或不适宜，人们就会调整自己对刺激事件的次级评价及初级评价，并相应的调整自己的情绪和行为反应。

2. 应对（coping） 应对是个体为满足机体的内外部需求所作的持续性的认知和行为方面的努力。应对方式包括采取积极行动、任其自然、回避、寻求信息及帮助、应用心理防御机制等。应对的功能为解决问题或缓解情绪。

## （三）霍尔姆斯和拉赫的生活变化与疾病关系学说

表 5-1 社会再适应评分表

| 生活事件 | 生活改变单位（LCU） | 生活事件 | 生活改变单位（LCU） |
|---|---|---|---|
| 1. 丧偶 | 100 | 23. 子女离家 | 29 |
| 2. 离婚 | 73 | 24. 姻亲间的不愉快 | 29 |
| 3. 夫妻分居 | 65 | 25. 个人杰出的成就 | 28 |
| 4. 入狱 | 63 | 26. 配偶开始或停止工作 | 26 |
| 5. 亲人死亡 | 63 | 27. 学业的开始或结束 | 26 |
| 6. 受伤或疾病 | 53 | 28. 生活水平的改变 | 25 |
| 7. 结婚 | 50 | 29. 个人习惯上的变化 | 24 |
| 8. 被解雇 | 47 | 30. 和上司相处不好 | 23 |
| 9. 复婚 | 45 | 31. 工作时数或条件改变 | 20 |
| 10. 退休 | 45 | 32. 搬家 | 20 |
| 11. 家人健康状况改变 | 44 | 33. 转学 | 19 |
| 12. 怀孕 | 40 | 34. 娱乐方式的转变 | 19 |
| 13. 性生活障碍 | 39 | 35. 宗教活动的改变 | 19 |
| 14. 增加家庭新成员 | 39 | 36. 社交活动的改变 | 18 |
| 15. 调换工作岗位 | 39 | 37. 借贷一万元以下 | 17 |
| 16. 经济状况的改变 | 38 | 38. 睡眠习惯的改变 | 16 |
| 17. 好友死亡 | 37 | 39. 家庭团聚次数的改变 | 15 |
| 18. 工作性质改变 | 36 | 40. 饮食习惯的改变 | 15 |
| 19. 夫妻争吵次数改变 | 35 | 41. 休假 | 13 |
| 20. 借贷一万元以上 | 31 | 42. 庆祝节日 | 12 |
| 21. 丧失抵押品的赎取权 | 30 | 43. 轻微犯法事件 | 11 |
| 22. 工作职务变化 | 29 | | |

1967年，美国精神病学家霍尔姆斯（Thomas Holmes）与拉赫（Richard Rahe）

开始对压力进行定量研究，研究生活变化事件与疾病的关系。他们发现，机体在适应生活中的各种变化时需要生理和心理两方面的共同参与，而且需要消耗较多的能量以维持稳定状态。若个体在短期内经历较多的生活事件或剧烈的生活变化，就会因过度消耗而容易出现疾病。霍尔姆斯和拉赫通过对各种人群进行问卷调查，并经过反复的提炼、总结和验证，建立了社会再适应评分量表（social readjustment rating scale，SRRS）（表5-1），将人类的主要生活改变归纳为43项生活事件，并用生活变化单位（life change unit，LCU）的大小来表示每一生活事件对人们的影响程度。生活变化积分越高，近期内发生疾病的可能性越大。

## 三、对压力的适应

### （一）适应的阶段

人类的适应可分为四个层次，分别是生理适应、心理适应、社会文化适应和技术适应，这四个层次互相联系、互相影响。

1. 生理适应　生理适应是指压力源作用于机体时，机体产生的生理功能的调整。

（1）代偿性适应：指当外界对机体的需求增加或改变时，机体将做出代偿性的生理变化。如一个长期从事脑力工作的人在进行跑步锻炼时，初期会感到心跳加快、呼吸加快、肌肉酸痛等不适，但坚持锻炼一段时间后，人体的肌肉、心、肺等逐渐适应运动的需要，就不再感到压力的存在。

（2）感觉性适应：即人体对某种固定情况的连续刺激而引起的感觉强度的减弱。如持续嗅某种气味，感觉强度逐渐降低，最终就适应了这种气味。

2. 心理适应　指人们感到有心理压力时，调整自己的态度去认识压力源，摆脱或消除压力，恢复心理平衡的过程。一般心理适应行为包括适应机制和防御机制。适应机制是一种在理性情况下采用减少或去除压力源的适应行为，如散步、找人倾诉、听音乐、看电影、睡觉等。心理防御机制是一种在潜意识活动中产生的解脱烦恼，减轻内心不安，用以恢复情绪平衡的适应性心理反应，常见的心理防御机制有：

（1）否认：指对自己无法接受的事实予以否定。如某一患者被告知患了癌症，第一反应可能是怀疑诊断错误。否认机制可缓解突如其来的压力对自身的伤害。

（2）合理化：指从许多理由中，选择合乎自己需要的理由特别加以强调，而忽略其他理由，以维护自尊或避免内疚。如酸葡萄心理和甜柠檬心理。

（3）转移：指将情感或行为从一个对象转移到另一个较能接受的代替对象身上。如下属不敢对上司发脾气，而迁怒于家人。

（4）补偿：指个人因身心某方面缺陷不能达到目标时，有意识或无意识地用正常或优势的方面弥补缺陷的方面。如一名双下肢残废的人，不仅上了大学，而且成绩优异，考上研究生。

（5）退化：指一个人的行为回到以前的发展状态。如儿童生病住院后会依赖性增强，已经学会的自理活动需要别人的帮助，就属于退化现象。

（6）反向：指对一些不敢正视的动机或行为加以否认，而用相反的方法来表现。如患者害怕手术，但他却装出坦然的样子，并自我开导地说："没有什么了不起。"

3. 社会文化适应　包括社会适应和文化适应。社会适应是调整个人的行为，使之与社会不同的群体如家庭、专业集体、社会集团等的信念、习俗及规范等相适应。如新入院患者，必须熟悉并遵守医院的作息时间、陪护制度。文化适应是调整个人的行为使之与不同的文化观念、风俗习惯等相适应，如护理不同国籍、民族的患者时，应尊重其本国文化和民族习俗。

4. 技术适应　技术适应是指人们在使用文化遗产的基础上创造新的科学工艺和技术，以改变周围环境，控制自然环境中的压力源。例如利用空调改变室内温度，但现代科学技术的发展也制造了一些新的压力源，如水、空气和噪音污染等，因此，技术性适应也包括人类对现代化的先进科学技术所造成的新的压力源的适应。

### （二）适应的特性

所有的适应层次，无论是生理的、心理的、社会的、文化的或技术的，都有共同的特性：

1. 所有的适应过程都是为了维持个体的最佳身心状态　当个体遇到压力源的刺激时，会动员全身心的力量去适应。

2. 适应是一种主动的和动态的过程，是一种自我调节机制　当遇到火、水威胁时，人们会采取逃避或主动应战的方法去应对，以保护自身免受伤害。

3. 适应是有一定限度的　适应不能超过一个人的身体、社会心理及精神的稳定范围。一般来说，生理适应的范围较窄，如体温、血糖浓度等的正常范围都较局限，而心理适应范围相对较广，可使用的应对方法较多。

4. 适应与时间有关　时间充分时，有利于调动更多的资源对抗压力源，可以更好地适应，如急性失血时，容易发生休克，而慢性失血则机体可以有一适应过程，一般不发生休克。心理方面也是如此，亲人突然死亡，难以接受；若已有长期思想准备，则在接受现实时容易适应。

5. 适应能力有个体差异　这与遗传素质、性格及个人的经历有关，比较灵活和有经验的人，能及时对压力做出反应，也会应用多种防御机制，容易适应环境而生存。

6. 适应性反应本身有时也具有压力性　如炎症反应所产生的红、肿、热、痛等生理变化，所产生的不舒适感对个体也是压力。再如应用抗生素能起到一定的治疗作用，它同时会产生一定的副作用，使之又成为压力源，这都要求个体进一步的适应。

## 四、压力与适应理论在护理工作中的应用

患者因为疾病面临更多的压力源，适应不良时会加重病情。护理人员应将压力与适应的理论知识应用于护理实践，提高患者的适应能力，缓解或消除压力对患者自身造成的危害，以恢复和维持身心平衡。

### （一）患者常见的压力源及护理

1. 患者常见的压力源

（1）环境陌生：患者对医院环境的不熟悉，对作息制度不适应，对医院饮食不习惯，对医护人员不了解等。

（2）疾病威胁：患者感到严重疾病对生命造成的威胁，担心手术可能致残或影响身体的功能等。

（3）与外界隔离：患者因为住院与亲人、同事及工作环境隔离，与病友、医护之间

缺乏沟通等。

(4) 缺少信息：患者对所患疾病的诊断、治疗及护理不清楚，对医护人员所说的医学术语不能理解，疑虑得不到满意的答复等。

(5) 丧失自尊：患者因疾病丧失自理能力，由他人帮助进食、入厕、穿衣、行走或必须卧床休息，不能按自己的意愿行事等。

(6) 不被重视：医护人员忽视了患者的需求，未能及时地协助患者获得基本需要等。

2. 协助患者适应压力

(1) 协助患者适应医院环境：护理人员应为患者创造一个整洁、安静、舒适、安全的病房环境。对于新入院患者应主动热情的接待，介绍医院的环境、规章制度、主治医生等，促进同室病友彼此认识，使患者消除由于陌生和孤独带来的心理压力。

(2) 满足患者的需要：患者因疾病造成自理能力下降，无法满足自身的需要。护士应尊重患者、仔细观察、了解患者各方面的需要，采取适当的护理措施满足患者的需要，协助患者保持清洁的外表，改善患者的自我形象，适当尊重患者原来的生活习惯，从而降低患者心理压力，消除不良情绪，使其更好地接受治疗及护理。

(3) 提供患者有关疾病的信息：护士应及时向患者提供有关疾病的诊断、治疗、护理、预后等方面的信息，减少患者由于信息缺乏而产生的恐惧和焦虑，增加患者的自控能力和心理安全感，使患者发挥自己的主观能动性，更好地配合治疗及护理。

(4) 协助患者适应其角色：护士对患者要表示接纳、尊重、关心和爱护，使其尽快适应患者角色。护理人员应主动了解不同病情、来自不同生活背景患者的生理、心理感受，并给予恰当的解释和安慰；鼓励患者主动参与治疗和护理计划；对恢复期患者，要避免患者角色强化，启发患者对生活和工作的兴趣，树立信心，早日重返社会。

(5) 协助患者建立良好的人际关系：护理人员应鼓励患者与医护人员、同室病友融洽相处，并调动患者的社会支持系统，允许家属、亲朋探视，并动员其支持、鼓励患者，使患者感受到亲友的关怀与爱护，促进心理平衡。

### (二) 护理人员面临的工作压力与应对

护理人员在为患者提供专业照顾的同时，自身也会遇到各种压力源，它既能影响患者的康复和身心健康，同时也会影响护士的身心健康及护理工作质量。因此，在护理工作中，护理人员应灵活运用压力与适应理论知识，在做好患者压力管理的同时，也要做好自身的压力管理，以缓解或消除患者的压力及自己的工作压力，避免工作疲惫，不断提高护理服务质量。

1. 护理工作中常见的压力源

(1) 超负荷的工作状态：由于人们对医疗卫生服务的需求日益增长，实施“以病人为中心”的护理模式要求为服务对象提供生理、心理、社会和文化的全面照顾，对护理工作提出了更高的要求，需要护理人员付出更多的脑力与体力，同时护理人员的编制普遍不足，频繁倒班导致生物钟紊乱等因素，使护理人员的工作长期处于超负荷状态。

(2) 高风险的职业性质：护理工作直接面对服务对象，如果护理人员在工作中出现差错事故，如打错针、发错药等，将直接威胁到服务对象的身心健康甚至生命，护理人员也因此承担相应的法律责任。同时医院工作环境的复杂性、医疗条件的局限性，病情的多变性、病种的多样性，以及随时可能受到细菌、病毒等有害微生物的侵害，使护理工作责任重，风险高。

（3）复杂的人际关系：在医院复杂的环境中，护理人员要处理与医生、患者、其他护理人员以及医务人员之间的关系。其中最重要的是护患关系，护理人员面对的是不同社会文化背景、身心需求各异、遭受病痛的患者，使护患沟通的复杂性及难度增加，若沟通不当就可能导致患者及家属的误解甚至护患冲突。同时也要处理好医护关系，避免产生矛盾和冲突。

2. 护理工作压力的应对　要有效应对护理人员的工作压力，应从个人应对和医院管理部门的支持双方面考虑。只有这样才能有效地减轻护理人员的工作压力，预防和缓解护理人员的工作疲惫感。

（1）争取各级管理部门的支持：医院领导应充分意识到护士的工作压力对护理工作的不利影响，采取相应措施减轻护士工作压力。如增加护士编制、科学配备人力资源；加强新护士岗前培训及心理知识培训；改善工作环境、改善护士的福利待遇；提供更多继续深造的机会等。

（2）提高自身的应对能力：护理人员应树立客观的职业观，明确自身价值，用积极的方式认知压力，应认识到压力是无法避免的，只有提高身心承受能力，采取有效的应对方式，才能减轻压力反应。如采取放松技巧；进行有规律的运动；加强心理学理论、护理新理论新技能的学习；增强沟通技巧，改善护患、医护关系；增强社会支持系统等。

## 案例分析

［案例导入］　患者，女性，62 岁，以急性心肌梗死入院，送至心内科监护病房进行抢救。前 3 天，患者胸闷、胸痛间歇性发作，绝对卧床，禁食，意识清醒，精神萎靡，表情痛苦，不愿多言。第 4 天开始，患者胸痛缓解，可喂食流质饮食，精神状况好转，但仍需绝对卧床，主动与责任护士交谈，询问病情，抱怨监护病房的仪器噪音干扰睡眠，并留意到同病房还有其他患者。第 8 天，患者病情基本稳定，无胸闷胸痛发作，可在床上活动，表情舒展，精神较好，渴望护士多陪伴她，在家人来探视前，请护士协助梳洗干净。

［提出问题］　根据马斯洛的人类基本需要层次理论，分析患者病情发展不同阶段的需要变化。

［分析思路］

1. 入院前 3 天，患者病情危重，生命健康存在威胁，生理需要尚未满足，高层次的需要尚未出现。

2. 从第 4 天开始，患者的病情好转，对生命的威胁暂时去除，关注到护士和病房的环境（其他患者），说明病人出现了安全的需要。

3. 从第 8 天开始，患者病情稳定，渴望护士的陪伴和家人的探视，出现了爱与归属的需要。并请护士协助梳洗，说明出现了自尊的需要。

## 学习小结

1. 学习内容

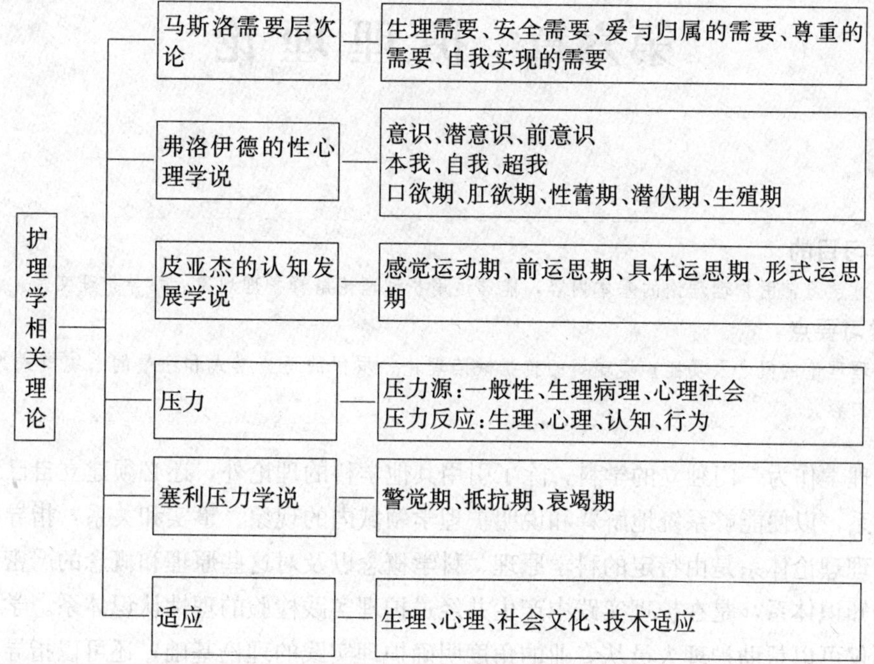


2. 学习方法

(1) 扩展阅读马斯洛、弗洛伊德、皮亚杰等的相关著作，深入了解相关理论的具体内容，并思考在护理工作中的应用。

(2) 到医院见习，与患者和护理人员沟通交流，分析其面临的压力源。

（王晓冰）

## 复习思考题

1. 如何在护理工作中运用需要层次理论？
2. 作为一名护理专业学生，在学习阶段常见的压力源有哪些？如何应对？
3. 讨论系统理论在整体护理中的应用。

# 第六章　护 理 理 论

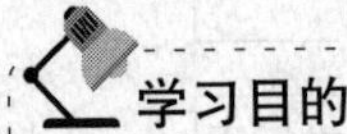

**学习目的**

通过学习常用护理理论的基本内容，能够运用护理理论解释护理现象、指导护理实践。

**学习要点**

护理理论的概念及功能；奥瑞姆的自护缺陷理论、罗伊的适应模式和纽曼的系统模式等理论的基本内容。

护理学作为一门独立的学科，除了引用其他学科的理论外，还必须建立自己独特的理论体系，以便能够系统地解释和说明护理学领域内的现象、事实和关系，指导护理实践。护理理论体系是由特定的科学原理、科学概念以及对这些原理和概念的严密论证所组成的知识体系，是在护理实践中产生并经过护理实践检验的理性认识体系。学习护理理论不仅可以帮助护理人员从专业的角度明确护理实践的理论基础，还可以指导护理人员进行更好的护理实践，促进护理专业的发展。

## 第一节　护理理论概述

护理学家们有一个共识，应用理论使护理学成为一门独立的学科和专业。在护理理论发展之前，护理隶属于医学，护理实践被认为是简单的执行医嘱。正是护理理论定义和澄清了护理和护理实践的目的，设定专业界限，使护理与其他专业区分开来。经过护理学者不断的探索，逐步形成了护理学自身的理论体系。

### 一、护理理论的概念

#### （一）护理理论的界定

护理理论（nursing theory）是对护理现象及本质的规律性认识，用以描述护理学科的现象，解释现象之间的关系，预测护理实践的结果或说明护理事实。例如描述或解释什么是环境，什么是照护等。护理理论是由一组相互关联的概念、定义、概念间的关系、假设和观点等组成。

#### （二）理论与概念模式

在护理文献中，经常看到理论和概念模式（conceptual model），这两者在抽象程度上有一定的差别。概念模式是以简洁的方式组织起来的一组相互关联的概念、观点和现象，包含的概念比较抽象，概念间的联系未被充分证实，因此所描述的现象较为宏观、模糊而欠透彻。理论中的概念比较具体，包含完整的概念定义，各概念间关系较为明确，对现象的描述深入而透彻，容易理解。可见概念模式比理论更抽象，结构更松散，是理论发展的早期形式。护理学是一门比较年轻的学科，其理论体系发展的还不够完善，护理理论界还未对这些相关概念做明确统一的定义，在护理文献中也常把概念模式称为理论。

## 二、护理理论的发展背景及过程

护理理论的发展受当时政治、社会、文化、科学和哲学思潮等因素的影响，经历了由浅入深、由简单到复杂、由片面到全面的发展过程。护理理论的发展主要经过了以下几个阶段：

### （一）南丁格尔阶段（19 世纪 50 年代—20 世纪初）

南丁格尔是第一个现代护理理论家，在克里米亚战争的护理实践中，她建立了护理环境学说。南丁格尔认为护理的核心是为伤病者创造良好的休养环境，主要是建立良好的物理环境（如适宜的温度、良好的通风、清洁的饮水和饮食等），同时也提及社会心理环境的重要性。南丁格尔的护理环境学说一直是护理实践的重要理论依据，也为护理理论的发展奠定了良好的基础。

### （二）借鉴其他学科理论阶段（20 世纪 50—60 年代）

在南丁格尔创建护理环境学说之后的 100 多年中，护理理论的发展处于停滞状态。直到 20 世纪 50 年代，美国护士的严重短缺引起了美国联邦政府的重视，开始了护理研究生教育，培养从事护理管理和教学的人员。许多其他专业的博士项目，如哥伦比亚大学教育学院，开始提供护理博士生教育。由于护士获得的是非护理博士学位，受其他学科的影响，通过借鉴教育学、社会学和心理学等学科的理论来指导护理实践。

到 20 世纪 60 年代，护理学家们开始着重发展护理自己的理论，主要探讨护理的定义，描述护理的社会目的，解释护士如何发现影响疾病和健康的因素。在这一时期，护理理论的发展深受迪克弗（Dickoff）、詹姆斯（James）及威登巴奇（Wiednebach）的影响。这三位哲学家是耶鲁大学的教师，于 1967 年提出了护理理论的定义和发展护理理论的目的，成为护理理论发展历史上的一个重要里程碑。这时期的代表人物及学说有奥兰多（Orlando，1961）的护患关系学说，威登巴奇（Wiednebach，1964）的预测学说，赫尔（Hall，1964）的护士主次功能学说，莱温（Levine，1967）的护理实践守恒模式等。

### （三）护理理论加速发展阶段（20 世纪 70—80 年代初）

到了 20 世纪 70 年代，护理专业被认为是一门学科，护理实践向着以服务对象为中心，以理论为依据的方向发展。护理学家们关于护理的本质、护理对象、环境和健康等护理的基本要素达成了一致。护理理论和概念模式得到迅速发展，代表人物及理论包括：罗杰斯（Rogers）的整体护理模式，金（King）的互动系统结构及达标理论，奥瑞姆（Orem）的自护缺陷理论，纽曼（Neuman）的系统模式，罗伊（Roy）的适应模式，华森（Watson）的关怀科学理论等。

**(四) 护理理论多元化发展阶段**（20 世纪 80 年代末—21 世纪初）

在 20 世纪 80 年代末，护理学家们倡导发展实质性的理论为护理实践提供有意义的依据。从 20 世纪 90 年代到 21 世纪初，护理理论发展的关注点从广域理论向中域理论和情景理论转变，同时强调在护理研究和实践中应用理论。目前，护理理论的发展朝向多学科协作，运用现有的护理理论和其他相关学科理论探究护理范畴概念间的关系。

## 三、护理理论的分类

理论的分类方法有多种，可按照理论的范围或抽象程度、理论的目的和来源或学科来划分。护理理论通常按照其抽象程度或范围来分类，最抽象的是元理论，随后是广域理论、中域理论和情景理论。

**(一) 元理论**

元理论（metatheory），也称“世界观”，是指关于发展护理理论的哲学和方法学问题。元理论关注知识产生的过程和讨论有关理论的本质、所需理论的类型和评价理论的标准等广泛议题。

**(二) 广域理论**

护理的广域理论（grand range theory）是由相对抽象的没有操作性定义的概念组成，试图解释或描述人类经历和反应的复杂方面。广域理论涵盖了学科的较大范围，内容也较抽象。这类理论为护理实践、教育和研究提供广泛的思想观点，但很难应用到护士的日常实践中，也很难检验。大多数护理概念模式都被看作是广域理论，如奥瑞姆的自护缺陷理论，纽曼的系统模式，罗伊的适应模式等。

**(三) 中域理论**

与广域理论相比，中域理论（middle range theory）涵盖的范围较狭窄，抽象程度较底。由相对具体的可操作性定义的概念和相对具体的可以被检验的命题组成。其关注的现象或概念可向不同的护理领域和情境推广。如疼痛、症状管理、文化问题和健康促进等都是中域理论涵盖的概念。代表理论有莱宁格的跨文化护理理论和潘德的健康促进模式。

**(四) 情境理论**

情境理论（practice theory）比中域理论更具体，常用于指导具体的护理实践。其包含的概念很少，范围很狭窄，解释护理实践中很小的一个方面。情境理论通常局限于特定的人群或者某个特殊的护理领域，也经常应用其他学科的知识。代表理论有肿瘤疼痛的管理和母子联结等。

## 四、护理理论的功能

护理理论与其他科学理论一样具有描述、解释、预测、控制和指导实践的功能。具体地说，护理理论对护理专业发展所起的作用体现在为护理实践、护理研究、护理管理和护理教育等方面提供科学的理论依据和知识基础。

### (一)护理理论与护理研究

护理理论为护理研究提供研究方向，并作为理论框架以指导研究。借助理论，护理研究者可以发现研究问题、确定研究变量、假设变量间的关系。而护理研究的结果可以用来检验或修正护理理论中的各种概念及其相互关系，使理论对护理现象及本质的预测与控制作用更强。护理理论和护理研究之间的关系是循环往复、相互促进和发展的。这种关系对丰富和发展护理知识体系具有重要的推动作用。

### (二)护理理论与护理实践

护理理论与护理实践同样存在循环往复的相互作用。护理理论来源于护理实践，并指导实践。同时护理实践又对护理理论进行不断的验证、修正和完善。护理理论可以为护理人员提供评估、诊断和干预的目标，提高护理实践的效率。同时也为护理人员提供交流的通用语言，提高专业内相互交流的效率。有理论指导的护理实践将护理行为、护理目标和结果联系起来，使护理实践更具有科学性、独立性及自主性。

### (三)护理理论与护理管理

护理理论可以为护理管理提供指导框架，使护理管理者明确护理工作的目标及工作重点，使护理管理更具有专业性和科学性，提高护理质量。

### (四)护理理论与护理教育

护理理论为护理教育提供指导思想及理论依据。在护理教育中，护理理论可作为学校课程设置的理论框架，使护理教育更加有计划性和目的性。

# 第二节 奥瑞姆的自护缺陷理论

奥瑞姆的自护缺陷理论(the Self-Care Deficit Theory of Nursing)是在20世纪70年代初，社会价值、社会文化以及公众对健康态度的转变，医学发展和疾病谱的变化，社会对护理需求的增长等时代背景下发展的。该理论认为个人应对与其健康相关的自我护理负责，必要的护理介入是为了帮助人们提高自我护理的能力，以增进健康，提高生活质量。自我护理是人类个体为保证生存、维持和增进健康与安宁而创造和采取的行为，护理的最终目标是恢复和增强个体和整个社会的自我护理能力。奥瑞姆的自护缺陷理论从个体、家庭、群体和社会等各个层次指导护理实践。

## 一、奥瑞姆的自护缺陷理论基本内容

奥瑞姆的自护缺陷理论由三个镶嵌的理论组成：自护理论、自护缺陷理论和护理系统理论(图6-1)。护理系统理论在最外层，包含自护缺陷理论，而自护理论是自护缺陷理论的一个组成部分。自护缺陷理论是该理论的核心理论。

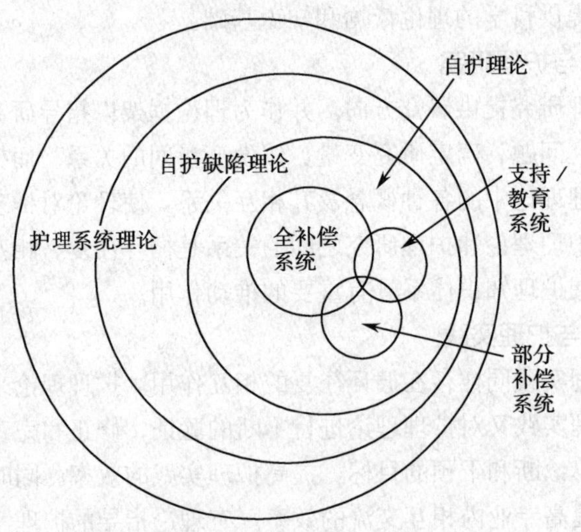


图 6-1 奥瑞姆的自护缺陷理论结构图

## (一) 自护理论

在自护理论（the theory of self-care）中，奥瑞姆重点说明什么是自护，人有哪些自护需求。奥瑞姆认为每个人都有自护的需要，而自护的需要根据个人的健康状况及生长发育的阶段不同而不同。自护理论强调以自我照护为中心，最终目标是使个体担负起自我照护的责任。主要包括以下核心概念：

**知识链接**

**奥瑞姆简介**

多萝西娅·奥瑞姆（Dorothea Elizabeth Orem，1914—2007）是美国著名的护理理论学家之一。1914 年出生于美国马里兰州巴尔的摩市（Baltimore）。1932 年在华盛顿 Providence 医院护士学校获得护理大专学历。分别于 1939 年和 1945 年获得美国天主教大学护理学学士及护理教育硕士学位，之后获得多个大学的荣誉博士学位。奥瑞姆曾从事临床护士、护士长、护理部主任、护理教育者、护理研究者等职。奥瑞姆的自护缺陷理论的研究始于 1958 年，1971 年出版的《护理：实践的概念》一书是其理论的精髓和结晶，该书从 1980 至 2001 经历了 5 次再版，不断进行修改和完善。奥瑞姆的自护缺陷理论被广泛应用于临床护理实践、护理教育和护理研究中，推动了护理学科的发展。

1. 自护（self-care） 也称为自我护理，是个体为了维持生命，确保自身结构完整和功能正常，增进健康与幸福，所采取的一系列自发的调节行为和自我照护活动。自护是一种通过学习或经他人指导和帮助而获得的、连续的、有意识的行为。完成自护活动需要智慧、经验和他人的指导与帮助。正常成年人都能进行自护活动，但婴幼儿以及健康受影响的个体则需要不同程度的帮助。

2. 自护能力（self-care agency） 是指个人进行自护活动或自我照护的能力，即人的自我护理能力。奥瑞姆认为人的自护能力包括以下十个主要方面：①重视和警惕健康危害因素的能力；②控制和利用体能的能力；③适当调整和控制躯体运动的能力；④认识疾病和预防复发的能力；⑤正确对待疾病的能力；⑥对健康问题的判断能力；⑦学习和运用疾病治疗和康复相关知识和技能的能力；⑧与医务人员有效沟通并配合治疗的能力；⑨安排自护行为的能力；⑩寻求恰当社会支持和帮助的能力。

3. 自护需要（self-care requisites）是指在特定时间或某一阶段个体自护需要的总称，包括一般的自护需要、发展的自护需要和健康不佳时的自护需要。

（1）一般的自护需要（universal self-care requisites）：也称日常生活需要，它是人类生存和繁衍的共同需要，也是与生命过程、维持人的结构和功能完整性及总体健康息息相关的需要。包括六个方面：① 摄入足够的空气、水和食物；②维持良好的排泄功能；③保持活动与休息的平衡；④维持独处和社会交往的平衡；⑤避免对生命和健康有危害的因素；⑥促进人的整体功能与发展的需要。

（2）发展的自护需要（developmental self-care requisites）：是与人的成长和发展过程、人生的不同阶段发生的事件和情况、以及影响发展的不利事件相关的需要。包括与发展有关的自护需要和在某种特殊情况下出现的新的需要。如怀孕期、青春期、更年期的自护需要；失去至亲时的调整和对新工作的适应等新的需要。

（3）健康不佳时的自护需要（health deviation self-care requisites）：是个体发生疾病、遭受创伤、残疾和特殊病理变化等情况下，以及在诊断治疗过程中产生的自护需要。具体包括寻求恰当的健康服务；了解病情变化及预后；有效配合诊疗及康复措施；应对治疗措施所带来的不良反应；接受事实，重新树立自我形象及自我概念；学习新的技能和生活方式等。

4. 治疗性自护需求（therapeutic self-care demand）是指在一定时间内执行的、通过有效的方法和一系列相关行动以满足自护需要的自护行动的总和。

在自护理论中，奥瑞姆还指出人的自护需要和自护能力受人的个性特征和基本条件因素的影响，这些基本条件因素是年龄、性别、发展状态、健康状态、社会文化因素、卫生保健系统因素、家庭系统因素、生活方式、环境因素和可以得到的资源及其充分性。

### （二）自护缺陷理论

自护缺陷理论是奥瑞姆理论的核心部分，阐述了个体什么时候需要护理。包括以下两个核心概念：

1. 自护缺陷（self-care deficit）是指自护能力不足以满足自护需要。当一个人不能或不完全能进行连续有效的自我护理时，必须寻求专业护理帮助，以满足其治疗性自护需要。

2. 护理力量（nursing agency）是受过专业教育或培训的护士所具备的综合素质，包括护士在行为上和智力上的双重能力、应用专业知识的技能和经验。护士能了解患者的自护需要和自护能力，并采取行动帮助患者满足其治疗性自护需要。

### （三）护理系统理论（the theory of nursing system）

护理系统理论阐述了如何通过护理系统帮助个体满足其治疗性自护需要。护理系统（nursing system）是由护士为患者所提供的护理行为和患者自身的行为所构成的行为系统。奥瑞姆指出护士应根据患者的自护需要和自护能力的不同而分别采取三种不同的护理系统：全补偿系统、部分补偿系统和支持-教育系统。

1. 全补偿护理系统（wholly compensatory system）指患者完全没有能力进行自护，需要护士进行全面帮助，以满足其所有自护需要。该系统将患者分为三种类型：

①患者在体力及神志上完全不能满足自己的自护需要，如昏迷、全麻未醒的患者；②患者神志清楚，但在体力上不能满足自护需要，如重症肌无力和中风患者；③患者具有肢体运动能力，但有精神障碍无法满足自护需要，如精神疾病和智障患者。

2. 部分补偿护理系统（partly compensatory system） 患者有能力满足自己一部分的自护需要，但另一部分需要护士帮助来满足。在部分补偿系统中，护士根据患者需要帮助患者完成自护活动，弥补患者自护方面的不足，调整其自护能力；患者则尽力完成本人所能独立完成的部分，接受护士帮助，调整自护能力，满足自护需要。

3. 支持-教育系统（supportive-educative system） 患者有能力完成自护活动或学习一些必需的自护方法，但需要暂时性的帮助。护士所提供的帮助有心理上的支持、技术上的指导、教育以及提供一个所需要的环境，以帮助患者调整和完善自护能力。

奥瑞姆设计了3个护理系统图（图6-2），用以说明各护理系统的适用范围、护理工作的职责以及护士和患者在各系统中的角色和行为。

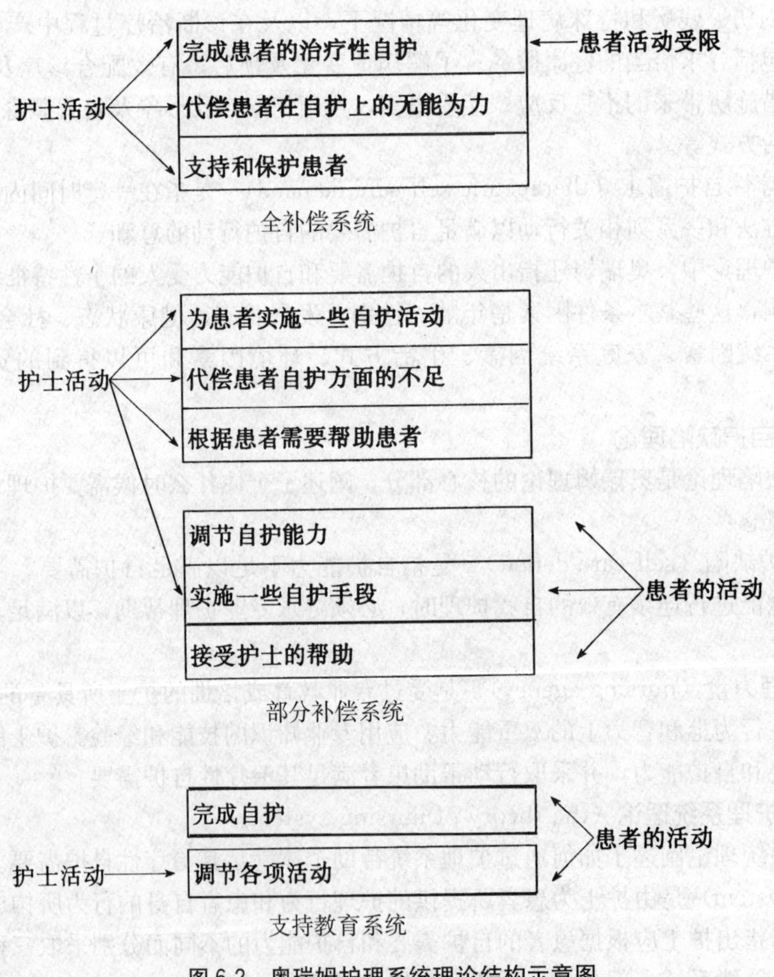


图6-2 奥瑞姆护理系统理论结构示意图

## 二、奥瑞姆的自护缺陷理论对4个护理概念的论述

奥瑞姆在其理论中对人、环境、健康和护理这四个核心概念做了如下诠释：

1. 人 奥瑞姆认为人是由身体、心理、社会等方面组成的整体，有反映自己及环境的能力，并能总结经验，创造性地为自己及他人谋幸福。人同时有自护能力，这种能力不是先天的而是通过学习行为得到的。在奥瑞姆理论中，人是指接受护士帮助和照护的人，包括个人、家庭、社区和社会群体，护士对患者进行健康教育是促进其自护能力发展的途径。

2. 环境 环境是指存在于人的周围并影响人的自护能力的所有因素。成人希望能进行自我管理，并对自己及其被照顾者（子女、父母等）的健康负责。对那些不能满足自护需要的人，大多数社会能接受，并在其需要时为他提供帮助。因此，自我帮助和帮助他人都被社会认为是有价值的活动。

3. 健康 奥瑞姆认为健康是一种身体、心理、精神与社会文化的安适状态。人的健康与疾病状况是动态的，在不同的时间会有不同的状态，可以从一种状态过渡到另一种状态，保持内外环境的稳定与健康密切相关。

4. 护理 奥瑞姆指出护理是一种科学、艺术与技能相结合的学科，是预防自护缺陷发展并为不能自护者提供治疗性自护的活动，是帮助人获得自护能力的过程。护理是一种服务，帮助人的一种方式。要根据护理对象的年龄、发展情况、健康状况和社会文化背景的不同来选择不同的护理方式，在护理过程中应建立并保持良好的护患关系，提供能满足患者需要，适合患者自护能力的帮助。

## 三、奥瑞姆的自护缺陷理论与护理实践的关系

奥瑞姆的理论拓展了护理实践的领域，是实践中应用最为广泛的护理理论之一。奥瑞姆将自护缺陷理论与护理程序有机地结合起来，她将护理程序定义为：决定人为什么需要护理，选择一个护理系统，制定护理计划，执行护理措施并对结果进行评价。即护士通过设计好的评估方法及工具，评估患者的自理能力及自理缺陷，以帮助患者更好地达到自我护理。奥瑞姆理论的护理程序分为三个步骤：

1. 护理诊断与处置（nursing diagnosis and prescription） 相当于一般护理程序中的评估及诊断两个步骤。通过评估确定患者为什么需要护理，患者的自护能力，自护需要与自护能力之间的关系等。同时确定需要采取哪些护理措施以满足患者的自护需要。在此阶段，奥瑞姆强调必须评估患者及家属的自护能力，以便使他们参与护理活动，尽快达到自护。

2. 设计与计划（design and plan） 相当于一般护理程序中的计划阶段。依据前一阶段评估的结果和患者目前的健康状况，确定采用何种护理系统，是全补偿、部分补偿还是支持-教育系统。然后设计及计划具体的护理方案，包括具体的护理措施及方法、实施的时间安排及先后次序、环境条件等。计划要求详细、具体、包含一些有效补偿自护力量和克服自护缺陷的方法。

3. 实施与评价（management and evaluation） 与一般护理程序的实施及评价部分相似。实施所制定的护理计划，评价护理结果，并根据患者当时的实际情况，不断调整

所选择的护理系统，修改护理方案，以协调和帮助患者恢复和提高自护能力。

## 第三节 罗伊的适应模式

罗伊的适应模式（the Roy Adaptation Model）是由美国护理理论家罗伊于 20 世纪 60—70 年代发展起来的。罗伊将人视为一个整体性适应系统，深入探讨了人的适应机制、适应方式及适应过程，提出护理的目的就是促进人的适应性反应和提高人的适应性，进而提高人的健康水平。罗伊的适应模式广泛应用于护理教育、护理研究和临床实践中，对护理学的发展产生了深远的影响。

### 一、罗伊的适应模式基本内容

罗伊的适应模式主要以社会学和心理学的理论为基础，包括赫尔森（Harry Helson）的适应水平理论及贝塔朗菲（Van Bertalanffy）的一般系统理论等。罗伊的适应模式是围绕人的适应行为而组织，即人对周围环境中刺激的适应，其基本结构及内容见图 6-3。

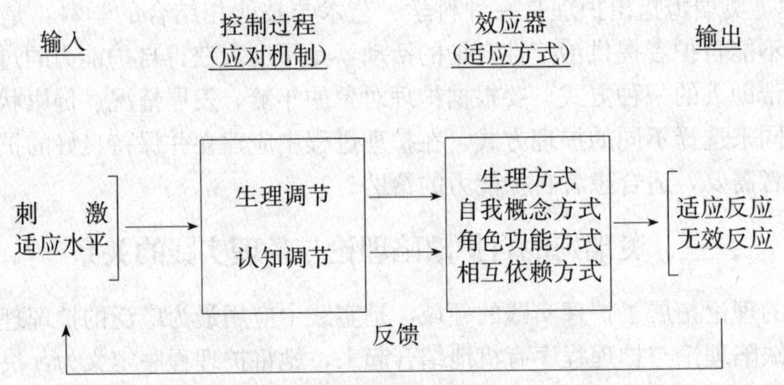


图 6-3 罗伊的适应模式结构图（个体层面）

罗伊认为，适应是个体或群体通过思考和感觉，运用有意识的选择去建立人与环境之间整合的过程与结果。整体性适应系统是指个体或群体为了达到与环境的适应所进行整体运作的系统。人作为一个整体性适应系统，其结构上包括 5 部分：输入、控制、效应器、输出和反馈。刺激和人的适应水平构成适应系统的输入；适应系统的内在控制过程，即应对机制，包含生理调节和认知调节；机体应对的适应方式（效应器）有生理方式、自我概念、角色功能和相互依赖 4 种方式；人的行为是适应系统的输出，分为适应性反应和无效反应，输出的行为是可以被观察、测量并记录的行为。适应性反应可促进人的完整性，并使人得以生存、成长、繁衍、主宰及自我实现；无效反应则不能达到这些目的。

**知识链接**

**罗伊简介**

卡丽斯塔·罗伊（Sister Callista Roy）1939年10月14日生于美国的洛杉矶。1963年获得加州洛杉矶蒙特圣玛丽学院（Mount St. Mary's College）的护理学士学位。1966年获得了加州大学洛杉矶分校的护理学硕士学位，并分别于1973年和1977年获得了加州大学洛杉矶分校的社会学硕士及博士学位。罗伊的主要工作经历包括儿科护士、医院的护理部主任和护理学院的护理教授等。罗伊在完成其护理学的硕士学位期间，受著名护理理论家约翰逊（Dorothy Johnson）指导，开始发展她的护理模式。1964年罗伊在她的毕业论文中提出了适应模式（adaptation model），1970年适应模式正式发表于 *Nursing Outlook* 杂志上，并在此后的许多年对模式进行了不断的完善及发展。罗伊的理论专著主要有《护理学导论：适应模式》、《护理理论的构建：适应模式》以及《罗伊的适应模式》等。罗伊一生获得了很多荣誉和奖励，如护理科学进步奖、护理专业发展杰出奠基人奖等。罗伊是美国护理研究院院士，2007年美国护理研究院授予她"当代传奇人物"的荣誉称号以表彰她在护理学领域所做出的重要的卓越贡献。

### （一）刺激

罗伊认为刺激（stimulus）是指来自外界环境或人体内部的可以激发人体反应的任何信息、物质或能量单位。刺激是人类系统和环境进行相互作用的结合点。所有的内外环境中的刺激均可以影响人的适应，这些刺激根据其作用方式不同分为以下三种：

1. 主要刺激（focal stimuli） 即当时面临的、促使行为发生、引起人体最大变化、需要立即应对的刺激。

2. 相关刺激（contextual stimuli） 即一些诱因性的刺激，可以对主要刺激所致的行为产生正性或负性影响的其他刺激。这些刺激是可以观察到的、可测量到的，或由本人直接诉说的，它们会影响人类系统应对主要刺激的方式。

3. 固有刺激（residual stimuli） 是原有的，构成本人体质性的刺激，这些刺激可能与当时的情况有一定的关系，但不易观察到，或测量到。

例如，对一个心绞痛患者，他当时所面临的主要刺激可能是心肌缺血；相关刺激包括气温的变化、饮酒、情绪变化等；固有刺激可能有吸烟史、家族遗传史、本人的职业等。

以上三种刺激随着人和环境之间互动模式的变化而不断变化，主要刺激在某种情况下会转变为相关刺激，相关刺激也可能隐藏到背景中成为固有刺激。

### （二）适应水平

适应水平（adaptation level）是输入的一部分，是对人体适应过程状态的描述，通过刺激落在机体能够做出适应反应的区域内表达。如果刺激在人的适应区外，则人不能适应。适应水平影响人类系统特定情境下的正性反应能力，个体的适应水平是不断变化的。

### （三）应对机制

应对机制（coping mechanisms）是指有机体作为一个适应系统，面临刺激时的内部控制过程，对个体而言，人的内在应对机制包括生理调节及认知调节。

1. 生理调节（regulator） 也称为调节者亚系统（regulator subsystem），是人先天

具备的应对机制，主要通过神经-化学-内分泌过程调节与控制个体对刺激的自主性反应。

2. 认知调节（cognator） 也称为认知者亚系统（cognator subsystem），是人后天习得的应对机制，主要通过大脑的高级功能，包括感知与信息处理、学习、判断和情感调控 4 个认知-情感途径，调节与控制个体对刺激的自主性反应。

**（四）效应器或适应方式**

效应器（effectors）或适应方式（adaptive modes）是指机体应对机制的具体适应活动和表现形式。机体的应对过程往往不可以被直接观察到，可以被观察和测量到的只有个体的反应。罗伊提出了生理方式、自我概念方式、角色功能方式和相互依赖方式 4 种适应方式，个体通过这 4 种主要方式对环境做出反应并完成与环境之间的互动。

1. 生理方式 是与人类机体系统生理需要相关的适应行为类型。生理方式下基本需求的满足就是生理上的完整状态。对于个体来说，生理方式由与氧气、营养、排泄、活动及休息、保护相关的基本需求组成。生理方式的复杂过程与感觉、水电解质和酸碱平衡、神经功能及内分泌功能有关。

2. 自我概念方式 是与人类系统个性方面因素相关的适应行为类型。对个体来说，自我概念方式的基本需求是心理和精神上的完整状态。自我概念是个体行为的核心，是人在特定时间对自己的情绪、思想、优点及缺点等的全面的看法。自我概念的形成源于自身的感知和他人对自己的理解。

自我概念由躯体自我（physical self）及本体自我（personal self）两部分组成。躯体自我包括躯体感觉和体象。躯体感觉是指人对躯体自我的体验；体像是指人如何看待躯体自我。本体自我包括自我一致性、自我理想及道德-伦理-精神自我。自我一致性表示人能够去维护自身组织的条理化，避免失衡的发生；自我理想是指人对自己的形象和行为的期望；道德-伦理-精神自我是指人能保持自己的行为符合社会规范及道德精神原则。

3. 角色功能方式 是与角色相关的适应行为类型。角色是某人在特定场合的义务、权利及行为准则。从个体角度，角色功能方式强调个体在社会中所扮演的角色，该方式下的基本需求是社会完整状态。罗伊指出个体需要了解自己与他人的关系进而采取恰当的行为。

4. 相互依赖方式 是与个体或群体相互依赖关系相关的行为适应类型。此方式下的基本需求是关系的完整性或在养育关系上的安全感。相互依赖主要涉及人是否有爱、尊重、及欣赏别人的意愿及能力；是否有接受别人的爱、尊重及欣赏，并能对别人的爱、尊重、欣赏做出反应的能力。因此，相互依赖方式有两个方面的行为：贡献性行为及接受性行为。

**（五）适应反应**

基于环境和当时的适应水平，人可以通过调节和控制对刺激做出反应，这些反应被称为行为。行为作为适应系统的输出成分，会以适应反应（adaptive response）和无效反应两种形式出现，表现为适应行为和无效行为。适应行为是以适应为目标，促进人类系统整体性的反应。无效行为指既不能促进系统的完整性，也不能促进达到适应及人与环境之间的整合的行为。在适应模式中，这些反应将会作为反馈信息或更深一层的输入重新作用于系统，促使人们选择增加或降低应对这个刺激的行为。

## 二、罗伊的适应模式对4个护理概念的论述

### (一) 人

罗伊认为人是护理的接受者，其范围可以指个人、家庭、团体、社区或者社会人群。人是具有生物、心理和社会属性的有机整体，是一个整体适应系统。罗伊将人视为整体适应系统的观点结合了适应、系统和整体3个概念。一般系统论所论述的输入、输出、控制和反馈特征构成了罗伊阐述人作为一个适应系统的基本概念框架。人也是一个有生命的整体系统，处于不断与外界环境互动的状态，在系统与环境间存在着物质、信息和能量的交换，是一种开放系统。人与环境间的互动不仅可以引起自身内在的改变，还可以导致外部的变化，人必须在这不断变化的环境中保持完整性，所以每个人都需要适应。因此，罗伊将人界定为一个由刺激、适应水平、应对机制、适应方式和适应反应等部分构成的整体适应系统。

### (二) 环境

罗伊将环境定义为"围绕并影响个人或群体行为与发展的所有情况、事件及因素"。人体内、外界的刺激（主要刺激、相关刺激和固有刺激）是构成环境的主要成分。在罗伊的适应模式中，环境被看作是适应系统的输入（刺激因素），环境因素可以是积极的，也可以是消极的。任何环境因素的变化都需要个体付出一定的能量去适应。

### (三) 健康

罗伊认为健康是个体成为一个完整和全面的人的状态和过程。人的完整性表现为有能力达到生存、成长、繁衍、自主和自我实现。健康和疾病是人整个生命过程中的两个必然方面，一个人对自己生活目的和意义的理解，是影响其完整性和全面性的重要因素。在罗伊的适应模式中，健康是一种处于或正在变成完整状态的过程和结果，也就是成功的适应。当个体应对无效时，就会产生疾病；若能不断适应各种改变，就会保持健康。故可认为健康是适应的一种反映，是人与环境积极互动的结果。

### (四) 护理

罗伊认为护理是一门应用性的科学，通过促进人与环境的互动来增进个体或人群的整体适应。它是护士艺术性地应用护理知识满足服务对象的需要，帮助服务对象适应。为了达到促进个体或人群适应性反应的目标，护士可通过对行为和影响适应能力的因素进行评估，设计干预来扩展适应能力，改善人与环境的相互作用。在罗伊的适应模式指导下，护理的目标是通过在所有生命过程中的4种适应方式，促进适应反应，提高个体和群体的适应水平，增进健康，提高生活质量和维护有尊严的死亡。

## 三、罗伊的适应模式与护理实践的关系

罗伊的适应模式是护理理论模式指导护理实践的典范，被广泛地应用在临床护理实践中。罗伊认为护士的主要任务是采取各种方式控制影响服务对象的刺激，扩大服务对

象的适应范围，改善服务对象的适应方式，促进服务对象在生理、自我概念、角色功能及相互依赖方面的适应。罗伊的护理程序有六个步骤：一级评估、二级评估、护理诊断、制定目标、干预和评价。

### （一）一级评估

一级评估主要是收集人类适应系统 4 种适应方式（生理、自我概念、角色功能和相互依赖）输出行为的相关信息，又称行为评估。护士通过观察、测量和有目的的访谈等方式收集资料。以 4 种适应方式为基础评估服务对象，加强了评估的系统性和完整性。行为评估资料收集完毕，护士还要对服务对象的行为模式进行分析，以确定是适应性反应还是无效反应。

### （二）二级评估

二级评估是对影响服务对象行为的内部和外部刺激因素的评估，也称刺激评估。具体内容包括：

1. 主要刺激　即对当时引起反应的主要原因的评估。

2. 相关刺激　包括吸烟、饮酒、药物、自我概念、角色功能、相互依赖、社交方式、应对机制及方式、生理及心理压力、文化背景、种族、信仰、物理环境、社会文化经济环境、家庭结构及功能、家庭发展周期等。

3. 固有刺激　包括遗传、性别、生长发育的阶段、信仰、态度、特性及社会文化方面的其他因素。

通过二级评估，护士可确定影响行为的内在及外在的主要和相关刺激，并识别目前存在的剩余刺激。在所有行为都是适应反应的情况下，刺激评估要着重于影响适应的潜在威胁。

### （三）护理诊断

在罗伊的适应模式中，护理诊断是对人类适应系统的适应状态所做出的判断。通过一级和二级评估，可明确服务对象的无效反应及其原因，进而可推断出护理问题或护理诊断。罗伊指出，护理诊断可同时描述观察到的行为和针对此行为的最具影响性的刺激。例如，对因为酗酒诱发心绞痛的患者，护理诊断可以为："胸痛：与饮酒过量导致心肌缺氧有关"。

### （四）制定目标

目标是对服务对象经护理干预后应达到的行为结果的陈述。在罗伊的适应模式中，护理干预的目标是维持和促进适应、变无效行为为适应行为。罗伊指出，要根据人类系统的预期行为来陈述目标，一个完整的目标陈述包括预期行为、预期变化和时间范围，目标可以是长期目标或短期目标。在制定目标时，护士应注意一定以服务对象的行为反应为中心，尽可能与服务对象及家属共同制定并尊重服务对象的选择，且制定可观察、可测量和可达到的目标。

### （五）干预

干预是护理措施的制定和落实。护理干预计划要针对改变刺激，促进适应过程这个目的。罗伊认为护理干预可通过改变或控制各种作用于适应系统的刺激，即改变刺激、增强刺激、减弱刺激、移除或保持刺激，使其限制在服务对象的应对能力范围内。干预也可着重于提高人的应对能力，扩大适应范围，使全部刺激能作用于适应范围以内，以促进适应反应。

### （六）评价

评价是用来确定所采取的行为是否有效。在评价过程中，护士应将干预后服务对象的行为改变（输出反应）与目标行为相比较，确定护理目标是否达到，衡量其中差距，找出未达到的原因等，然后根据评价结果重新调整或修订计划。

## 第四节 纽曼的系统模式

纽曼的系统模式（the Neuman Systems Model）是以纽曼在精神卫生护理领域多年的临床实践经验和理念探索为基础，同时借鉴整体性哲学观、系统理论、压力理论和预防层次论等发展起来的。该模式用整体观和系统观探讨压力对个体的影响，以及个体的调节反应和重建平衡的能力。纽曼认为个体系统是整体的、多维的开放系统，包括个人、家庭、群体和社区。个体系统由生理、心理、社会文化、发育、精神 5 种变量组成，这些变量的相互作用影响着个体的健康或疾病状态。个体不断遭遇来自内外环境的各种压力源（stressor），必须不断对自我和环境进行调整，以达到相互适应。护理通过一级预防、二级预防或三级预防来恢复系统的平衡状态，维护个体的健康。

**知识链接**

**纽曼简介**

贝蒂·纽曼（Betty Neuman）1924 年生于美国俄亥俄州的一个农场主家庭。1947 年毕业于俄亥俄州人民医院护校，分别于 1957 年、1966 年在加州大学洛杉矶分校获护理学学士学位及精神卫生和公共卫生咨询硕士学位。1985 年获得了西太平洋大学的临床心理学博士学位。纽曼的工作经历涉及临床护士、护士长、护理部主任、公共卫生护士、精神病咨询专家、护理系教授、主任等。在公共卫生护理、社区精神及心理护理方面尤有建树。纽曼 1970 年提出了健康系统模式，后经两年的完善及评价，于 1972 年在护理研究杂志上发表了“纽曼系统模式（The Neuman System Model）”一文。在此以后，纽曼对其模式又进行了多次的完善与修改。其著作《纽曼系统模式：在护理教育和护理实践中的应用》在 1982 年首次出版，之后 3 次再版，被广泛应用于指导社区护理及临床护理实践。

### 一、纽曼的系统模式基本内容

纽曼的系统模式是围绕压力与个体系统而组织的，是一个综合的、动态的、以开放系统为基础的护理概念性框架，主要考虑压力源对个体系统的作用及如何帮助个体应对，使个体系统重建、达到或维持理想的健康状态。模式重点叙述了四部分内容：与环境互动的个体/个体系统、压力源、面对压力源个体做出的反应以及对压力源的预防(图 6-4)。

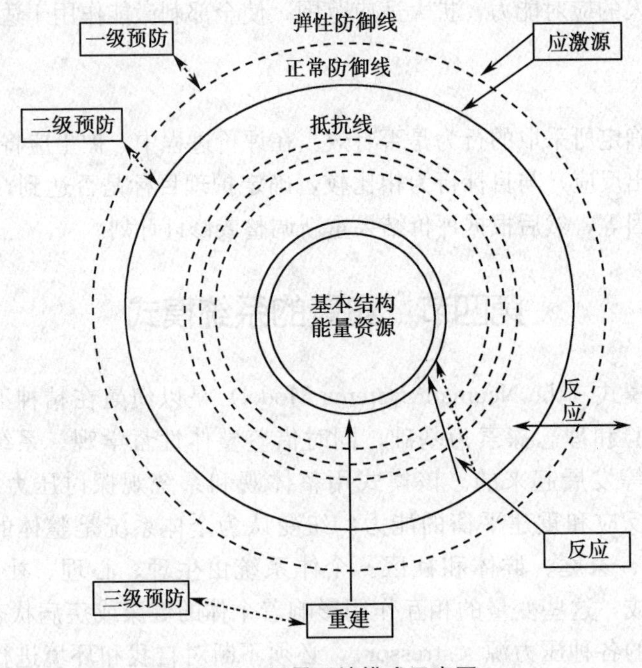


图 6-4　纽曼系统模式示意图

### （一）个体/个体系统

纽曼的系统模式的核心是应用整体论和系统论的观点看待人。在该模式中，人是与环境持续互动的开放系统，称个体系统。这个系统的结构可以用围绕着一个核心的一系列同心圆来表示。

1. 基本结构（basic structure）　位于核心部分，是机体的能量源（energy resource）。纽曼认为所有生命体都有一些共同的特征，这些共同的特征有一个核心，称为基本结构或能量源。它由生物体共有的生存基本要素组成，例如解剖结构、生理功能、基因特征、反应类型、自我结构、认知能力、体内各亚系统的优势与劣势等。基本结构受个体的生理、心理、社会文化、发展与精神这 5 个变量的功能状态及其相互作用的影响。当能量源储存大于需求时，个体系统保持稳定与平衡。

2. 抵抗线（lines of resistance）　为紧贴基本结构外层的一系列虚线圈。这些抵抗线由支持基本结构和正常防御线的一系列已知或未知因素组成，如免疫防御机制以及其他生理机制等，其主要功能是保护基本结构的稳定。当压力源入侵到正常防御线时，抵抗线即被激活。若其功能能有效发挥，它可维持个体的基本结构和恢复正常防御线，保持个体内、外环境的协调性；若其功能失效，抵抗线被侵入，个体能量源会遭到破坏，机体能量逐渐耗竭，甚至死亡。

3. 正常防御线（normal line of defense）　为抵抗线外围的一层实线圈，位于弹性防御线和抵抗线之间。机体的正常防御线是人在其生命历程中建立起来的健康状态或稳定状态，它是个体在生长发育及与环境持续互动过程中，针对环境中的压力源不断进行自身调整、应对和适应的结果。因此，正常防线的强弱与个体系统的生理、心理、社会文化、精神与发展变量对环境压力源的适应与调节程度有关。正常防御线是一个动态的圆圈，可扩展或收缩，但与弹性防御线相比，相对稳定，变化速度较慢。当个体健康水平增高时，正常防御线向外扩展；反之，当健康状态削弱，正常防御线内收。若弹性防御线不足以抵抗压力源的入侵，压力源作用于正常防御线，个体即产生相应的应激反应，表现为稳定性降低甚则疾病状态。

4. 弹性防御线（flexible line of defense）又称动态防御线，为最外层虚线圈，位于个体的正常防御线之外。弹性防御线可作为一个保护性的缓冲系统，防止外界压力源直接入侵，保护正常防御线和系统免受应激反应的干扰。弹性防御线也可作为正常防御线的过滤器，允许对个体发展有利的因素穿过正常防御线，以加强基本结构。弹性防御线常常处于波动之中，时而远离或靠近正常防御线。一般来说，弹性防御线距正常防御线越远，其缓冲、保护作用越强。弹性防御线受个体生长发育、身体状况、心理状况、认知能力、社会文化、精神信仰等多种因素的影响。弹性防御线可在短时间内发生急速改变，如在失眠、营养不良、生活欠规律、身心压力过大等情况下，其防御效能可削弱。总之，弹性防御线的主要功能是防止压力源入侵，缓冲、保护正常防御线。

以上三条防御线中，弹性防御线保护正常防御线，抵抗线保护基本结构。当个体遭遇压力源时，弹性防御线首先被激活，若其抵抗无效，正常防御线受到侵犯，人体发生反应，出现症状，此时，抵抗线被激活，若抵抗有效，个体又可恢复，保持通常的健康状态。这三种防御机制的效能取决于个体系统的生理、心理、社会文化、精神和发展5个变量的相互作用。

5. 个体系统的5个变量　纽曼认为，个体系统是由5个变量组成的整体系统，也是5个变量之间关系的动态集合体。这5个变量分别是：①生理变量：指机体的结构和功能；②心理变量：指个体的心理过程和关系；③社会文化变量：指社会和文化功能及其相互作用；④发展变量：指个体生命的成长发展过程；⑤精神变量：指个体的精神信仰和信念。5个变量之间的相互关系，决定了个体系统对压力源所产生的反应或可能产生的反应的性质和程度。健康状态即是持续动用可得到的能量，来达到或维持个体系统5个变量之间协调和平衡的理想稳定状态。

纽曼的系统模式对个体和个体系统的阐述，充分体现了系统观和整体观的思想，每个个体都是独特的、多维的、整体的开放系统。个体系统在应对来自内部和外部环境的压力源时，其稳定水平是由基本结构或能量源、抵抗线、防御线和相互作用的5个变量之间相互的协调决定的。

### （二）压力源

在纽曼的系统模式中，压力源为来自内部或外部环境中的，威胁个体的弹性防御线和正常防御线，引发紧张并影响个体稳定和平衡状态的所有刺激或力量。纽曼将压力源分为3个类别：

1. 个体内压力源（intrapersonal stressor）是指来源于个体内部、与个体内环境相关的压力源，例如丧失、愤怒、悲伤、自尊紊乱、疼痛、失眠等。

2. 人际间压力源（interpersonal stressor）是指来源于两个或多个个体之间在近距离内作用的压力源，如夫妻关系危机、人际沟通障碍、上下级关系冲突、护患冲突等。

3. 个体外压力源（extrapersonal stressor）是指来源于个体系统之外、作用的距离比人际间压力源更远的压力源，如经济状况欠佳、环境改变、社会相关政策的变革等。

纽曼认为压力源可对个体系统产生正性或负性的影响，其影响的性质或影响力主要取决于压力源的性质、量和持续的时间，同时也受个体应对压力源所能够动用的能量，以及个体以往应对压力源的经验的影响。

### （三）反应

反应是指个体的应激反应。纽曼赞同塞利提出的压力可产生全身适应综合征、局部适应综合征以及压力反应的三阶段学说。纽曼进一步提出：压力反应不只局限在生理方面，它是生理、心理、社会文化、精神与发展多方面的综合反应。反应的结果可以是正性的，也可以是负性的。

### （四）预防

护理活动的主要功能是控制压力源或增强人体各种防卫系统的功能，使个体系统保存能量，重建、达到或维持理想的健康状态，以维护系统的平衡与稳定。纽曼认为护士可根据个体系统对压力源的反应采取以下三级预防措施：

1. 一级预防（primary prevention） 指在对个体系统进行评估时，识别并消除各种压力源，强化个体防御线，避免个体产生应激反应。适用于个体系统对压力源未发生反应时。一级预防的目的是减少个体系统遭遇压力源的机会，保护正常防御线，加强弹性防御线，避免或减轻应激反应，以预防不适应状况的发生。护理人员主要通过控制或改变压力源实施护理，主要措施可采取减少或避免与压力源接触、巩固弹性防御线和正常防御线来进行干预。也可以通过加强个体系统防御线的功能实施护理，如预防接种，个体的健康管理教育等。

2. 二级预防（secondary prevention） 指针对压力源产生的应激反应而采取的对症处理措施，适用于压力源已经穿过正常防御线后，人的动态平衡被破坏，出现症状或体征时。二级预防的目的是强化抵抗线，减轻或消除应激反应，以减少不良作用，重建稳定性，保存能量，恢复以往的健康状态。护理的重点是帮助个体早期发现、早期治疗。

3. 三级预防（tertiary prevention） 是个体系统发生结构重组时系统的调整过程，适用于人体的基本结构及能量源遭到破坏后。其目的是帮助个体维持系统稳定和健康状态，以防不良反应再次出现。三级预防是在处理和治疗时进行健康维持，个体动用维护因素，通过教育和利用个体内部和外部资源，促进机体康复和重建，使系统以循环方式又返回一级预防。护理的重点是帮助个体恢复及重建功能，减少后遗症，并防止压力源的进一步损害。

## 二、纽曼的系统模式对4个护理概念的论述

### （一）人

在纽曼的系统模式中，个体/个体系统取代了其他护理理论中所用的“人”的概念，个体是一个不断与其环境相互作用、进行能量和信息交换的开放系统，是由生理、心理、社会文化、发展及精神等变量组成的整体。护理的对象可以是一个人，也可以是家庭、群体或社区。

### （二）环境

环境是指影响个体系统的所有内部和外部因素或力量。个体与环境相互影响，这种影响可以是正性的，也可以是负性的。个体与环境之间的关系是相辅相成的，其互动的

结果即是对系统进行调整或纠正。环境分为内环境、外环境及自生环境。内环境是指个体系统内部的所有相互作用的影响因素或力量，包括存在于个体内部的因素或应激源及相互作用；外环境是指个体外部的所有相互作用的影响因素或力量，它存在于个体系统之外或人际之间；自生环境是指处于开放系统中的个体为应对应激源的威胁，保护和维持自身稳定性、统一性及整合性，对系统的能量源、防御功能等进行有意或无意的动员和利用，使能量在内环境和外环境之间相互交换而形成的一个独特的环境。自生环境可超越、取代或覆盖个体的内、外环境。

### （三）健康

纽曼认为健康是一个动态的连续体，是任何时间点上个体生理、心理、社会文化、精神与发展等各方面的稳定与和谐状态。健康还是一种“活能量”，该能量不断地在个体系统和环境之间流动。当机体产生和储存的能量多于消耗时，个体的完整性、稳定性增强，处于理想的健康状态；而当能量产生与储存小于能量消耗时，个体的完整性、稳定性减弱，健康渐失，甚至产生疾病，若未能及时纠正，最终走向衰竭、死亡。

### （四）护理

纽曼认为护理是关注影响个体应激反应的所有相关变量的独特的专业。她强调护理的整体性和系统性，并用重建这一概念来阐述护理活动。重建是指个体对来自环境中的压力源的应对，达到适应的过程。护理应关注所有来自个体内、人际间、个体外的压力源以及这些压力源与个体在生理、心理、社会文化、发展和精神领域所产生的反应。护理的任务是通过有目的的干预来减少或避免压力源及其带来的不良反应，以帮助个体、家庭和群体尽可能达到或维持理想的健康水平。护理行为是以三级预防措施作为干预手段，使个体系统保存能量，重建、达到或维持理想的健康状态，促进个体系统的稳定、和谐与平衡。

## 三、纽曼的系统模式与护理实践的关系

在纽曼的系统模式中，纽曼发展了包括护理诊断、护理目标和护理结果三个步骤的护理程序。

### （一）护理诊断

首先护士需要对个体系统的基本结构和能量源、各防线的特征以及个体内、个体外、人际间存在和潜在的压力源进行评估。然后再收集并分析个体系统在生理、心理、社会文化、精神与发展各个方面对压力源的反应及其相互作用的资料。最后通过综合所收集的资料，确定个体的健康变异程度，做出护理诊断并排出优先顺序。

### （二）护理目标

护士以保存能量，恢复、维持和促进个体系统稳定性为护理原则，通过与个体和家属协商，根据个体的需求和可利用的资源，建立适合的护理目标，确定为达到这些目标所采取的干预措施并设计预期护理结果。纽曼强调应用一级、二级、三级预防原则来规划和组织护理活动。

### （三）护理结果

该步骤包括实施护理干预和评价护理结果。评价内容包括个体内、外及人际间压力源的变化，压力源本质及优先顺序的改变，个体防御线的变化，个体应激反应的缓解程

度等。必要时应进行再评估，以提高护理干预的有效性。个体的一级、二级、三级预防的内容和优先顺序要根据评估的结果进行适当的调整或修改。

根据纽曼的系统模式设计的护理程序具有很高的实践应用价值，被广泛地应用在世界上许多国家的护理领域，特别是在强调整体护理的当代护理实践中，纽曼的系统模式有着独特的指导作用。

## 案例分析

［案例导入］ 患者，男，60岁，退休工人，因冠心病入院。患者存在小面积的前壁梗死，三条小动脉病变，射血分数为50%，拟在1周内接受冠状动脉旁路移植术。患者有20年的吸烟史，轻度慢性阻塞性肺疾病。

［提出问题］ 如何应用纽曼系统模式对该患者进行评估和诊断？

［分析思路］ 根据纽曼系统模式，应将患者作为一个与环境全面交换的开放系统，对其进行评估。评估内容包括：生理方面、心理方面、发展方面、社会文化方面和精神方面的评估。

这个案例中的主要压力源为外科手术和术后的机械通气。针对该压力源的主要护理诊断为：潜在的术后熵（个体消耗的能量大于个体产生和储存的能量），导致疾病，需要优化患者的防御线和抵抗线以及与其相关的生理、心理、社会文化、发展和精神变量，从而达到重建。

**学习小结**

1. 学习内容

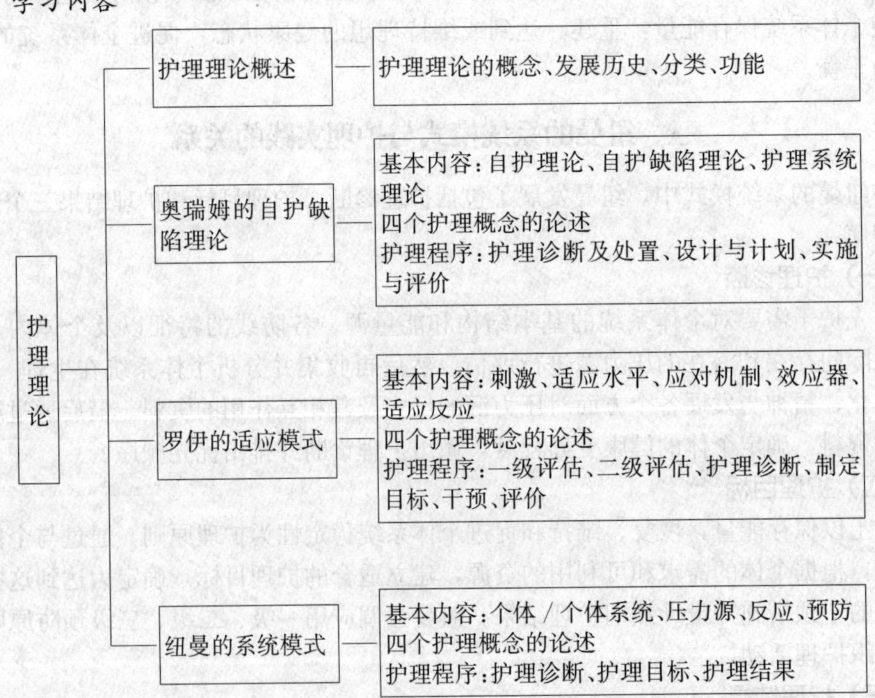


2. 学习方法

（1）扩展阅读常用护理理论相关著作，深入了解理论的具体内容，并思考对护理实践的指导意义。

（2）分析案例，讨论如何将理论运用到具体的实践中。

（刘红霞）

**复习思考题**

1. 讨论护理理论对护理学科发展的意义是什么？

2. 比较奥瑞姆、罗伊和纽曼对护理四个基本概念的阐述有何异同？

3. 阅读一篇应用护理理论指导护理临床实践的文章，讨论作者是如何将理论运用到实践的？对你有何启发？

# 第七章　评判性思维

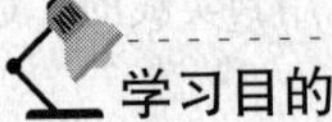

**学习目的**

通过学习评判性思维的概念、特征、组成和标准、应用等内容，为在护理实践过程中运用评判性思维分析和解决护理问题奠定基础。

**学习要点**

评判性思维的特点；评判性思维在护理中的应用；临床护理决策的概念、步骤等内容。

评判性思维是一种科学思维形式。20世纪80年代以来，评判性思维作为一种新的思维方式被引入护理领域，受到了高度重视，诸多护理学家认为评判性思维能力是高等护理教育毕业生应具备的能力之一。1989年美国护理联盟（National League for Nursing，NLN）在护理本科的认证指南中将评判性思维能力作为衡量护理教育水平的一项重要指标。

## 第一节　概　　述

评判性思维（critical thinking），也译为批判性思维，“critical”一词来源于希腊词“kritikos”（质疑）和“kriterion”（标准）。评判性思维的知识根源与其词源同样古老，最早可追溯至2400年前苏格拉底教学和思想智慧——“苏格拉底方法”或“助产术”。20世纪30年代由德国法兰克福学派重新提出，并引起广泛重视。在我国古代墨家就具有完善的评判性思维理论，通过“明故”、“类比”等方法与手段，形成严密的评判性思维。

### 一、评判性思维的概念

目前对评判性思维的定义纷繁复杂，没有统一的认识，来自哲学、心理学和教育学领域的概念各具特色。

格拉泽（Edaward Glaser）认为评判性思维是一种态度，是“倾向于以深思的方式对人的经验范围内发生的问题和难题进行考虑的态度；以逻辑方法质询和推论；是运用这些方法的技能”。

恩尼斯（Robert Ennis）认为评判性思维是一项技能，是“为决定相信什么或做什么而进行的合理的、反省的思维”。

恰菲（John Chaffee）认为评判性思维是一种认知过程，是“一种积极的、有组织的、用以仔细审视自己和他人的思维”。

由于学术界对于评判性思维定义的纷争，美国哲学协会（American Philosophy Association，APA）于1991年通过德尔菲法得出了专家相对一致的定义，认为评判性思维是一种思维判断过程，是“一种有目的、自我校准的判断。这种判断表现为解释、分析、评价、推断及对判断赖以存在的论据、概念、方法、标准或语境的说明”。

Kataoko-Yahiro认为护理学科的评判性思维是“关于护理问题不同解决方法的思考及反思过程”，侧重于决定相关信息的可信度及采取何种措施；是一种思维过程。

Alfaro-Lefevre认为护理学科的评判性思维是“一种有目的和指向目标的思维能力，这种能力以科学的原理和方法作为基础，依据实际情况作出判断”；是一种思维能力。

Barbara认为护理学科的评判性思维是“收集资料，创造性地提出护理诊断和干预措施，使护理计划个体化、精确化的逻辑思维过程”。

## 二、评判性思维的组成

从不同的学科视角研究评判性思维的组成略有不同，以下主要介绍美国哲学协会提出的评判性思维的组成。

### （一）认知技能

认知技能是指能够帮助个体在评判性思维过程中综合运用知识和经验，做出符合情境的判断（技术）。由六方面的核心认知技能及其相对应的亚技能组成，核心认知技能包括解释、分析、评估、推论、说明和自我调控。

1. 解释　是对推理的结论进行陈述以证明其正确性。包含分类、解析意义及阐明意义等亚技能。

2. 分析　是鉴别陈述，辨识各种不同问题、概念或其他表达形式之间的推论性关系。包含检查不同观点、确认争论的存在及分析争论等亚技能。

3. 评估　是对相关信息的可信程度进行评定，对推论性关系之间的逻辑强度加以评判。包含评估主张及评估争议等亚技能。

4. 推论　是根据相关信息推测可能性发生的情况以得出合理的结论。包含循证、推测可能性、做出结论等亚技能。

5. 说明　指理解和表达数据、事件、规则、程序、判断、信仰或标准的意义及重要性。包含陈述结论、证实步骤、叙述争议等亚技能。

6. 自我调控　是有意识地监控自我的认知行为，进行及时的自我调整。包含自我检查、自我矫正等亚技能。

### （二）情感态度

情感态度是指在评判性思维过程中个体所应具备的人格特征。可理解为寻找真相、开放思想、分析能力、系统化能力、自信心、求知欲、认知成熟度。

1. 寻找真相　对寻找知识抱着公正和客观的态度。即使不被鼓励仍能保持公正和客观的态度；即使找出的答案与个人原有的观点不相符，或与个人信念背驰，影响自身利益也在所不计。

2. 开放思想　对不同的意见和有争议的观点采取宽容的态度，当存在的证据不足时，积极寻求新证据或新观点，修正原有的观点；用同样严格的标准质疑、验证自己的知识、观点，主动防范个人偏见。

3. 分析能力　分析是指把客观事物整体分解为各个部分、方面、环节和要素，以便逐个加以研究的思维方法。通过分析将复杂的问题或事物之间的关系理清。充分分析是决策的前提和基础，能鉴定问题所在，预计后果。

4. 系统化能力　运用系统观和系统理论指导思考、分析问题，有组织、有目标处理问题的能力。能帮助护理人员在复杂的工作情景中，理性思考、决策以获得最佳结果。

5. 自信心　对自己的理性分析能力有把握。思维者对自己的思维能力有足够的信心及勇气，敢于质疑，敢于提出各种评判性问题，从而保证评判性思维的顺利开展。

6. 求知欲　对知识好奇和热衷，强烈的求知欲是进行评判性思维的重要动力。

7. 认知成熟度　是指思维的完善程度，可表现为认知的全面性和实践方法的正确性。一个选择、判断和决策是否成熟，必需从理论上循证，从实践中求证，使其经得起事实考验，被他人所接受，从而增强其成熟度。

由于护理的人文性和社会性的特点，护理学科中的评判性思维更注重情感因素。Kataoto-Yahiror 认为护理学科中的评判性思维由态度、技能、专业知识、经验和职业标准五部分组成。Barbara 认为护理学科中的评判性思维应包含信心、敏锐的洞察力、创造性、灵活性、质疑、知识的整合、直觉、开放的思维、毅力和反思 10 种情感因素和寻求信息、辨别、分析、知识的迁移、预测、应用标准、逻辑思维 7 种认知技能因素。

## 三、评判性思维的特点

评判性思维是一种科学的、逻辑思维过程，是主动质疑的思维习惯，它具有以下特点：

### (一) 主动性

评判性思维是主动思考的过程，即主动地对外界的信息和刺激、他人的观点做出积极的思考、质疑，主动地运用知识和技能做出分析判断。

### (二) 独立性

评判性思维不是“人云亦云”，而是“不唯书不畏上”，经过独立地思考，自主地分析，做出自己的判断和决策。

### (三) 反思性

评判性思维是思维的反思判断过程，是对思维的再思维。在思维过程中，始终注意反思自己或他人的思维过程是否合理，相关证据是否客观，方案是否正确，分析是否全面。

### (四) 审慎性

评判性思维是周密而谨慎的思考过程。思维者能够审慎地、广泛地收集资料，分析寻求问题发生的原因和证据，经过理性思考，有根据地做出判断；在资料收集不全的情况下，有警觉地去接受多种解决方法。

### （五）全面性

评判性思维是对被反思的思维进行多角度、多视角和连续性的审视，避免被表象迷惑，从而把握事物的本质。

### （六）创新性

评判性思维是对常规、传统、权威的打破和超越。主要表现为对自己、对他人、对信念、理论敢于质疑、否定、超越。

### （七）开放性

评判性思维者能容忍与自己有分歧的意见，也能意识到自身所掌握知识的局限性，愿意用新方法，从不同角度和不同层面考虑问题。

### （八）求真性

评判性思维者具有追求真理的精神。思维者一方面坚持已被证明为科学合理的信念、价值和行为；另一方面坚持自己追寻的目标。

## 四、评判性思维的标准

评判性思维的标准不是单一的，而是辩证、综合的，明确评判性思维的标准能使护士的思维更为可靠、有效，做到自信而不自负。评判性思维的标准包括智力标准和专业标准。

### （一）智力标准

评判性思维智力标准是指评判性思维应该具有的智力特点，通用的智力标准共 14 项，包括清晰、准确、详尽、正确、相关、可靠、一致、合理、深入、概括、完整、有意义、适当和公正。

### （二）专业标准

评判性思维专业标准包括伦理标准、评价标准及专业责任标准。护理学科中的评判性思维还应与医学、护理学相关的自然科学知识相符。

1. 伦理标准　是指特定专业与其所服务的民众之间的一种社会契约，发挥着对于特定专业领域内的全体成员的一般服务行为的指导功能，是任何一门专业不可缺少的核心价值标志。伦理标准在护理实践中，通常反映在护理人员所展示的关怀、人道及负责等方面，以职业道德伦理标准作为行为指南。

2. 评价标准　指以相关临床机构和专业组织发展所设定的护理标准为基准。护士在日常工作中经常用到的标准可分为三类：第一类标准是对有关临床现象的正确识别标准。如护士在评价腹痛时，要考虑腹痛的发作及持续时间、部位、性质、程度、促进因素、缓解因素以及其他症状等；第二类标准是对药物治疗过程中相关现象的正确识别标准。如护士在评价某一药物治疗的效果时，要运用症状改善程度、体征有无改变及有无副作用等；第三类标准是对服务对象健康教育效果进行有效识别的标准。如服务对象是否能够正确复述、实施和有效运用所学知识和技能等。

3. 专业责任标准　专业责任标准由专业主管机构或专业化组织制订、批准、发布，在全国各专业范围内统一实行的标准。护理专业责任标准主要来源于四个方面：国家的相关指导方针、护理实践中明确规定要求达到的标准、专业学会制定的实践指南以及专业组织的实践标准。

## 第二节 评判性思维在护理中的应用

评判性思维被引入护理领域，作为护理学科的理论基础，广泛应用于护理教育、临床护理、护理管理及护理科研等。

### 一、在护理教育中的应用

现代护理教育除了传授给学生护理学的基本知识、基本理论以外，更重要的是培养学生学会获取知识、运用知识、判断信息有效性以及解决问题的能力，促进学生综合素质的提高，为其适应复杂临床环境、解决临床问题提供智力支持。传统教学与评判性教学的区别（表 7-1）。

表 7-1 传统教学与评判性教学的区别

| | 传统教学 | 评判性教学 |
|---|---|---|
| 教师角色 | 知识的传递者与解说者、学生学习知识的组织者 | 学生不断成长的促进者和帮助者、课堂组织者、引导者 |
| 学生的行为 | 被动地接受、继承、积累知识，存储信息并加以行动 | 主动质疑、提出问题和假设、探寻和验证、评价信息 |
| 教学内容 | 理解、记忆知识，说明课程内容、解说解决问题的方法、原则性示范等 | 对知识及技能进行质疑、探究、推断 |
| 教学方法 | 较单一、以讲授为主 | 综合应用探索、引导式教学的方法 |
| 师生关系 | 学生相信教师的权威不容置疑 | 平等、协作关系 |
| 教学目的 | 教会学生对知识的理解和记忆，教会思考什么 | 培养学生的评判能力，教会如何思考 |
| 教学结果 | 思维单一、刻板，缺乏个性，对新事物反应迟钝，创新能力差 | 思维灵活，具有主动学习能力，创新能力强 |

### 二、在护理实践中的应用

随着社会进步及医学模式的改变，护理工作的范围逐步扩大，护理环境日益复杂，在护理实践中运用评判性思维能够帮助护士识别纷繁复杂的问题，做出重要的临床护理决策。

#### （一）临床护理决策与评判性思维

评判性思维是临床决策的基础，临床决策是评判性思维的最终目的之一，而循证护理可以提高临床护理的有效性。

1. 临床护理决策定义

决策（decision making）是对不确定的问题，通过一些定量分析方法，从众多备择方案中选定最优方案的过程。

临床护理决策（clinical decision making in nursing）是护理人员结合理论知识和实

践经验对服务对象的护理做出判断的复杂过程，是对服务对象病情资料来源及意义的评估，以及代表服务对象利益应采取的护理行为的判断。

临床护理决策的根本目的在于，护理人员在任何时候做出的临床决策都能促进或保持服务对象的健康，满足服务对象的需要。因而，在临床护理决策过程中，要求护理人员进行周密的推理，以便根据服务对象的情况选择最佳方案。

2. 临床护理决策的类型

(1) 确定型临床护理决策：是指在事件的结局已经完全确定的情况下护理人员所做出的决策。护理人员只需对不同方案的结果按一定的标准进行对比选择，选出最佳实施方案。

(2) 风险型临床护理决策：是指在事件发生的结局尚不能肯定，但其发生的概率可以估计或预测的情况下做出的临床护理决策。风险型临床护理决策有 3 个基本条件：①存在两种以上的结局；②自然状态下事件发生的概率可以估计；③不同方案在各种自然状态下的收益和损失可以计算。

(3) 不确定型临床护理决策：是指在事件发生的结局不能肯定，且在不同自然状态下相关事件的概率不能确定的情况下护理人员所做出的决策。

3. 临床护理决策的模式

决策模式与医学模式相适应，医学模式的转变也带来了决策模式的转变。根据护理人员与服务对象在临床护理决策中的角色定位不同，将临床护理决策分为三种：服务对象决策、护理人员决策和共同决策模式。

(1) 服务对象决策模式：是指由护理人员提供各种方案的优点和风险等相关信息，服务对象根据自身的经验以及理解独立做出选择。

(2) 护理人员决策模式：是指由护理人员为主导，护理人员单独或者与其他医务人员一起考虑收益和风险进而替服务对象做出选择，告知服务对象的信息量由护理人员决定。该模式决策的前提是护理人员知道哪种方案对服务对象最为合适，服务对象不参与决策过程。

(3) 共同决策模式：是指护理人员向服务对象提供病情相关的信息，服务对象提供自身的病情、生活方式和价值取向等，双方再对相关的护理方案进行讨论，并结合实际情况如家庭、医院、社会现实条件等因素，做出最佳选择。

4. 临床护理决策的步骤：护理人员在护理决策过程中，为达到最佳效果，可通过以下 5 个步骤进行：①明确问题；②陈述目标；③选择方案（寻找备选方案、评估备选方案、做出选择）；④方案实施；⑤评价和反馈等步骤。

5. 临床护理决策中评判性思维的步骤　临床护理决策是一个运用评判性思维的行为实践过程，可分解成 10 个步骤：①明确自己的价值观；②清楚基本情况；③明确主要问题；④收集新信息；⑤筛选并整合资料；⑥提出备择方案；⑦应用衡量标准；⑧质疑性地检测；⑨做出临床决策；⑩随环境变化而进行调整。

### （二）护理程序与评判性思维

1. 实施护理程序需要评判性思维特质　护理程序为解决护理问题提供了科学方法，为护理人员的思维提供了结构框架。护理程序将护理活动中各要素以有机的方式组合在一起，协调一致共同实现护理活动的目标。护理人员应将评判性思维特质渗透于整个护理程序中，并将原则性知识与技能贯穿于护理程序的全过程，从而在护理程序的各个步骤中做出更加合理的有效决策。

2. 评判性思维步骤与护理程序相呼应　比较护理程序和临床护理决策中评判性思维的10个步骤后，可以发现二者之间有着某种呼应关系。一方面，在进行护理程序的每个环节均需要应用评判性思维；另一方面，在进行评判性思维的每一步骤时，也可以借助护理程序理清思路。评判性思维步骤、临床护理决策步骤与护理程序之间关系见表7-2。

表 7-2　评判性思维步骤、临床护理决策步骤与护理程序

| 护理程序 | 临床护理决策 | 评判性思维步骤 |
|---|---|---|
| 护理评估 | 明确问题 | ①明确自己的价值观<br>②清楚基本情况 |
| 护理诊断<br>护理计划 | 陈述目标<br>选择方案 | ③明确主要问题<br>④收集新信息<br>⑤筛选并整合资料<br>⑥提出备择方案 |
| 护理实施 | 方案实施 | ⑦应用衡量标准<br>⑧质疑性地检测 |
| 护理评价 | 评价和反馈 | ⑨作出临床决策<br>⑩随环境变化而进行调整 |

## 三、在护理管理中的应用

护理管理活动广泛地存在于护理实践活动中，随着护理工作领域的日益扩大，以及社会对护理服务需求的不断提高，护理管理涉及对象、范围日益广泛，管理者凭经验进行管理已不能适应现代护理管理发展要求，必须以科学理论为指导实施管理。护理管理中应用评判性思维，有利于管理者对传统的管理思想、方法进行质疑；对各种复杂现象、事物和人群进行有效分析、判断，做出恰当决策，提高护理质量，以适应多元化医疗服务及国际竞争的需求。

## 四、在护理研究中的应用

护理科研本身就是对护理现象探索和研究的过程，需要对各种观点、方法、现象、常规等进行思考和质疑，并在此基础上进行调查或实验，以新的、充分的证据得出新观点、新方法和新模式。成功的护理科研要求科研者能够有效运用护理评判性思维，进行质疑、假设、推理、求证。

# 第三节　评判性思维的培养

在护理临床实践中，护理人员要对服务对象的健康问题做出合理的决策，需要使用

评判性思维的方法。而评判性思维是知识、技能和态度的结合，它并非与生俱有，但可以经过教学和训练获得。

## 一、培养评判性思维的条件

发展评判性思维能力必须创造有利于培养评判性思维的条件，如果没有有利的条件，发展评判性思维只能成为一句空话。

### （一）创造支持评判性思维的环境

进行评判性思维的过程需要一个开放的氛围。在思维过程中，参与者的心态是开放的、自由的、不受压抑的，敢于怀疑。

### （二）提高教师的评判性思维能力

护理教师是否具备多元、合理的知识结构，系统而全面地掌握评判性思维的原理、方法，其自身评判性思维能力的高低，均会影响评判性思维能力培养技巧的实施，直接影响学习者评判性思维能力的培养。如果教师具备较强的评判性思维能力，并有意识地引进、移植到教学活动中，潜移默化地影响参与者，使其能用质疑的态度、评判性思维的技巧和方法进行学习和实践，从而使评判性思维能力得到提高。

### （三）具有特定领域的知识和信息

评判性思维能力因护理人员的知识结构、知识水平不同而有所差异。知识结构单一、知识水平低下，就难以对现有的理论或现状提出自己的见解。因而，护理人员必须掌握专业及专业相关知识与技能，如基础医学、护理学、专科疾病护理知识及心理、社会、行为等人文科学知识，还要掌握逻辑学知识等，拓宽思维范围，使护理人员具备较好的评判性思维技能，更好地在临床实践中运用评判性思维，并发展评判性思维能力。

### （四）结合教学与临床实践，进行长期培养

评判性思维能力的培养，是一个复杂的认知行为改变的系统工程，需要长期的培养。在教学中，通过对课程进行合理的组织、设计，将评判性思维的培养贯穿于每一门护理课程中，深刻领会评判性思维的概念、意义、训练方法。而在临床复杂的护理环境中，迫使学生运用评判性思维方法对遇到的问题进行思考，提出质疑，再调查和综合分析，久而久之将评判性思维固化到自己的行为当中，自如地运用于护理工作中。

### （五）注重情感态度的培养

学生具备评判性思维特质、相关知识和技能，并不等于具备了评判性思维的能力。要培养良好评判性思维能力，除了评判性思维技巧的培养，要加强情感态度的培养，如好奇、谦虚、探索、公正的人格品质。

## 二、培养评判性思维的方法

评判性思维能力、技能的培养和提高没有固定的模式与方法，常用的方法有以下几种：

### （一）反思性学习法

美国护理学者 Boyd 和 Fales 于 20 世纪 80 年代将反思性学习的策略（图 7-1）引入护理教育中。他们认为反思学习可以使参与者更好地利用经验，从经验中发现新的观念和信息，通过反思可增强自我意识和评判性思维能力的发展。

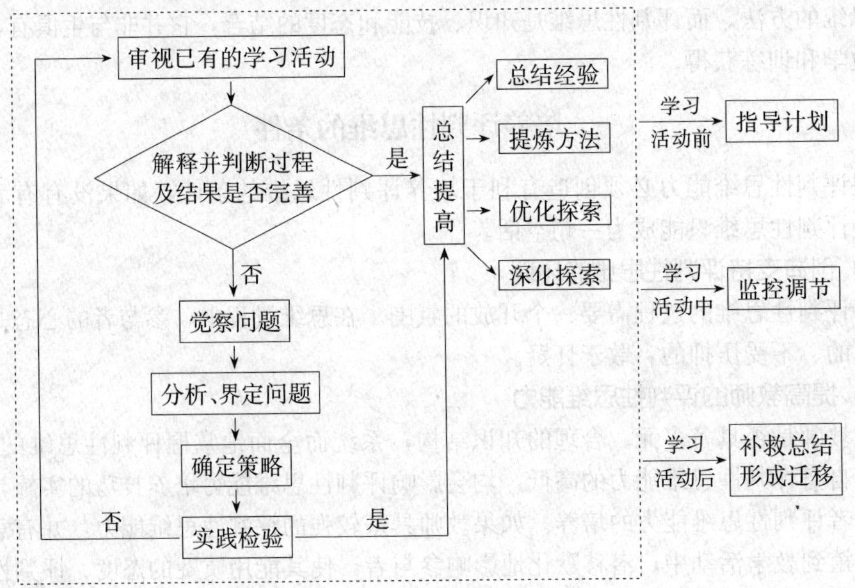


图 7-1 反思性学习模型

在护理教育中，反思性学习法常用于临床见习或实习学生评判性思维的培养。

1. 反思的内容 包括：①服务对象存在哪些健康问题，问题依据是什么；②临床情况与教学和自己的想象有哪些区别；③观察的行为和态度有哪些改变，是否合理；④怎样与患者沟通，效果如何；⑤运用哪些知识，解决了哪些临床问题；⑥自己的情感和态度变化有哪些；⑦产生了什么新观点或疑问。

2. 写反思日记 护理实践后书写日记，将自己印象最深的护理活动、特殊情况、处理方法、体会、感受记录下来。通过自我反思的写作，对自己的思维过程进行质疑；同时又可使带教者在记录中观察到参与者思维中存在的问题，进行有针对性的教学。

3. 讨论 定期组织科室或实习组讨论会，讲述在实践中的收获与体会，重点讨论遇到的、发现的问题、产生的困惑、自己的看法等，使学生们分享经验和信息，讨论有关问题。

4. 评阅 带教者通过评阅参与者的反思日记，可关注参与者分析、推理、判断以及得出结论的思维过程、思维能力的成长状况，及时反馈给本人。亦可选出有普遍性的经验与体会共同分享，使个人的收获转化为大家共同的财富，提高临床见习或实习的效果。

### （二）Taba 教学法

Hilda Taba 于 20 世纪 60 年代创建了归纳性思维的教育模式，亦称 Taba 教学法。Taba 认为学生只有在组织资料后才能进行归纳或综合，在对概念的归纳性推理过程中发展学生的思维能力。归纳性思维教育模式包括 3 个阶段：第一阶段由学习者对多种事物进行观察、比较、分析，进行分类；第二阶段由教师通过技巧性的提问，引导学习者进入分析推理、论证的思维过程；第三阶段由学习者报告其研究结果。

在护理教育中应用 Taba 教学法，可以建立在“护理程序”的基础上，借助不同的临床情况，通过学生积极主动地思维过程，培养学生观察、比较、分析、综合、推理、假设、论证的能力。具体步骤包括：

1. 收集、归类临床资料 课前教师选择一些具有可比性的病例或临床表现，要求学习者将观察到的现象资料加以总结、分析、归类。

2. 分析原因、临床推理 教师通过技巧性的提问，引导学生进入比较、分析、推理的思考过程。

3. 做出假设、论证 当学生能够提出有力证据，做出比较正确、客观的护理诊断，并能实施相应的护理措施时，鼓励学生作大胆的假设，并自我检验其是否有效。

### （三）苏格拉底询问法

苏格拉底询问法，又称苏格拉底法、精神的接生术、产婆术、问答法等，由讥讽、助产术、归纳和下定义四部分组成。教育者提出一系列问题让学生思考作答，逐渐将学习者导向预定的结论。而学习者通过对问题进行思考、并做出自己的选择，提高个体的评判性思维能力。

Paul 提出了苏格拉底式问答法的另一种模式。该模式提供了教师在进行这类讨论活动时问题的分类：①澄清类问题；②探讨假设类问题；③探究原因和证据类问题；④不同角度、侧面看事情类问题；⑤探究含义和后果类问题。

在现代护理教育中运用苏格拉底询问法，可以分别针对问题、假设、观点证据或原因及结果进行问询，对学习者进行培训，以提高学习者的评判性思维能力。

### （四）概念图法

概念图法（图 7-2）是以 Ausubel 的“同化学习理论”为基础，用图表来描述思维过程，需要分析、综合、评价信息和知识来决定护理行为和干预措施。具体步骤包括：

1. 选择建立概念图的主题、读物或患者。
2. 确认较为抽象的概念，将它们放在图的顶端。
3. 寻找较为具体的概念，及其与抽象概念间存在的联系。
4. 用联结词将抽象概念和具体概念联系起来。
5. 寻找各种联系的交叉点，分析联系方向，解释建立联系的原因。
6. 讨论、分享、思考，纠正错误的联结，修正概念图。

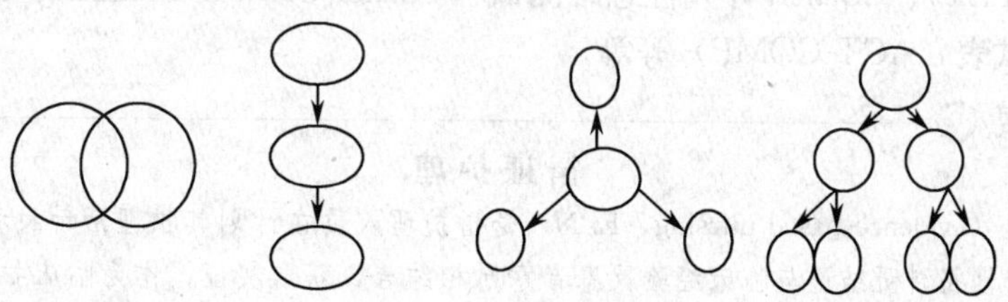


图 7-2 概念图

此外还有以问题为基础的教学法（Problem-based Learning，PBL）、合作学习法、角色扮演法、访问交谈法（访谈法）、计算机辅助教学法（CAI）等。教师在教学过程中可以综合运用不同的教学策略和方法，促进评判性思维能力的提高。

## 三、评判性思维能力的评价

目前对评判性思维能力的测量方法有多种，精确地测量和评定能帮助护理人员了解自身评判性思维能力的水平，采取针对性措施促进评判性思维能力的发展。因而选择合适的方法对评价个体的评判性思维能力非常重要。

**（一）加利福尼亚评判性思维倾向问卷**（the California Critical Thinking Disposition Inventory，CCTDI）

该量表是由 Facione P. A. 于 1992 年编制的。将评判性思维的个人倾向性分为 7 个类别：寻求真理性、思维开放性、分析性、系统性、自信性、询问性、成熟性。共 75 个条目，适用于具有大学水平学生的自我评价和研究使用。近十年的研究表明，CCTDI 有较好信度和效度。经过发展，CCTDI 已形成有法语、西班牙语、日语、英语、中文等不同语种版本。

**（二）加利福尼亚评判性思维技能测验**（California Critical Thinking Skills Test，CCTST）

CCTST 由 Peter Facione 以美国哲学协会于 1990 年形成的评判性思维理论为基础编制而成。CCTST 设计了 34 个测验项目，分成 5 个子量表，分别是分析、评价、推理、归纳推理和演绎推理。前 3 个子量表共同测验 APA 定义中提出的阐明、分析、推论、评价、分析和自我调节 6 种核心技能，后 2 个子量表用于测验传统的归纳和演绎能力。目前，该工具已在美国 50 多所大学使用过。CCTST 简体中文版经修订和测试亦具有良好的信度和效度。

**（三）华生-格拉泽评判性思维测试表**（Watson-Glaser Critical Thinking Appraisal，WGCTA）

WGCTA 由 Goodwin Watson 和 Edward M. Glaser 于 1964 年编制。主要测试逻辑及推理能力，量表包括 80 个项目，分归纳、假设识别、演绎、判断结论是否可信、对争辩的评价五个类别，适用于九年级以上学生及成人使用。

其他的量表还有 Ennis-Weir 评判性思维测试（Ennis-Weir Critical Thinking Essay Test，EWCTET）、Cornell 评判性思维测试（Cornel Critical Thinking Test，CCTT）、美国大学测试表（ACT-COMP）等等。

**知识拓展**

**循证护理**

循证护理（evidence-based nursing，EBN）是指护理人员在计划其护理活动过程中，审慎地、明确地、明智地将科研结论与临床经验及患者意愿相结合，获取实证，作为临床护理决策依据的过程。它包含了 3 个要素：①获得最新、最佳的护理研究证据；②护理人员的个人技能和临床经验；③患者的实际情况、价值观和愿望。实施循证护理的核心环节包括 3 个阶段、6 个环节：证据综合（包括 3 个环节：明确问题、寻求证据、评价证据），证据传播（即第四环节）及证据应用（包括 2 个环节：引入并应用证据和评价证据应用后的效果）。

全球最早的循证护理中心是成立于 1996 年的英国 York 大学循证护理中心。目前循证护理在国际护理领域迅速发展，已形成多个国际性的循证护理协作网，如加拿大 McMaster 大学循证护理中心、澳大利亚 Joanna Briggs 循证护理国际合作中心（JBI）、美国 Minnesota 大学循证护理中心、Texas 大学健康科学中心的循证护理学术中心（ACE）等。

## 学习小结

1. 学习内容

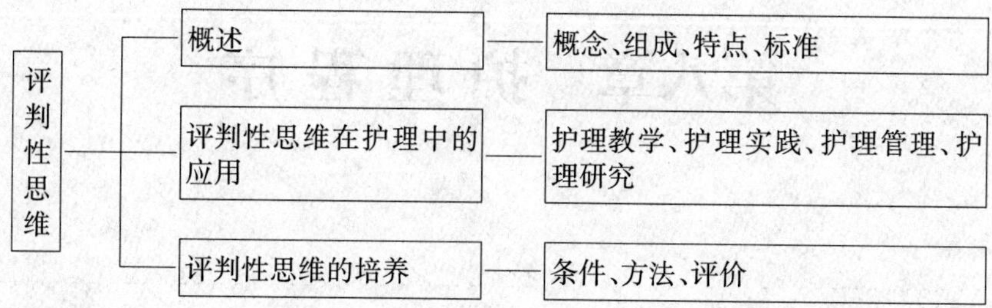


2. 学习方法

(1) 通过分组讨论、反思性学习等方法，学习评判性思维能力的概念、组成、特点、标准。

(2) 通过角色扮演等方法培养评判性思维能力，并加以应用。

**（郑智慧）**

## 复习思考题

1. 请选择运用一种测量方法测量你自身具备评判性思维的哪些特质？还有哪些方面需要加强培养？

2. 你如何在学习中提高评判性思维能力？

# 第八章　护 理 程 序

**学习目的**

通过学习护理程序这一系统而科学的护理工作方法，能够熟悉护理程序的概念、步骤，为在临床护理工作中运用护理程序打下坚实的基础。

**学习要点**

护理程序的概念、评估、计划、实施、评价的内容和方法，护理诊断的确定和预期目标的设立。

护理程序是现代医学模式和护理学发展到一定阶段后，在相关理论基础上产生并不断发展的结果。护理程序的应用，体现了护理工作的科学性、专业性和独立性，是现代护理理论逐步完善的标志。护理程序是临床护理、护理科研及护理教育的基础，并将护理实践、科研和教学有机地结合起来，为护理学向科学化、系统化的方向发展奠定了一定的科学基础。

## 第一节　概　　述

护理程序意味着护理过程中不断地将思考与行动相结合，体现了护理实践的实质。在护理实践中，护理人员运用护理程序收集服务对象的健康信息，分析并确认服务对象对健康和疾病状态的反应，设计向服务对象提供帮助的具体措施，实施护理措施，并通过服务对象的行为改变来评价措施的有效性，评价结果为进一步护理提供依据。

### 一、护理程序的概念和特点

#### （一）概念

护理程序（nursing process）是指导护理人员以增进和恢复服务对象的健康为目标，所进行的一系列有目的、有计划的护理活动，是一种科学的确认问题和解决问题的工作方法，是一个综合的、动态的、具有决策和反馈功能的过程。

“综合的”是指对服务对象的健康问题要从多层面进行认识，处理问题要运用多学科知识；“动态的”是指护理措施应随着服务对象健康问题的不断变化而进行调整；“决策”是指针对服务对象的护理问题决定采取哪些护理措施；“反馈”是指采取措施以后的结果，既可以评价之前的决策，同时也可作为下一步决策的依据。

#### （二）护理程序的五个步骤

护理程序的五个步骤分述如下（图 8-1）：

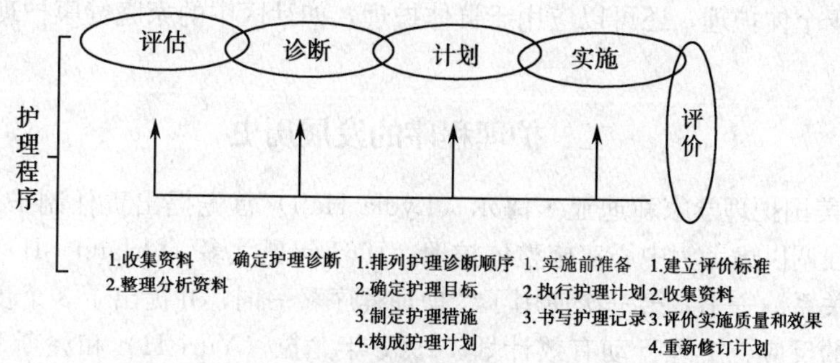


图 8-1　护理程序基本步骤

1. 护理评估　是护理程序的第一步，采取各种方法和途径收集与服务对象健康有关的资料，并对资料进行分析和整理。

2. 护理诊断　对评估获得的资料对照诊断标准进行分析和判断，以确认服务对象存在的问题，即确定护理诊断。

3. 护理计划　为解决服务对象的健康问题而制定的护理工作计划，包括将护理诊断进行优先排序，针对每个诊断确定预期目标，针对每个目标确定相应的护理措施，并且将其成文。

4. 护理实施　是落实护理计划的具体护理活动，是护理人员按照护理计划，适时地为服务对象提供具体措施的过程。

5. 护理评价　根据护理活动后，服务对象身心的变化结果，对照预期目标进行比较，确定目标达到的程度，以确定下一步护理实践。

护理程序的五个步骤相互联系、相互依赖、相互影响，是一个循环往复的过程。例如针对一个服务对象，当其入院后，护理人员应该对其生理、心理、社会三方面的状况和功能进行评估，即全面收集资料；根据资料判断服务对象存在哪些护理问题，即做出护理诊断；围绕护理诊断制定护理计划；之后实施计划中制定的护理措施；并对执行后的效果及服务对象的反应进行评价。护理程序的任何一个步骤出现问题，都将影响其他步骤。

### （三）护理程序的特点

1. 系统性　护理程序将护理活动中各个要素以有机的方式组合在一起，使每个要素都在系统中发挥最好的功能状态，并协调一致共同实现护理活动的目标。每项护理任务都是预先安排的系列活动中的一部分，每个护理活动都受到先前护理活动结果的影响，并影响到其后的护理活动。

2. 动态性　由于护理程序必须及时地对服务对象的健康状况做出反应，因此它必然表现为动态的、循环的过程。

3. 人际互动性　护理人员在应用护理程序的过程中，需要服务对象、服务对象家属和相关医务人员的不断参与和协作，以全面满足服务对象的健康需要。

4. 科学性　护理程序不仅体现了现代护理学的理论观点，而且运用了控制论、需要论等其他学科的相关理论作为其理论基础。

5. 普遍适用性　护理程序是一种护理工作的方法，可以在任何护理情境下使用，不仅可应用于个体护理，还可以应用于群体护理，如社区中的家庭健康护理、社区健康护理等。

## 二、护理程序的发展历史

1955 年美国护理学家莉迪亚·海尔（Lydia Hall）首先提出责任制护理（Primary Nursing），强调以患者为中心实施整体护理。1961 年奥兰多（Orland IJ）撰写了《护士与患者的关系》一书，第一次使用了“护理程序”一词，并提出了 3 个步骤：患者的行为、护士的反应、护理行动有效计划。1967 年尤拉（Yuri H）和渥斯（Walsh）完成了第一本权威性的《护理程序》教科书，确定护理程序有 4 个步骤：评估、计划、实施和评价。1975 年罗伊等护理专家提出护理诊断这一概念，从而将护理程序发展为 5 个步骤：评估、诊断、计划、实施、评价。1977 年美国护士会（American Nurse Association，ANA）发表声明，使护理程序走向合法化，成为护理专业认可的工作步骤。

## 三、护理程序的理论基础

护理程序是在吸收多学科理论成果的基础上构建而成，如系统理论、信息论、控制论等。这些理论一方面相互联系、相互支持，共同为护理程序提供理论上的支持与解释；另一方面又分别在护理程序实践过程的不同阶段、不同方面发挥独特的指导作用。

### （一）系统论

系统论（systems theory）是护理学的基本理论基础，对护理实践具有重要的指导作用，它构成了护理程序的基本结构框架，同时促进了整体护理思想的发展，并解释了护理程序的功能和运行过程。

### （二）信息论

信息论（information theory）是研究信息的特点、性质和度量的方法，是研究信息的获取、传输、贮存、处理和交换的一般规律的科学。而护理程序是一种科学的解决问题的方法，同样是一个获取、传输、贮存、处理和交换信息的过程，如：护患之间可通过传递信息进行交流。因此，信息论在护理程序中具有非常重要的意义。

### （三）控制论

控制论（cybernetics）主要研究系统行为的操纵控制和反馈调节，即研究系统在何种条件下处于稳定状态，采取什么措施可使系统稳定，以及如何使系统从一种稳定状态向另一种所期望的稳定状态过渡。

黑箱是控制论中的一个重要概念，指那些既不能打开箱盖，又不能从外部观察内部状态的系统。所谓黑箱方法是不打开黑箱，亦不考察系统的内部结构，而只通过对系统外部的考察，分析系统的输入、输出及其动态过程，通过研究对象的功能、行为，去推断系统的内部结构和机制。将这种方法引用到护理程序中，则服务对象相当于不打开的“黑箱”系统，通过观察其外部功能、行为是否达到预期目标，进行信息反馈，控制调节系统的再输入，直到系统输出的功能、行为达到预期目标。

### （四）评判性思维

评判性思维应用于护理程序的全过程。评估阶段的评判性思维技能，如：进行可靠性观察，区分有关和无关、重要和非重要资料，核实、组织资料，根据某一理论框架将资料分类。诊断阶段的评判性思维技能，如：分析资料的类型和关系，确认服务对象的资料与正常的差距，做出推断。在计划、实施和评价各阶段同样要应用评判性思维技能。

护理程序还引用了其他理论，如需要理论、压力理论、沟通理论等。

### 四、护理程序对护理实践的指导意义

护理程序是护理学专业化的重要标志，真正体现了护理工作的科学性、专业性和独立性，促进了系统化整体护理的实践发展。护理程序的运用明确了护理工作的范畴和护士角色特征，规范了护士的专业行为，提高了临床护理质量。护理程序在护理实践中的贯彻执行是建立中国临床护理实践标准的基础，同时促进了中国护理与国际护理接轨，使中国护理向国际化迈进。护理程序的应用也推进了护理科研的进步、护理教育的改革、护理管理的标准化进程。

## 第二节 护理评估

护理评估（nursing assessment）是指有组织地、系统地收集资料，并对资料进行分析及判断的过程。它是整个护理程序的基础，包括收集资料、分析整理资料、记录资料三部分内容。护理评估的根本目的是找出要解决的护理问题或护理需要。评估是一个动态的、循环的过程，贯穿于护理程序的各个步骤，是确立护理诊断和提供有效护理措施的基础，也是评估护理效果的参考。

护理评估主要有四种：初始评估、问题评估、紧急评估以及后期评估（表 8-1），它们各有不同的目的，并在不同的时间段运用。评估阶段的工作质量受护理人员的观念、知识、思维及技巧的影响。

**表 8-1 护理评估的类型**

| 类型 | 执行时间 | 目的 |
|---|---|---|
| 初始评估 | 服务对象进入卫生保健机构后 24 小时内 | 明确问题、建立资料库，为后续的护理干预效果的比较提供基线资料 |
| 问题评估 | 在护理照护的全过程中持续进行 | 确定初始评估所发现的特定问题的现状和发展趋势 |
| 紧急评估 | 服务对象处于任何严重的生理或心理危机时 | 确定是否有危及生命的问题 |
| 后期评估 | 初始评估后几个月 | 将服务对象的现状与先前获得的基线资料进行比较 |

### 一、收集资料

收集资料是护理人员系统地、连续地收集服务对象健康状态信息的过程。可根据医院设计的患者入院护理评估表（见附录一）进行。资料包括对服务对象生理、心理、社会等方面的整体资料，对所收集到的各种资料应进行详细客观的记录。

### （一）收集资料的目的

1. 为做出正确的护理诊断提供依据。

2. 为制定护理计划提供依据。

3. 为评价护理效果提供依据。

4. 为护理科研积累资料。

### （二）资料的来源

1. 服务对象本人　服务对象本人是资料的主要来源。服务对象只要意识清醒，沟通无障碍，健康状况允许，就应该成为资料的主要来源。通常服务对象可以提供最精确的主观资料，但某些因素可能会影响资料的精确性。

2. 与服务对象有关的人员　如亲属、同事、朋友等是资料的重要来源。对于婴幼儿、严重疾病、意识障碍、无判断力或昏迷的服务对象，家庭成员或重要关系人可作为主要的信息来源。

3. 其他保健人员　包括医生、护士、健康保健人员。由于评估是一个持续的过程，其他健康保健人员可以提供有关服务对象与健康保健环境接触的方式、对诊断性实验结果的反应等信息。

4. 服务对象的健康记录　包括：①医疗记录：如病史、体检、实验室记录、病程记录和会诊记录等，可以提供服务对象现在和既往的健康状况以及治疗的信息；②其他记录：如营养师、理疗师等其他保健人员所记录的信息，还包括一些服务对象的背景资料。在对服务对象进行访谈之前，阅读这些资料，可以避免提问已有答案的问题。

5. 文献回顾　回顾与某种疾病相关的护理、医疗以及药学文献可以使资料库更为完善。不同民族、不同文化背景中与服务对象健康生活有关的习俗和宗教信仰方面的资料，能为资料提供可参考的信息。

### （三）资料的分类

1. 根据资料的来源，可以把资料分为主观资料和客观资料两大类。

（1）主观资料：指服务对象对自己健康问题的体验和认识，包括服务对象的知觉、情感、价值、信念、态度、对个人健康状态和生活状态的感知。如“我今天觉得很疲劳”。主观资料的来源可以是服务对象本人，也可以是服务对象家属或对服务对象健康有重要影响的人。

（2）客观资料：指检查者通过观察、会谈、体格检查或实验等方法得到或被检测出的有关服务对象健康状态的资料，如患者坐立不安、肺部有啰音等。客观资料获取是否全面和准确主要取决于检查者是否具有敏锐的观察能力及丰富的临床经验。

2. 根据资料的时间，可以把资料分为既往资料和现时资料。

（1）既往资料：指与服务对象过去健康状况相关的资料，包括既往史、治疗史、过敏史等。

（2）现时资料：指与服务对象现在发生的疾病有关的资料，如生命体征、临床表现和心理社会状态等。

护理人员在收集和分析资料时必须将主观资料和客观资料、既往资料和现时资料结合起来进行分析。

### （四）资料内容

1. 一般资料　包括服务对象的姓名、年龄、性别、婚姻状况、文化程度等。

2. 现在健康情况　包括现病史、主要病情、日常生活规律及自理程度，护理体检情况、实验室检查结果等。

3. 既往健康情况　包括既往史、婚育史、过敏史、家族史、用药史等。

4. 心理方面　包括情绪状态，自我感知、自我概念、角色关系、应激水平与应对能力、个体倾向性、性格特征、价值观和信念型态等。

5. 社会方面　包括主要社会关系及密切程度、社会组织关系与支持程度、工作学习情况、经济状况与医疗条件等。

### （五）收集资料的方法

1. 观察法　是护理人员运用自己的感官、知觉获得资料的方法。护理人员接触服务对象就意味着观察的开始，除了观察服务对象的症状、体征以及精神状态外，还须注意观察服务对象的心理反应及所处的环境状况，以便发现一些不明显的、潜在的护理问题。

2. 交谈法　护理程序中的交谈是为了特定目的而进行的计划性沟通，是通过与服务对象及其家属交谈，了解服务对象的健康状况，获得服务对象的健康资料。在交谈中，护理人员应注意运用沟通技巧，关心体贴服务对象，与服务对象建立起相互信任的关系。

3. 护理体格检查　护理体格检查是护理人员系统运用视、触、叩、听等技术对服务对象的生命体征和各系统功能状况进行检查而收集资料的方法。护理人员进行护理体格检查的目的是收集与确定护理诊断、制定护理计划等有关服务对象身体状况方面的资料，因此护理体检应有别于医生所做的体格检查。

4. 查阅　包括查阅病历、各种医疗、护理记录以及有关书籍、资料等。

除以上收集资料的方法外，也可以用心理测量及评定量表对服务对象进行心理社会评估。

## 二、整理资料

整理资料是将所收集到的资料进行分类、核实、筛选的过程。

### （一）整理资料的分类

将资料进行整理分类的方法较多，目前常用的有以下几种：

1. 按马斯洛（Maslow）的需要层次论分类

（1）生理需要：包括生命体征、饮食、活动等。如体温 38℃，心率 100 次/分，呼吸 28 次/分，腹痛、腹泻等。

（2）安全需要：对环境的陌生，对手术的恐惧等。如对医院环境不熟悉，夜间睡眠需要开灯，手术前精神紧张，走路易摔倒等。

（3）爱与归属的需要：如想念亲人，希望有亲友来探望，害怕孤独等。

（4）尊重的需要：因疾病导致自卑感等。如服务对象叙述："我现在什么事都干不了了"等。

（5）自我实现的需要：如担心住院会影响到工作、学习，有病不能实现自己的理想等。

2. 按戈登（Gordon）的功能性健康型态分类　功能性健康型态理论框架简单易于掌握和应用。此理论将人的健康状况分成11项型态，在护理评估过程中分别评估11项型态的功能是否有效或正向，如果评估结果是无效或负向则考虑有护理问题的可能，继续进入护理诊断的步骤。11项功能性健康型态包括：

（1）健康感知-健康管理型态：如服务对象对健康知识的知晓、健康行为等。

（2）营养代谢型态：如饮食、营养状况等。

（3）排泄型态：如排便、排尿、排汗情况等。

（4）活动-运动型态：如日常活动能力、活动量和活动方式等。

（5）睡眠休息型态：如每日睡眠、休息情况。

（6）认知-感知型态：如个人的舒适感、对疾病的认识、感知能力等。

（7）自我感受-自我概念型态：如个人对自己的能力、同一性、价值取向和情绪状态的认知。

（8）角色关系型态：如家庭关系、邻里关系、同事、同学之间关系的状态。

（9）应对-应激耐受型态：对一些变故如生病、丧亲等的反应和适应状态。

（10）性-生殖型态：如对性的态度、月经、生育方面的情况。

（11）价值-信念型态：如服务对象的价值观、宗教信仰、个人的理想等。

3. 按北美护理诊断协会（North American Nursing Diagnosis Association，NANDA）护理诊断分类法Ⅱ分类　将护理诊断分为13类，于是可以将评估资料作为诊断依据，根据相应的护理诊断进行分类。NANDA分类法Ⅱ将护理诊断分为以下13类：

（1）促进健康：对健康和功能状态的认识和利用信息获得健康的生活方式/最佳的健康状况的能力。

（2）营养：维持摄入并应用营养素和液体以满足生理需要和健康的能力。

（3）排泄：排除体内废物的能力。

（4）活动/休息：进行必要的/需要的生活活动（工作和休闲）以及获得充分的睡眠/休息的能力。

（5）感知/认知：对来自内部和外部的信息感觉、整合和反应的能力。

（6）自我感知：对自我的认识和整合、调整自我的能力。

（7）角色关系：建立和维持人际关系的方式和能力。

（8）性：满足性别角色需求/特点的能力。

（9）应对/应激耐受性：处理环境变化和生活事件的方式和能力。

（10）生活准则：面对社会、生活中发生的事件的个人观点、行为方式和所遵循的原则。

（11）安全/防御：避免危险，寻求安全的、促进生长的环境的能力。

（12）舒适：控制内部/外部环境以使身心、社会安适的能力。

（13）成长/发展：机体和器官的生长和功能系统的发展完善。

**（二）复查核实**

对一些不清楚或有疑点的资料需重新调查、确认，补充新资料。

### (三) 筛选

将所收集的全部资料加以选择，剔除对服务对象健康无意义或无关的部分，以利于集中注意要解决的问题。

## 三、分析资料

对所获得的资料分类整理，有条理地、有层次地对资料进行分析，分析的主要目的是为护理程序的下一步护理诊断做准备。

### (一) 找出异常

可采取与正常值或与患者健康时的状态作比较，注意并预测潜在性问题。

1. 分析资料时首先应将资料与正常值进行比较以发现异常所在　为了准确地做出比较，要求护理人员熟练掌握各种正常值范围，要根据所学的基础医学知识、护理学知识、人文科学知识，还应考虑到人的个体差异，根据不同年龄阶段、不同背景等条件，全面地进行比较，找出具有临床意义的线索。

2. 把线索分类，形成推论。

3. 找出被遗漏的和自相矛盾的资料。

### (二) 分析问题

目的是发现健康问题，找出健康问题的相关因素和危险因素。通过与正常值比较发现异常，进一步找出异常出现的相关因素。如中年男性自诉“最近体重不断减轻”，护理人员则应继续询问服务对象的年龄、食欲和饮食情况、工作情况以及日常活动情况等，从服务对象的诉说中找出原因。有时服务对象无法说出具体原因，护理人员可从客观资料中寻求答案。如服务对象诉“我最近总感到头晕、浑身无力，但不知道是为什么?”护理人员通过化验单查看检验结果，发现服务对象血红蛋白 68g/L，这样就找到了引起异常的原因。至于危险因素，是指服务对象目前虽处于正常范围内，但存在着促使其向异常转化的因素，这些因素即为危险因素。找出危险因素可以帮助护理人员预测服务对象之后可能发生的问题，如：偏瘫患者可能发生压疮，因为肢体不能活动是引起压疮的危险因素。

## 四、记录资料

记录资料是完成评估的最后部分。目前资料记录并无统一格式，一般可根据资料的分类方法，自行设计表格记录。但无论以何种格式记录，均应符合医疗文件书写的要求，注意以下几点：

1. 记录必须反映事实　所记录的资料不要带有主观判断和结论，应客观地记录。如对睡眠的记录，写“患者睡眠严重不足”就不如记录“睡眠时间 4 小时”和“患者白天感觉疲乏”，因为“严重”、“不足”对不同的人具有不同的含义，是一种主观感觉，尽量避免使用无法衡量的词语。

2. 记录应使用专业术语　客观资料的描述应使用专业术语，如：反跳痛。

3. 记录全面、及时　所收集的各种资料都应有所记录，注意记录时应清晰、准确、及时、简洁，避免使用错别字。

4. 记录格式　资料的记录格式应符合以下要求：①能够全面、及时准确地反映服务对象的情况；②反映不同专科疾病的特点；③简洁清楚、一目了然；④方便记录等。

## 第三节 护理诊断

护理诊断是护理程序的第二个步骤，是在评估的基础上对所收集的健康资料进行分析，从而确定服务对象的健康问题及其原因的过程。护理诊断对服务对象的健康状况进行准确的描述，界定护理工作的范畴，指出护理的方向，为护理计划的制订提供依据。

### 一、护理诊断的概念及发展史

#### （一）护理诊断的概念

护理诊断（nursing diagnosis）是关于个人、家庭、社区对现存或潜在的健康问题及生命过程的反应的一种临床判断。是护理人员为达到预期的结果选择护理措施的基础，这些预期结果是护理职责范围内可达到的。

从护理诊断的定义可以看出：①护理诊断是针对服务对象反应的临床判断。②反应包括健康问题以及生命过程问题；包括生理、心理、社会各方面的问题；包括现存的或潜在的问题。③服务对象涉及个人、家庭或社区。④所实施的干预和结果均应是由护士负责的。

#### （二）护理诊断的发展历史

护理诊断最早是在1950年由美国迈克迈纳斯（Mchmanus）首先提出，但未得到关注，直到1973年，美国护士会出版的《护理实践标准》一书才将护理诊断纳入到了护理程序中，并授权在护理实践中使用。同年在美国全国护理诊断分类组在密苏里州的圣路易斯市召开的全国护理诊断会议上，提出了护理诊断的基本框架，才正式将护理诊断纳入护理程序，并开始在护理实践中应用。以后由北美护理诊断协会（North American Nursing Diagnosis Association，NANDA）每两年召开一次会议，制订和修改护理诊断。

至2002年NANDA已确定了155个护理诊断（见附录二）。目前我国尚无统一的护理诊断名称，现在主要参考北美护理诊断协会制定的护理诊断条目。

### 二、护理诊断的组成

护理诊断由四个部分组成：名称、定义、诊断依据和相关因素或危险因素。

#### （一）名称

名称（label）是对服务对象健康问题的概括性描述。应尽量使用NANDA认可的护理诊断名称，以利于护理人员之间的交流和护理教学规范。护理诊断分类法Ⅱ规定护理诊断的名称可由七部分组成，但并不是每个护理诊断都必须包括七部分。

1. 诊断概念　是护理诊断的主要部分，是每个护理诊断必须有的部分，它确定护理诊断在分类法Ⅱ中的所属领域和级别。如“营养失调：低于机体需要量”的诊断概念是“营养”。

2. 时间　表示护理问题持续的时间或间隔时间，包括急性、慢性、间断性和持续性，如“急性意识障碍”。

3. 护理单位 指护理诊断所适应的对象，包括个体、家庭、群体、社区。护理单位是每个护理诊断必须具备的部分，缺如时默认为个体。如“体液不足”的护理单位是个体，而“家庭执行治疗方案无效”的护理单位是家庭。

4. 年龄 指个体所处的成长发展时期，如婴儿、青少年等。

5. 健康状态 表示护理诊断是现存的、危险性的，还是健康促进性的。

6. 部位 指护理问题所涉及的组织器官或功能，常用的有皮肤、口腔黏膜、排尿、排便等，如“口腔黏膜受损”。

7. 修饰语 是对护理诊断作限定和具体说明的词语。常用的修饰词有：受损、增加、减少、无效、缺乏、紊乱、功能障碍、过多、增强的趋势等。

### （二）定义

定义（definition）是对护理诊断名称内涵的清晰、正确的描述和解释，并以此与其他诊断相鉴别。一个护理诊断的确立必须符合其定义特征。有些护理诊断的名称虽然十分相似，但仍可以从定义中发现彼此的差异。例如：“压力性尿失禁”的定义是“个人在腹内压增加时立即无意识地排尿的一种状态”，“反射性尿失禁”的定义是“个体在没有排泄或膀胱胀满的感觉下可以预见的不自觉地排尿的一种状态”。虽然二者都是尿失禁，但前者的原因是腹内压增高，后者的原因是无法抑制的膀胱收缩。因此，确定诊断时必须认真区别。

### （三）诊断依据

诊断依据（defining characteristics）是做出该护理诊断的判断标准。诊断依据是服务对象被诊断时必须存在的相应的症状、体征以及有关病史资料。

诊断依据又可以分为：①必要依据：是确定该诊断所必须具备的依据；②主要依据：指通常情况下确定该诊断所具备的依据（约80%～100%的患者会具备此依据）；③次要依据：指对诊断有支持作用的依据，但不一定存在（约50%～79%的患者会具备的依据）。主要依据和次要依据都需要通过科学的思维过程加以证实。护理人员在做出某个护理诊断时，不是凭空想象，而是一定要参照诊断依据。如：“体温过高”中主要依据是体温高于正常范围；次要依据是皮肤发红，触之有热感，呼吸加快，心跳加快等。

### （四）相关因素或危险因素

相关因素（related factors）是指影响个体健康状况，导致健康问题的直接因素。危险因素（dangerous factors）是指一些能增加个体、家庭或社区服务对象易感性，导致不健康状态的促发因素。常见的相关因素有以下五种：

1. 病理生理方面的因素 指与病理生理改变有关的因素，例如：“体液过多”的可能相关因素是与右心衰竭有关。

2. 治疗方面的因素 指与治疗措施有关的因素（用药、手术创伤等）。例如：“语言沟通障碍”的可能相关因素是与使用呼吸机时行气管插管有关。

3. 情境方面的因素 指环境、情境等方面的因素（陌生环境、压力刺激等）。例如：“睡眠型态紊乱”可能相关因素是与住院后环境改变有关。

4. 年龄方面的因素 指在生长发育或成熟过程中与年龄有关的因素，如婴儿、青少年、中年、老年各有不同的生理、心理特征。

5. 心理方面的因素　指与服务对象的心理状况有关的因素。例如："活动无耐力"可能是与疾病后服务对象处于较严重的抑郁状态有关。

## 三、护理诊断的类型

### （一）现存的护理诊断

现存的护理诊断（actual nursing diagnosis）是对个人、家庭或社区服务对象目前已存在的健康问题的描述。如："营养失调：低于机体需要量"。

### （二）危险性护理诊断

危险性护理诊断（risk nursing diagnosis）是对个人、家庭或社区服务对象目前尚未发生的，但有危险因素存在，若不加预防处理，就极有可能发生的健康问题反应的描述。如："有便秘的危险"。

### （三）健康促进性护理诊断

健康促进性护理诊断（wellness nursing diagnosis）是对个人、家庭或社区服务对象具有的达到更高健康水平潜能的描述。如："执行治疗方案有效"。

## 四、护理诊断的陈述

护理诊断的陈述包括三个结构要素：①健康问题（problem），即护理诊断的名称，指明了服务对象现存的或潜在的健康问题；②症状或体征（symptoms or signs），即与健康问题有关的症状、体征；③原因（etiology），指导致健康问题的直接因素、促发因素或危险因素。

护理诊断常见的陈述方式有三种：①三部分陈述：即 PES 公式。多用于现存的护理诊断。例如：营养失调：高于机体需要量（P）：肥胖（S）：与摄入量过多有关（E）。②二部分陈述：即 PE 公式，只有护理诊断名称和相关因素，而没有临床表现。描述时常用"与……有关"词语连接。二部分陈述多用于"有……危险"的护理诊断。例如：有废用综合征的危险（P）：与长期卧床有关（E）。③一部分陈述：只有 P，这种陈述方式多用于健康促进性诊断。例如：母乳喂养有效。

## 五、护理诊断与医疗诊断的区别

明确护理诊断和医疗诊断的区别（表 8-2）对区分护理和医疗两个专业，确定各自的工作范畴和应负的法律责任非常重要。临床常见护理诊断内容见附录三。

表 8-2　护理诊断与医疗诊断的区别

| 区别点 | 护理诊断 | 医疗诊断 |
|---|---|---|
| 诊断核心 | 服务对象对健康问题/生命过程的反应 | 对患者病理生理变化的临床判断 |
| 问题状态 | 现存的或潜在的 | 多是现存的 |
| 数量和变化 | 可同时有多个护理诊断，并随着服务对象反应的变化而不断变化 | 一病一诊断，一般在疾病过程中保持不变 |
| 解决办法 | 护理干预 | 药物、手术、放疗等治疗手段 |

续表

| 区别点 | 护理诊断 | 医疗诊断 |
|---|---|---|
| 使用对象 | 个体、家庭、社区 | 个体 |
| 陈述方式 | 用 PES 、PE、SE 陈述 | 用疾病名称或以原因不明的症状、体征＋待查表述 |

## 六、合作性问题

### （一）合作性问题—潜在并发症

在临床护理实践中，护理人员常遇到一些无法包含在 NANDA 制订的护理诊断中的问题，而这些问题也确实需要护理人员提供护理措施，因此，1983 年 Lynda Juall Carpenito 提出了合作性问题（collaborative problem）的概念。她把护理人员需要解决的问题分为两类：一类经护理人员直接采取措施可以解决，属于护理诊断；另一类需要护理人员与其他健康保健人员尤其是医生共同合作解决，属于合作性问题（见附录四）。合作性问题是指由于各种原因造成的或可能造成的生理上的并发症，是需要护理人员进行监测，并需要与其他医务人员共同处理以减少其发生的问题。合作性问题的陈述方式是“潜在并发症（potential complication）：××××”。例如：潜在并发症：出血性休克。

### （二）护理诊断与合作性问题的区别

合作性问题需要护理人员承担监测职责，以及时发现服务对象身体并发症的发生和情况的变化，但并非所有并发症都是合作性问题。有些可通过护理措施预防和处理，属于护理诊断；只有护理人员不能预防和独立处理的并发症才是合作性问题。严格地说，合作性问题不属于护理诊断的范畴。对这类问题，护理人员不需要确定预期结果，也不是护理人员职责范围内能解决的问题。

护理诊断是护理人员独立采取措施能够解决的问题；合作性问题需要医生、护理人员共同干预处理，处理决定来自医护双方。对合作性问题，护理措施较为单一，护理措施的重点是监测。

例如，潜在并发症：胃肠出血。对这类问题，护理人员的主要功能是进行监测，及时发现，以便与医生共同处理。这是一类合作性的问题，并非护理诊断。而潜在并发症：压疮。对于这类问题，通过我们护理人员的力量，做到“六勤”（勤观察、勤翻身、勤按摩、勤擦洗、勤整理、勤更换），不需医生的干预即可预防这类并发症的发生。这是一类护理诊断问题，并非合作性问题。

## 七、书写护理诊断时的注意事项

1. 应使用统一的护理诊断名称，准确规范。

2. 应是护理职责范围内能够予以解决或部分解决的。

3. 一项护理诊断只针对一个护理问题。

4. 护理诊断指明护理活动的方向，有利于制定护理计划，必须列出相关因素或危险因素。

5. 应贯彻整体护理的原则，应包含服务对象的生理、心理、社会各方面现存的和潜在的健康问题。

6. 避免使用可能引起法律纠纷的语句 如“潜在并发症：出血：与医生手术有关”。

7. 避免价值判断 护理诊断是为了帮助服务对象而非批评服务对象，应避免那些带有价值判断的护理诊断，如“卫生不良：与懒惰有关”。

## 第四节 护 理 计 划

护理计划（nursing planning）是护理程序的第三个步骤，是护理人员在评估及诊断的基础上，对服务对象的健康问题、护理目标及护理人员所要采取的护理措施的一种书面说明。通过护理计划，可以使护理活动有组织、有系统地满足服务对象的具体需要。

护理计划是护理过程中的具体决策过程，是护理人员与服务对象合作，以护理诊断为依据，制定护理目标和护理措施，以预防、缓解和解决护理诊断中确定的健康问题的过程。

### 一、护理计划的种类

护理计划从与服务对象刚接触开始，直到因服务对象离开医疗机构终止护理关系而结束。计划的类型可分为入院护理计划、住院护理计划和出院护理计划。

#### （一）入院护理计划

指护理人员经入院评估后制订的综合护理计划。评估资料不仅来源于书面数据，而且来源于服务对象的身体语言和直觉信息。由于住院期有逐渐缩短的趋势，因此计划应该在入院评估后尽早开始，并根据情况及时修改。

#### （二）住院护理计划

护理人员根据获取的新评估资料和服务对象对护理的反应，制订较入院计划更为个体化的住院护理计划。住院护理计划也可以在护理人员接班后制订，主要确定本班为服务对象所提供的护理项目。根据住院评估资料，护理人员每日制订护理计划，以达到以下目的：①确定服务对象的健康状况是否发生改变。②排列本班护理活动的优先顺序。③决定本班需要解决的核心问题。④协调护理活动，通过一次护理活动解决服务对象多个问题。

#### （三）出院护理计划

随着平均住院期的缩短，服务对象出院后仍然需要护理。因此，出院护理计划是总体护理计划的重要组成部分。有效出院护理计划的制定是从第一次与服务对象接触开始，是根据服务对象住院和出院时的评估资料，结合对服务对象出院后需要的推测而制定的。

### 二、护理计划的过程

护理计划包括四个方面的内容：①排列护理诊断的顺序；②确定预期目标；③制定

护理措施；④护理计划成文。

### （一）排列护理诊断的顺序

由于护理诊断往往有多个，在计划阶段应首先明确处理护理诊断提出问题的先后次序。排列护理诊断的顺序就是将所列出的护理诊断按重要性和紧迫性排出主次，一般情况下，对服务对象生命威胁最大的问题排在最前面，其他的依次排列。护理人员根据问题的轻、重、缓、急，确定护理的重点，先后采取行动，做到有条不紊。

1. 问题的排列：可分为首优、中优、次优。

（1）首优问题（high-priority problem）：又称威胁生命的问题。指直接威胁服务对象生命，需立即解决的问题。如气体交换受损、心输出量减少、清理呼吸道无效、有窒息的危险等问题。急、危重症者在紧急状态下，常可能同时存在多个首优问题。

（2）中优问题（medium-priority problem）：指那些虽然不直接威胁服务对象的生命，但对身心造成痛苦，严重影响健康的问题。如压力性尿失禁、躯体活动障碍、严重疼痛、体温过高、有受伤的危险、焦虑、恐惧、有感染的危险、睡眠型态紊乱等问题。

（3）次优问题（low-priority problem）：指那些个体在应对发展和生活中变化时所产生的问题，是与特定的疾病或预后不直接相关的问题。如缺乏娱乐活动、疲乏、角色冲突、精神困扰、社交孤立等。

排列的护理诊断顺序在护理过程中不是固定不变的，随着病情变化和治疗护理的进展，威胁生命的问题得以解决，生理需要获得一定程度的满足后，中优或次优问题可以上升为首优问题。

2. 护理诊断的排序原则

（1）优先解决危及服务对象生命的问题。按马斯洛的需要层次论，先解决低层次问题，后解决高层次问题，必要时适当调整。

（2）在与治疗、护理原则无冲突的情况下，优先解决服务对象主观迫切需要解决的问题。因此如果可能，服务对象应参与到诊断排序的过程中。

（3）分析护理诊断之间是否存在相互关系，应先解决问题产生的原因，而后再考虑由此产生的结果。不要忽视危险性和潜在性问题，应根据性质决定其序列。

### （二）制定预期目标

预期目标（expected outcome）也称预期结果，指服务对象通过接受护理照顾之后，期望能够达到的健康状态或行为、情感等的变化，也是护理效果评价的标准。预期目标是针对护理诊断提出的，每个护理诊断都应有相应的适合服务对象并且可行的护理目标，护理人员应与服务对象共同制定。

1. 目标的种类　根据实现目标所需要的时间可分为短期目标和长期目标。

（1）短期目标：指在相对较短的时间（一般指一周内）内可以达到的目标。适合于住院时间较短、病情变化较快者。例如："3 日内患者可以下地独立行走 10m"，"用药 2.5 小时后患者自述疼痛消失"等都是短期目标。

（2）长期目标：指需要相对较长时间（数周、数月）才能实现的目标。可以分为两类：一类是需要护理人员针对一个长期存在的问题采取连续性行动才能达到的长期目标，例如，一个长期卧床的服务对象需要护理人员在整个卧床期间给予精心的皮肤护理以预防发生压疮，长期目标可以描述为“卧床期间皮肤完整无破损”；另一类是需要一系列短期目标的实现才能达到的长期目标，例如：“半年内体重减轻 12kg”，最好通过一系列短期目标来实现，可以定为“每周体重减轻 0.5kg”。短期目标的实现使人看到进步，增强实现长期目标的信心。

2. 目标的陈述方式　护理目标的陈述公式为：主语＋谓语＋行为标准＋时间、条件状语。

（1）主语：指服务对象或其一部分。服务对象在目标陈述中充当主语时，可被省略。

（2）谓语：指服务对象将要完成且能被观察到的行为动作。

（3）时间状语：指服务对象完成该行为动作所需要的时间限定。

（4）条件状语：指服务对象完成该行为动作所必须具备的条件状况。

（5）行为标准：指服务对象完成该行为动作所要达到的程度。

例如，目标 1：2 日内（时间状语）患者（主语）能拄拐杖（条件状语）行走（谓语）50m（行为标准）。目标 2：住院期间（时间状语）患者的皮肤（主语）保持（谓语）完整、无破损（行为标准）。

3. 目标的陈述要求

（1）目标以服务对象为中心：目标应反映服务对象经过护理后的变化，是护理活动的结果，而非护理人员的行为或护理活动本身。例如：患者能自行在病区内活动 10 分钟。

（2）目标的主语应是服务对象：目标是期望服务对象所能发生的改变，因此目标的主语应是服务对象，包括患者、孕妇、产妇、患者家属等。主语也可以是服务对象的生理功能或机体的一部分，如服务对象的皮肤、体重。虽然，有时在目标陈述中会省略主语，但句子的逻辑主语一定是服务对象。

（3）目标应具有针对性和单一性：每个目标都应明确针对一个护理诊断，并只能提出一种行为反应，即一个目标中只能出现一个行为动词，否则难以评价。例如：3 日内患者能学会有效咳嗽。但是一个护理诊断可以有多个护理目标。例如：便秘：与痔疮引起的疼痛有关。可制定的目标包括：目标 1：2 日内患者学会排便时减轻疼痛的技巧。目标 2：4 日内患者主诉排便时疼痛减轻。目标 3：7 日内患者能每天排便一次。

（4）目标应具有可观察性：可观察性指一旦发生改变，护理人员就可以通过直接询问服务对象或应用评估技能来发现。可观察的改变可以是生理上的、认知水平上的和行为上的。

（5）目标应具有协调性和可行性：护理目标应与其他专业人员的治疗相一致。如：在医嘱要求卧床 3 周的情况下，就不宜要求患者在卧床期间下床行走。同时在确定目标时必须对服务对象、环境、资源进行全面评估，以保证制定的目标是有可能达到的。如：上消化道出血患者存在“活动无耐力”的护理诊断，但目标要求“一周后爬五楼不感到心慌、气短”是不现实的，也是不可行的目标。

（6）目标应有时限性：每个目标都应有实现目标的时间限定，为确定何时评价提供依据。

(7) 目标应具有互动性：互动地制定预期目标，确保服务对象和护理人员在护理的方向和实现目标的时限上达成共识。这就意味着实现预期目标的过程需要服务对象的积极性和合作意识。他们参与得越多，目标实现的可能性就越大。特别是与自尊、家庭和沟通有关的护理问题，必须有服务对象的积极参与和合作才能解决。

(8) 有关潜在并发症的目标：潜在并发症属于合作性问题，对其观察是护理活动范畴内的，因此，潜在并发症的护理目标是：并发症被及时发现并得到及时处理。

### (三) 制定护理措施

护理措施 (nursing interventions)，也可称护理干预，是护理人员帮助服务对象实现预期目标的护理活动和具体实施方法，规定了解决健康问题的护理活动方式与步骤。制定护理措施的过程是一个决策的过程，护理人员应运用评判性思维，并将服务对象的资料与自身专业知识和实践经验加以综合，来选择最有利于实现预期目标的护理措施。

1. 护理措施的类型　依据不同的分类方法，可将护理措施分为不同的类型。目前常用的是按照措施的性质或措施解决问题的领域来分类。

(1) 按措施的性质分类：①独立性护理措施：是护理人员不依赖医生的医嘱而提出的护理措施，也可称为护嘱 (nursing order)，是护理人员运用科学的护理知识和技能独立进行的护理活动。例如：为服务对象实施护理教育、观察病情变化、提供心理支持等；②依赖性护理措施：是护理人员遵照医嘱或特定治疗方案实施的护理活动。例如给药、静脉输液等；③合作性措施：又称相互依赖性护理措施，是需要护理人员与其他健康保健人员共同合作实施的活动。例如：护理人员与营养师一起讨论制定服务对象的饮食营养计划。

(2) 按处理问题的领域分类：1992 年美国护理学者 McCloskey 和 Bulechek 出版了《护理措施分类》(Nursing Intervention Classification，NIC)。该分类法依据措施所处理的问题类别将护理措施分为基本生理、复杂生理、行为、安全、家庭和保健体系 6 个领域、26 个类别共 336 个措施。每个护理措施都由名称、定义、一组护理行为和一个简短的背景说明列表组成。该分类为护理活动提供了标准化语言，而且所有的护理措施都与 NANDA 的护理诊断名称相联系，每个护理诊断都有几个相对应的护理措施，护理人员就可以根据服务对象的护理诊断、对服务对象的了解，选择最适合的护理措施。NIC 的应用也便于计算机处理分析资料，有助于护理研究和推进护理知识的发展。

2. 护理措施的内容　主要包括病情观察、基础护理、检查及手术前后护理、心理护理、功能锻炼、健康教育、执行医嘱、症状护理等。

3. 制定护理措施的要求

(1) 护理措施应具有针对性：护理措施应针对预期目标。一个护理目标可通过几项护理措施来实现，按主次、承启关系排列。

(2) 护理措施应切实可行：制定措施时应考虑：①服务对象的具体情况，措施应适合服务对象的年龄、体力、病情、认知水平和改变自己目前健康状况的愿望；②医院、病区现有的条件，设施、人员的数量和技术水平等。

(3) 护理措施应明确、具体、全面：护理措施必须具有可操作性，一项完整的护理措施应包括日期、具体的内容、用量、执行的方法、执行的时间和签名。

（4）护理措施应保证患者安全：所实施的护理措施应考虑服务对象的病情和耐受能力，如肢体的活动锻炼等应循序渐进，使其乐于接受，避免损伤。

（5）护理措施应以科学的理论为依据：每项护理措施都应有科学的措施依据，这些依据可以是医学基础知识、行为科学知识、社会科学知识等。

（6）护理措施应与医疗工作协调一致：护理措施应与其他医务人员的措施相一致，因此在制定护理措施时应与其他医务人员相互协商、相互配合。

（7）应鼓励服务对象参与制定护理措施：护理措施的执行需要有服务对象的良好合作，因此鼓励服务对象及其家属参与护理措施的制定过程，有助于他们理解护理措施的意义和功能，更好地接受、配合护理活动，从而获得护理措施的最佳效果。

**（四）护理计划成文**

护理计划是将护理诊断、目标、措施等各种信息按一定规格组合而成的护理文件。护理计划一般都制成表格形式称为护理计划单（见附录五）。各医院的护理计划单规格不完全相同，大致包括日期、护理诊断、预期目标、护理措施、效果评价几项内容。

护理计划应体现个体差异性，一份护理计划只对一个服务对象的护理活动起指导作用。护理计划还应具有动态发展性，随着服务对象病情的变化、护理效果的优劣而补充调整。护理计划明确了服务对象健康问题的轻重缓急及护理工作的重点，确定了护理工作的目标，制订了实现预期目标的护理措施，为护理人员解决服务对象健康问题，满足服务对象健康需要的护理活动提供了行动指南。

## 第五节　护理实施

护理实施（nursing implementation）是护理程序的第四个步骤，是将护理计划付诸实施的过程。通过实施，可以解决护理问题，并可以验证护理措施是否切实可行。实施阶段，不仅需要护理人员具备丰富的专业知识，还需要护理人员具有熟练的操作技能、良好的人际沟通能力、关心体贴服务对象，才能保证护理计划协调进行，使服务对象得到高质量的护理。

### 一、实施内容

**（一）**将护理计划内的护理措施进行分配和实施，包括协助日常生活的措施、预防性措施、治疗性措施、弥补不良反应的措施、抢救性措施等。

**（二）**执行医嘱，将医疗与护理有机结合，保持护理与医疗活动协调一致。

**（三）**为服务对象及家属提供有关健康问题的咨询，进行健康教育，以促进服务对象及其家庭和护理人员之间的人际互动，指导他们共同参与护理计划的实施活动。

**（四）**及时评估计划实施的质量、效果，观察病情发展变化，处理突发急症。

**（五）**继续收集服务对象的资料，及时、准确完成护理记录，不断补充、修订和完善护理计划。

**（六）**与其他医护人员保持良好、有效的合作关系，尽可能提高护理工作效率。

## 二、实施方法

**（一）** 分管护理人员直接为服务对象提供护理。

**（二）** 与其他医护人员合作。

**（三）** 教育服务对象及其家属共同参与护理。在教育时应注意了解服务对象及其家属的年龄职业、文化程度对改变目前状况的信心与态度、服务对象目前的健康状态和能力，掌握教育的内容与范围，采用适当的方法和通俗的语言，以取得良好效果。

## 三、实施步骤

### （一）实施前的准备

1. 实施前的思考　要求护理人员在护理实施前思考以下问题：

（1）做什么（what）：回顾已经制订好的护理计划，保证护理计划的内容是科学的、合适的、安全的、符合服务对象目前情况。然后组织所要实施的护理措施。这样一次接触服务对象时可以根据计划有顺序地执行数个护理措施。

（2）谁去做（who）：确定哪些护理措施是护理人员自己做，哪些是由辅助护理人员执行，哪些是由其他医务人员共同完成，需要多少人。一旦护理人员为服务对象制订好了护理计划，计划可由下列几种人员完成：①护理人员本人，由制订护理计划的护理人员将计划付诸行动。②其他医务人员，包括其他护理人员、医生和营养师。③服务对象及其家属，有些护理措施，需要服务对象及其家属参与或直接完成。

（3）怎么做（how）：实施时将采取哪些技术和技巧，并回顾技术操作、仪器操作的过程。如果需要运用沟通交流，则应考虑在沟通中可能遇到的问题，可以使用的沟通技巧。

（4）何时做（when）：根据服务对象的具体情况、健康状态，选择执行护理措施的时间。

（5）何地做（where）：确定实施护理措施的场所，也是十分必要的，对于涉及服务对象隐私的操作，更应该注意选择环境。

2. 再次评估服务对象　服务对象的情况是在不断变化的，因此在实施前应该进行再评估，如果服务对象的情况发生了变化，必须修改护理计划。

3. 审阅修改计划　如果发现计划不符合服务对象的实际情况，应及时予以修改。评估服务对象的情况变化和修改护理计划是贯穿于整个护理计划实施过程的。

4. 分析实施计划所需要的护理知识与技术　包括实施护理计划所需要的专业知识、认知技能、人际交流技能、操作技能，如果存在欠缺，应及时补充，可通过查阅有关资料，请教专业人员或请求协助来完成。

5. 预测可能会发生的并发症及如何预防　护理人员应凭借自己的专业知识和工作经验，充分评估、预测实施计划过程中可能存在的风险和可能发生的并发症，并采取必要的预防措施。

6. 组织实施计划的资源　包括完成计划所需要的设备或物品，所需要的人员数量、能力要求、配置方式；所需要的环境条件和时间等。

从理论上讲，实施是在护理计划制定之后，但在实际工作中，特别是抢救危重患者时，实施常先于计划之前。此时护理人员往往根据患者情况，认真思考，在头脑中形成应对紧急情况时的初步护理计划，立即采取护理措施，事后再书写完整的护理计划。

**（二）实施**

实施护理计划的过程是护理人员运用观察能力、沟通技巧、合作能力和应变能力，娴熟地应用各项护理操作技术的过程。在这个过程中，护理人员要与其他医护人员相互协调配合，还要充分发挥服务对象及家属的积极性，鼓励他们积极参与护理活动；同时密切观察执行计划后服务对象的反应，有无新的问题发生，及时收集资料，迅速、正确处理一些新的健康问题与病情变化。

**（三）实施后的记录**

护理文件记录与护理程序的实施同样重要。护理管理者提倡在临床实践中使用具体而统一的护理实践及程序表格，护理人员只需记录护理中所遇到的特殊问题。然而，这种方法有一定的法律争议，认为如果在表格中没有相应的记录，就证明护理人员没有做相应的工作。因此，医院及其他的健康机构要求护理人员认真、详细、完整地记录护理过程。

1. 记录目的　包括：①便于其他医护人员了解服务对象的健康问题及其进展情况；②作为护理工作效果与质量检查的评价依据；③为护理科研提供资料、数据；④为处理医疗纠纷提供依据。

2. 记录内容　护理记录的主要内容包括：实施护理措施后服务对象和家属的反应及护理人员观察到的效果，服务对象出现的新的健康问题与病情变化，所采取的临时性治疗、护理措施，服务对象身心需要及其满足情况，各种症状、体征，器官功能的评价，服务对象的心理状态等。

3. 记录格式　护理记录的方式有多种，比较常用的是PIO格式和SOAPE格式。

（1）PIO或PIE格式：P（problem）护理问题，I（intervention）护理措施，O（outcome）护理结果，E（evaluation）护理评价。PIO护理记录单（见附录六）。

（2）SOAPIE格式：S（subjective data）：主观资料，即服务对象的感觉、主诉，如头痛、乏力等；O（objective data）：客观资料，即护理人员观察、检查的结果，如生命体征、化验报告等；A（assessment）：估计，指护理人员对上述资料的分析、解释及对问题的判断；P（plan）：计划，指护理人员为解决服务对象的问题所采取的措施；I（intervention）：护理措施；E（evaluation）：代表评价，即采取护理措施后的效果。

4. 记录的要求　护理记录要求简明扼要、及时准确、客观完整，不得提前记录，防止漏记，以避免重复实施相同的措施。

## 第六节　护理评价

护理评价（nursing evaluation）是护理程序的最后一个步骤，是将实施护理计划后得到的服务对象健康状况的信息与预定的护理目标逐一对照，依照评价标准对护理人员执行护理程序的效果、质量做出评定的过程。评价过程是护理人员运用评判性思维对护理活动的过程和结构进行评判的过程，它贯穿于护理全过程。

## 一、护理评价的方式

护理评价虽然是护理程序的最后步骤，但是并不代表必须到护理的最终阶段才能评价。实际上，从收集资料开始评价就不停地进行。

### （一）按评价时间分

1. 及时评价　护理人员实施护理程序的每一个步骤或每一项护理措施后，根据服务对象的反应及病情变化进行评价。

2. 阶段评价　护理人员进行了一个阶段的工作之后进行的评价。如同级护理人员互评、护士长的定期查房等。

3. 最终评价　服务对象出院、专科或死亡后的总体评价。由此可见，评价过程贯穿于护理程序的始终。

### （二）按评价部门分

1. 医院质量控制委员会检查
2. 护理查房
3. 护士长与护理教师的检查评定
4. 护理人员自我评价

## 二、护理评价的内容

### （一）组织管理的评价

是评价病区整体护理的组织管理质量是否有效地保证了护理程序的贯彻执行。主要内容有：各种护理文件的规范性、护理人员分工的组织形式、各类护理人员履行职责情况、病区的环境调节是否有利于护理程序的实现。评价重点包括评价护理环境对护理质量的影响；人员组织是否高效；设备配给是否完善等。

### （二）护理过程的评价

是检查护理人员进行护理活动的行为过程是否符合护理程序的标准。如护理病历质量、护理措施实施情况等。护理程序的评价标准包括：

1. 所收集资料的真实性、准确性、完整性和系统性。
2. 护理诊断的正确性、完整性、规范性。
3. 护理目标的可行性、可测量性与规范性。
4. 护理措施的针对性、全面性、可行性和有效性。
5. 护理记录的及时性、准确性、完整性。

### （三）护理效果的评价

是评价中最重要的部分。先进的工作方法必然是以最佳的活动结果予以体现的。核心内容是评价服务对象的行为和身心健康的改善情况是否达到了预期目标。护理效果的评价包括：

1. 执行医嘱、护嘱是否及时、准确。

2. 对病情的观察是否细致、及时、有预见性。

3. 对患者心理活动的观察是否及时、正确，对策是否得当。

4. 服务对象对自身疾病及保健知识的了解程度，对护理活动的参与、合作水平。

5. 服务对象目标是否按计划实现，健康问题是否有效的解决或部分解决。

6. 执行各项护理操作是否安全、有效、舒适。

7. 服务对象对护理人员的工作态度、工作质量是否满意。

## 三、护理评价的过程

### (一) 建立评价标准

在进行评价前，首先要建立统一的评价标准。根据护理程序的基本理论与原则，选择能验证护理诊断及护理目标实现的可观察、可测量的指标作为评价标准。

### (二) 收集资料

根据评价标准和评价内容收集各类主、客观资料。

### (三) 评价预期目标是否实现，并分析原因

1. 对照检查　对照各项评价标准，衡量目标实现程度及各项工作达标情况。目标实现程度大致分为三种水平：①目标完全实现；②目标部分实现；③目标未实现。

2. 分析、确定目标未实现的原因　对目标未实现部分及未达标的工作内容进行分析讨论，发现目标未实现的原因。对目标未实现的原因通常可从以下几个方面进行分析：①所收集的资料是否真实、正确、全面；②所做出的护理诊断是否正确；③所制定的目标是否具有针对性，切实可行；④所采取的护理措施是否具有针对性，是否有效，执行过程是否出现偏差；⑤服务对象的病情是否发生了变化；⑥服务对象及其家属是否合作。

### (四) 重新修订护理计划

根据分析的结果，对护理计划进行修订。修订通常有以下方式：

1. 停止　对已实现的护理目标和已解决的问题，停止原有的护理措施。

2. 继续　护理目标正确，护理问题有一定程度改善，但未彻底解决，继续执行计划。

3. 取消　原有的潜在护理问题未发生，危险性不存在了，可取消相应诊断、目标、措施等。

4. 修订　对目标未实现或部分未实现，服务对象健康问题仍然存在的，应重新收集资料，分析目标未实现的原因，修正不适当的诊断、目标或措施。对出现的新问题，在再收集资料的基础上做出新的诊断和制定新的目标与措施，进行新一循环的护理活动，直至最终达到服务对象的最佳健康状态。

## 案例分析

[案例导入]　患者，男，大学文化。患者3小时前因情绪激动出现心前区压榨性剧痛，濒死感，伴冷汗，立即舌下含服硝酸甘油，疼痛不能缓解，于下午5时急诊入院。入院查体：T36.9℃，P116次/分，R29次/分，BP95/65mmHg，面色苍白，表情痛

苦，呻吟不止。心脏听诊：心率 116 次/分，心律不齐，心尖部心音低钝，未闻及杂音。肺脏与腹部无异常体征。心电图示：广泛前壁心肌梗死。既往有心前区发作性疼痛史 3 年，每次发作多与劳累、紧张、饱餐、情绪激动等有关，舌下含化硝酸甘油后 3～5 分钟疼痛可缓解。3 年来由于工作繁忙，睡眠不足，饮食不规律，未规律用药，常饮酒，吸烟，进食厚腻食物。入院后立即予溶栓治疗，吸氧，重症监护，绝对卧床休息，3 小时后患者病情渐趋稳定。

［提出问题］ 请根据护理程序的各步骤要求制定护理计划。

［分析思路］

1. 护理评估：收集、整理资料，列出有待进一步评估的资料。
2. 确定护理诊断：分析资料，提出护理诊断并进行排序。
3. 制定护理计划：根据护理诊断，列出目标、护理措施，按规范书写。

**学习小结**

1. 学习内容

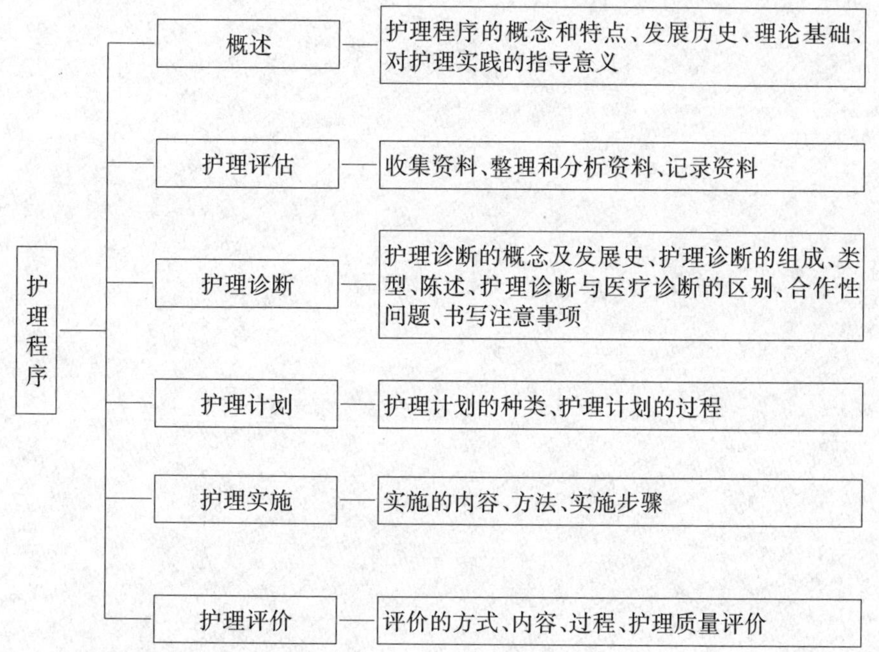


2. 学习方法

(1) 结合病案分析，掌握护理程序的步骤。

(2) 通过到医院见习，观察护理工作情况，对护理程序的运用有感性认识。

**(王 英)**

**复习思考题**

1. 讨论护理诊断、医疗诊断和合作性问题的区别。

2. 病例分析：患者，女性，37 岁，患有空洞型肺结核，近 2 个月来常有低热，乏力，咳嗽，咯少量血性黏液痰，食欲减退，盗汗。2 天前由于劳累，咯大量血痰，遂收入院。查体：神志清楚，面色苍白，T37.1℃，P84 次/分，R 21 次/分，BP120/80mmHg，听诊双肺呼吸音粗，左上叶闻及少量痰鸣音。辅助检查：血红细胞计数 $3.5\times10^{12}$/L，Hb120g /L，X 线示左上叶尖部有两透明区域。入院后患者十分紧张，夜间睡眠不好，咳嗽加剧。在一次阵咳后，口鼻涌出鲜血，量约 100ml，患者表情惊恐。

根据上述资料，请针对患者存在的健康问题列出 2～3 个护理诊断，并就其中一项护理诊断制定护理计划。

# 第九章 健 康 教 育

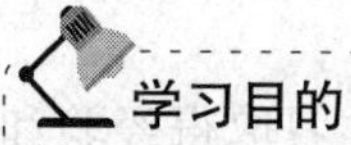

**学习目的**

通过学习健康教育、健康促进的概念、方法等内容，为护理实践中开展健康教育活动奠定理论基础。

**学习要点**

健康教育、健康促进的概念；健康教育的主要模式及方法；护士在健康教育中的作用。

20世纪80年代以来，在世界卫生组织的推动下，随着全球性健康促进运动的兴起，健康教育与健康促进作为卫生保健的总体战略已得到全世界的关注。护理工作者的重要职责之一是通过健康教育唤起公众的健康意识，使其改变不良的生活习惯，建立有利于健康的行为方式，促进个体和人群健康水平的提高。

## 第一节 健康教育与健康促进概述

健康教育是一项以提高全民健康水平为目的，通过健康知识传播、教育等手段，干预个体、群体和社区健康相关行为，改变不健康的行为或方式，消除或减少健康危险因素，维护和促进人群健康的有计划的教育活动。

### 一、健 康 教 育

#### （一）健康教育与健康教育学

健康教育（health education） 随着健康概念的演变，不同的学者对健康教育有不同的理解和定义。1954年，WHO在《健康教育专家委员会报告》中指出："健康教育和一般教育一样，关系到人们知识、态度和行为的改变。一般来说，健康教育致力于引导人们养成有益于健康的行为，使之达到最佳状态。健康教育是一种连接健康知识和行为之间的教育过程。"1988年第十三届世界健康教育大会提出："健康教育是研究传播保健知识和技能，影响个体和群体行为，预防疾病，消除危险因素，促进健康的一门学科。"健康教育的基本内涵：

（1）健康教育需应用多学科的理论、知识和技能：如预防医学、传播学、社会学、教育学、行为学、心理学、社会市场学等。

（2）健康教育是有计划、有组织、有系统、有评价的社会和教育活动：在预先计划下，按照健康教育的原理和方法对人们不健康的行为进行干预、帮助目标对象实现认知、信念和行为改变。健康教育的开展不仅涉及整个卫生服务体系，还涉及非卫生部门如农业、教育、大众媒介、交通和住房等。因此健康教育不仅是教育活动也是社会活动。

（3）健康教育的核心问题是促使个体或群体改变不健康的行为和生活方式：健康教育的一切内容都是围绕人的行为问题，改变人们不健康行为和帮助人们建立健康行为是健康教育的工作目标。

（4）健康教育以传播、教育、干预为手段，具有很强的理论性及实践性：健康教育是联系健康知识与健康实践的桥梁，借助多学科的理论和方法，通过信息传播和行为干预，帮助个人和群体掌握卫生保健知识，树立健康观念，自愿采纳有利于健康的行为和生活方式，促进个人健康和社会文明。

（5）健康教育是不断学习的过程：需要人们通过自我学习或相互学习取得经验和技能。

### （二）健康教育的发展史

健康教育的发展是与医学模式的演变、疾病谱和死亡谱的变化分不开的。世界健康教育的发展大致可以分为三个阶段：

1. 医学阶段（20 世纪 70 年代以前） 此阶段健康教育活动从人的生物学特性出发，对疾病重治轻防。健康教育的主要内容是一般的卫生知识宣传，未重视心理、社会与环境因素，忽视公众自我维护健康的能力，限制了社区开发与利用。

2. 行为阶段（20 世纪 70～80 年代） 此阶段健康教育活动是在生物-生理-社会医学模式指导下开展针对不良生活方式的健康教育。新的医学模式提出不良生活方式即行为危险因素的观点，使医学理论增加了教育、行为、社会市场和政策等内容，拓展了健康教育的领域，为健康教育的发展奠定了基础。

3. 社会环境阶段（20 世纪 80 年代后） 此阶段健康促进的理念进一步扩展，提出以"生态-群体-健康"为纲。健康教育从单纯改变个体的生活方式逐渐扩大到重视生态环境及社会文化因素对健康的影响。在认识上，从将健康教育视为是一种宣传手段，过渡到将其视为健康促进的方法；在对象上，从仅针对患者，而逐渐扩大到针对各种健康或亚健康人群；在功能上，从解除人体结构和功能的病变，扩展到预防、保健、治疗、康复为一体的全程服务；在内容上，由单纯知识传播，向心理健康和行为干预方面转变。

我国健康教育的发展大体上与世界健康教育的发展相同，先后经历了三个时期，即卫生宣传与爱国卫生运动时期（20 世纪 50～60 年代），健康教育网络初步形成时期（20 世纪 80～90 年代），健康教育与健康促进共同发展时期（20 世纪 90 年代以后）。

## 二、健康促进

健康促进（health promotion）一词，早在 20 世纪 20 年代提出，发展于 70 年代，健康促进的定义较多，目前较为公认的有：

1986 年 11 月 WHO 第一届国际健康促进大会发表的《渥太华宪章》指出："健康促进是促使人们提高、维护和改善他们自身健康的过程。"

美国教育学家劳伦斯·格林（Lawrence W. Green）指出："健康促进是指一切能促使行为和生活条件向有益于健康改变的教育与环境支持的综合体。"其中教育是指健康教育；环境包括社会、政治、经济和自然环境；支持指政府承诺、政策、立法、财政、组织、社会开发以及群众参与等。此定义更具有可操作性。

1995 年 WHO 西太区办事处发表《健康新地平线》指出："健康促进是指个人与其家庭、社区和国家一起采取措施，鼓励人们采取有利于健康的行为，增强人们改进和处理自身健康问题的能力。"

## 三、健康教育与健康促进的关系

1. 健康促进概念比健康教育更为完整，更具有社会性 健康促进涵盖健康教育及生态学因素。健康教育侧重于改变影响人行为的外在因素；而健康促进关注外因的同时又关注内因，且重视发挥个人、家庭、社会的健康潜能。强调健康不仅是卫生部门的责任，也是社会和个人的资源。

2. 健康教育是健康促进的重要组成部分 健康促进是一种宏观战略，健康促进的目标需要健康教育来实现，没有健康教育也就没有健康促进；健康促进不能取代或替代健康教育在学科领域中促进人们认知、态度和行为改变的特定作用。

3. 健康教育在健康促进中起主导作用 健康教育不仅在促进个人行为改变中起重要作用，而且激发领导者拓展健康教育的政治意愿、促进公众积极参与、寻求社会的全面支持，以及促成健康促进氛围的形成具有重要的作用。

## 四、健康教育与健康促进的任务与作用

### （一）健康教育与健康促进的任务

健康教育与健康促进的任务是使人们在任何地方、任何时候都能更早、更方便、更愉快的作出健康的选择，可以通过建立促进健康的公共政策、创造支持性环境、强化社区行动、发展个人技能和调整保健服务方向"五大行动领域"来实现。

### （二）健康教育与健康促进的作用

1. 实现"人人享有健康保健"目标的重要策略 《阿拉木图宣言》指出"健康教育是所有卫生问题、预防方法及控制措施中最为重要的，是能否实现初级卫生保健任务的关键"。如联合国儿童基金会的健康教育项目、我国"全国亿万农民健康促进行动"等在促进政策支持、各部门间合作及保证广大群众参与实现"人人享有健康保健"目标中起到重要的作用。

2. 提高人群自我保健意识和能力的需要 通过健康教育与健康促进使公众了解和掌握自我保健知识，如防治性病、艾滋病、结核及重大传染病；普及慢性非传染性疾病防治知识，倡导健康文明的生活方式，提高个人的自我保健能力。

3. 降低发病率和医疗费用 健康教育是一项低投入、高产出、高效益的保健措施。人们只要改变不良的行为方式及生活习惯，如健康饮食、经常活动和戒烟等，就可以降低疾病的发病率和死亡率，减少医疗费用支出。

## 五、护士在健康教育中的作用

护士的重要职责是"预防疾病、促进健康、维护健康和恢复健康"，在健康教育中护士有着举足轻重的作用：

1. 为服务对象提供有关健康的信息 护士根据服务对象的不同特点和需要，为其

提供有关预防疾病、促进健康的信息。将健康知识传播给公众，唤起人们对自己及社会的健康责任感，使其投入到卫生保健活动，以提高公众的健康水平。

2. 帮助服务对象识别影响健康的危险因素　通过健康教育护士可以帮助服务对象认识危害个体健康的危险因素，如可控的危险因素吸烟、喝酒、不良生活方式和行为等，同时还需要考虑年龄、遗传等不可控的危险因素。

3. 帮助服务对象确定存在的健康问题　护士通过对服务对象及其家庭和社区进行全面评估，帮助其认识现存的和潜在的健康问题。

4. 帮助服务对象制定促进健康的计划　护士根据服务对象的不同特点、健康问题及需求，确定优先解决的问题，制定目标以及促进健康的计划。

5. 指导服务对象采纳健康行为　护士应为服务对象提供有关卫生保健的知识和技能，帮助合理的利用资源，建立健康的生活方式。如鼓励肥胖者采取均衡饮食、适当活动，逐步减肥至标准体重等，提高人群自我保健能力。

6. 开展健康教育的研究　健康教育是涉及多学科领域的交叉学科，在我国健康教育还是一门非常年轻的学科，需要不断地完善及提高。在进行健康教育实践过程中，必须注意健康教育的科学研究，如不同人群、不同地域健康教育需求的研究、教育方法与手段的研究、教育形式研究、教育效果研究、教育体制研究等。并将研究成果推广应用，提高教育质量，更好地为广大群众服务。

## 第二节　健康相关行为改变理论

健康相关行为是指个体和群体与健康和疾病有关的行为，受到遗传、心理、自然与社会环境等众多因素的影响，是一种复杂的活动。因此，健康相关行为的改变也是一个相当复杂的过程。健康教育模式可帮助理解、分析行为变化的过程，是健康教育活动的指南，是健康教育工作持续化、制度化、规范化发展的重要保证。

### 一、知信行模式

知信行模式（knowledge attitude belief practice，KABP 或 KAP）是知识、态度、信念和行为的简称，是有关行为改变的模式之一，其实质是认知理论在健康教育中的应用。

#### （一）模式的组成

知信行模式将人们行为的改变分为获取知识、产生信念、形成行为的三个连续过程：

1. 知　知识和学习；主要指人们对卫生保健知识和卫生服务信息的知晓和理解。

2. 信　信念和态度；主要指对健康信息的相信，对健康价值的态度。

3. 行　行为；主要指产生促进健康行为、消除危害健康行为等行为改变的过程。

其中知是基础，信是动力，行是目标。卫生保健知识和信息是建立积极、正确的信念与态度的基础，而信念和态度则是行为改变的动力，最终主动地改变危害健康的行为，形成促进健康的行为。

### (二)知信行模式在健康教育中的应用

知信行模式是较为成熟的模式,以预防艾滋病的健康行为模式建立为例(图 9-1)。

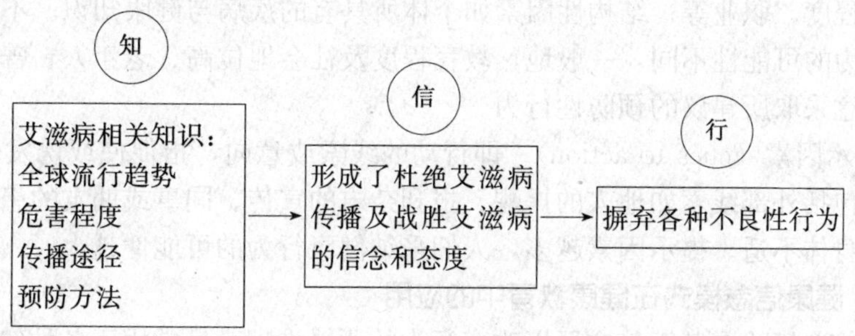


图 9-1 艾滋病健康教育—知信行模式

人们从接受知识转化到行为改变是一个非常复杂的过程。知、信、行三者间虽然存在因果关系,但没有必然性。在信念确立以后,如果没有坚决转变态度的前提,实现行为转变的目标必定会失败。因此,在进行健康教育时,信念的确立和态度的改变是两大关键步骤。

## 二、健康信念模式

健康信念模式(health belief model, HBM)于 1958 年首先由霍克巴姆(Hochbaum)提出,1984 年经贝克(Becker)等学者修改完善,是用社会心理学方法解释健康相关行为的重要理论模式。

### (一)模式的组成

健康信念模式主要由 3 部分组成:个体的健康信念、影响及制约因素、提示因素。

1. 健康信念(health belief) 即个体对健康的认识和观点。包括对疾病易感性和严重性的认识,为消除健康问题而采取的行为的作用,对自我效能的认识,以及对促进健康行为障碍的认识和理解等。健康信念形成通常会受以下因素影响:

(1)对疾病易感性的认知:即判断自己患病的概率大小。通常认为患病概率越大,越容易采纳健康行为,反之则不容易采纳健康行为。但人的认知有时会与实际易感性有很大的差异。

(2)对疾病严重程度的认知:即对疾病可能产生的医学和社会学的严重后果的认识程度。如果认识到疾病会影响工作、家庭生活和人际关系,相信后果越严重,越可能采取健康行为。

(3)对采取健康行为获益程度的认知:即相信采纳健康行为会对预防疾病有益。如相信吸烟是导致肺癌的最主要原因,预防肺癌首先要从远离吸烟做起。

(4)对采取健康行为障碍的认知:即对采取健康行为可能会遇到的困难与问题的认识。如相信吸烟有害健康,但是个人爱好难以割舍、很痛苦,戒烟很困难。

通常对疾病的易感性及严重性认识越深,对健康行为的益处信念越强,采纳健康行为的障碍越少,个体采纳健康行为的可能性越大。

2. 影响及制约因素（modifying factors） 包括人口学因素、社会心理学因素和结构性因素等。人口学因素如年龄、性别、人种等；社会心理学因素如人格特点、社会阶层、文化程度、职业等；结构性因素如个体所具有的疾病与健康知识。不同特征的人采纳健康行为的可能性不同，一般地，教育程度及社会地位高、老年人、曾经患过该病的人会较愿意采取所建议的预防性行为。

3. 提示因素（cues to action） 即行动的线索或意向，指促使或诱发健康行为发生的因素。包括外部线索如他人的提醒、报刊杂志的宣传、同事或朋友的患病等；内部线索如自觉身体不适。提示因素越多，人们采纳健康行为的可能性越大。

### （二）健康信念模式在健康教育中的应用

健康信念模式是基于信念可以改变行为的逻辑推理，最常用于各种健康相关行为改变的一种模式，以预防糖尿病的健康行为模式建立为例（图 9-2）。

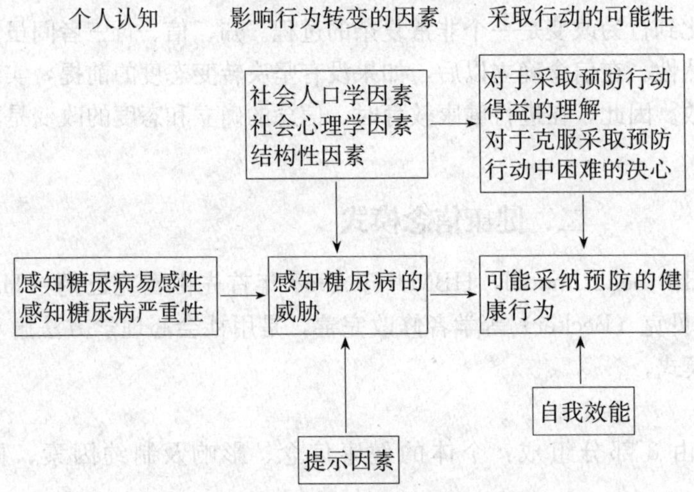


图 9-2 糖尿病健康教育—健康信念模式

信念是人们接受劝导、改变不健康行为，采纳健康行为的基础，但在实际生活中有些行为、影响因素的联系非常复杂，具有信念和技能的人不一定能改变自身的行为，在健康教育的过程中，还需注意增强人们的毅力和自信心，促成行为改变。

## 三、保健教育过程模式

保健教育过程模式（PRECEDE-PROCEED Model）是美国学者劳伦斯·格林（Lawrence W Green）于 1980 年首先提出的，并于 20 世纪 90 年代完善的指导保健计划及评价模式。该模式特点：一是从“结果”入手的程序，用演绎的方法进行推理思考，从最终的结果追溯至最初的原因；二是考虑影响健康的多重因素。PRECEDE 是 predisposing，reinforcing and enabling constructs in educational/environmental diagnosis and evaluation 的英文缩写，指在教育、环境诊断和评价中应用倾向、促成及强化因素。PROCEED 是 policy regulatory and organizational constructs in educational and environmental development 的英文缩写，指执行教育、环境干预中应用政策、法规和组织的手段。

### （一）模式的组成

保健教育过程模式主要由 3 个阶段、7 个基本步骤组成。

1. 评估阶段（PRECEDE 阶段）　又称诊断阶段，包括社会方面的评估、流行病学方面的评估、行为及环境方面的评估、教育及组织方面的评估、行政管理及政策方面的评估。

（1）社会学评估：通过估测目标人群生活质量入手，评估其健康需求、健康问题及影响因素，如社区的经济水平、医疗卫生保健服务、居民生活状况、个体水平如个人卫生行为、生物、遗传等。

（2）流行病学评估：确定社会学问题后，通过对流行病学资料如发病率、死亡率、致残率等进行调查、研究，确定人群特定的健康问题和目标。

（3）行为及环境评估：确认导致疾病和健康问题发生和发展的危险行为及环境因素，确定哪些因素可变性大，哪些因素应该优先干预。

（4）教育及组织评估：制定教育与组织策略以促进行为和环境的改变。影响行为与环境的因素很多，归纳起来为 3 类，即倾向因素（predisposing）、促成因素（enabling）及强化因素（reinforcing）。倾向因素：指有助于或阻碍个体或群体动机改变的因素，包括知识、态度、信念、价值观等。促成因素：指支持或阻碍个体或群体行为改变的相关因素，包括技能、资源等。强化因素：指对于个体或群体健康行为改变后，各方面正性和负性的反馈，如奖励或惩罚、同伴影响、父母的态度等。

（5）行政管理及政策评估：即判断、分析实施健康教育或保健计划过程中行政管理方面的能力、资源、政策方面的优势与缺陷，实施计划的范围、组织形式、方法等。

2. 执行阶段（PROCEED 阶段）　指执行教育/环境干预中应用政策、法规和组织的手段。实施工作包括以下 5 个环节：制定实施工作时间表（schedule）、控制实施质量（control of quality）、建立实施的组织机构（organization）、组织和培训实施工作人员（person）、配备和购置所需的设备物品（equipment）。

3. 评价阶段　评价是健康教育的一个重要组成部分，目的是评价教育的效果，及时发现和纠正偏差，以保证教育效果。

（1）过程评价：在实施过程中对项目计划的各个环节进行评价，包括对计划项目的目的、实施方法、影响因素等的评价。

（2）效果评价：可分为近期效果、中期效果和远期效果评价。近期效果评价主要包括参与者认知（知识、态度、信念）、促成因素（资源、技术等）的评价。中期效果评价主要包括行为目标是否达到，如依从性行为、生活方式等。远期效果评价主要包括相应的指标是否达，如效果、效益、成本-效益和成本-效果。

### （二）保健教育过程模式在健康教育中的应用

PRECEDE-PROCEED 模式常用来指导健康教育和健康促进计划或规划的制定、实施及评估。如高血压健康促进规划（图 9-3）、城市社区健康教育与健康促进计划等。

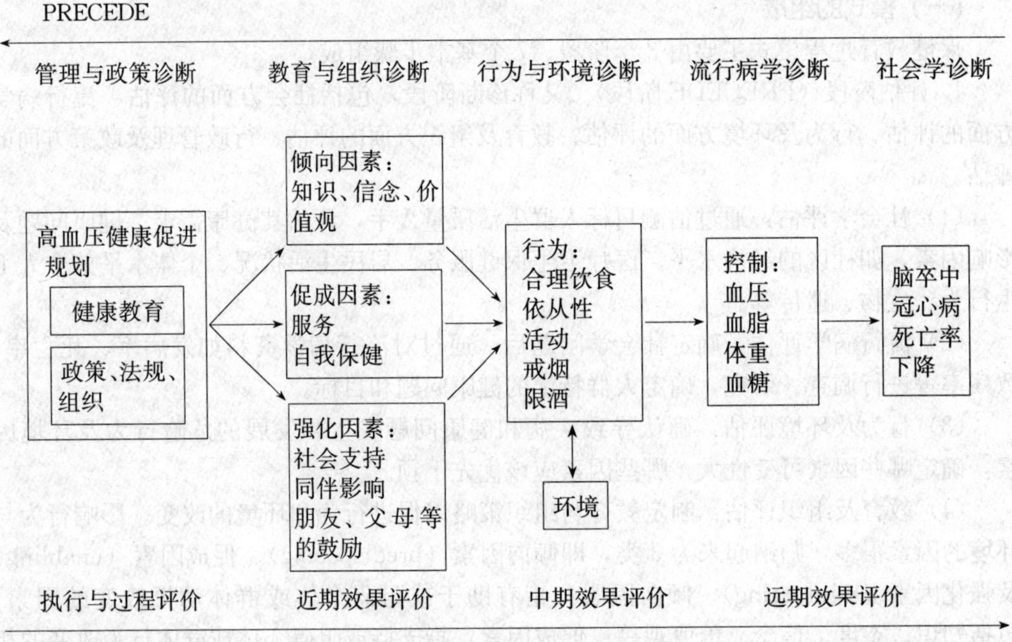


图 9-3 高血压健康促进规划

制定科学计划和规划是有效地实施健康教育活动的首要任务，是实现目标的行动纲领，也是评价效果的依据。因此护理人员在参与制定计划或规划前，要明确为什么要制定该计划，并对影响健康的因素做出诊断，从而帮助确立干预手段和目标。

用于指导健康教育和健康促进的其他模式还有健康促进模式、行为转变阶段模式、保健系统模式、恐惧驱使模式、自我调节模式、压力与适应模式等。

## 第三节　健康教育的原则、程序与方法

健康教育是一项复杂的、系统的教育活动，健康教育工作成效大小与组织、管理、实施等各环节息息相关，要使健康教育达到最佳效果，必须遵循一定的规律、原则。

### 一、健康教育的原则

1. 科学性　健康教育的内容必须有科学依据，引用数据必须真实、准确，并注意应用新的科学研究结果；健康教育实施者必须以严谨、科学态度进行健康教育。

2. 可行性　健康教育对象的不良行为或生活方式受社会习俗、文化背景、经济条件、卫生服务等影响。改变个人或群体的行为和生活方式不能依靠简单说教或个人良好愿望实现。必须考虑制约因素，建立符合当地的经济、社会、文化及风俗习惯的健康教育项目，促进健康教育目的的实现。

3. 启发性　健康教育不能靠强制的手段，而是通过启发教育。采取多种启发教育方式，如用生动的案例，组织同类患者或人群交流经验与教训，让人们理解不健康行为的危害性，形成自觉的健康意识和习惯。

4. 针对性　教育对象的年龄、性别、健康状况、文化背景、学习需要及能力各不同，在制定健康教育计划之前，应对健康教育对象进行全面评估，制定有针对性的、有效的健康教育计划。在实施健康教育计划时，根据教育对象的特点，设计与其年龄、性别、爱好、文化背景相适宜的教育方法和教学活动。

5. 规律性　健康教育要按照教育对象的认知、思维和记忆规律，由简到繁、由浅入深、从具体到抽象，循序渐进。一般来说，每次学习活动应该建立在上一次学习的基础之上，内容不宜过多，难度不宜过大，逐渐积累以达到良好的教育效果。

6. 通俗性　开展健康教育工作时，尽量采用公众化、通俗易懂的语言，避免过多地使用医学术语，以保证教学效果。

7. 合作性　健康教育活动不仅需要教育对象、教育者参与，也需要家庭、社会支持系统如父母、子女、同事、朋友的合作参与，以帮助教育对象达到健康的行为。

8. 多样性　健康知识较为抽象，应注意教育方法、教具等多样性。可以适当运用现代技术手段，如影像、动画、照片等生动、形象、直观地展示教育内容，提高教育效果。

9. 行政性　健康行为并非完全属于个人的责任，更重要的是政府、卫生和其他社会经济部门、非政府与志愿者组织等的协调行动，推动全民健康促进活动。如果没有一个由政府和社会各部门组成及具有凝聚力的领导机构，健康促进的使命是难以完成的。

## 二、健康教育的程序

实施健康教育是一个连续不断的过程，包括评估，设立教育目标，拟定教育计划，实施教育计划及评价教育效果五个步骤。

### （一）评估

对健康教育对象的基本情况、学习需要、学习准备状态、学习能力及学习资源等进行评估，是制定健康教育目标和计划的先决条件。

### （二）设立目标

设立教育目标是健康教育的一项重要内容，明确的、具体的、可测量的教育目标是制定干预策略和活动的前题，是实施健康教育计划和评价健康教育效果的依据。

### （三）制定计划

计划是为了实现教育目标，在分析现状的基础上而事先制定的干预策略和措施。一份完整的计划是行动纲领，也是一种协调，可以使繁杂的工作变得有序；也可以减小不确定性和变化的冲击，减少重叠性和浪费性的活动。

### （四）实施计划

实施是将科学计划付诸行动的过程，是目标得以实现，获得预期效果的重要保证。为了更好地实施计划，在实施计划前，应对实施人员作相应的培训；在实施计划的过程中，重视与各部门及组织之间的密切配合与沟通，实施质量的控制；计划完成后，应及时进行总结。

### （五）效果评价

评价是一个连续的过程，贯穿于“计划-执行-评价”的始终，是全面检测、控制、保证健康教育计划先进性，确保实施成功并取得应有效果的关键性措施。包括过程评价、效果评价和效应评价。

## 三、健康教育的方法

健康教育的方法有多种，教学者可依据教育目的、教育对象的特点，选择相应的方法。具体方法有以下几种：

### (一) 专题讲座法

专题讲座法是指针对某一健康问题以口头语言系统，向学习者传授知识的方法。以教育者分析综合、系统归纳、重点讲述为主。

专题讲座法的特点是活动容易组织和控制，信息量大，传递便利、快捷，成本低。但其内容具有强制性，单向沟通，受教育者不能主动参与，不利于理解等。

具体方法及注意事项：

1. 做好有针对性的备课　在专题讲座前，应预先了解听众的人数、教育程度、职业等基本资料，进行有针对性的备课。

2. 做好讲授环境的布置　提供适宜的视听教具如电视机、录像机、幻灯机等，尽量提供安静、光线充足、温度适宜的良好环境。

3. 应用语言艺术　要做到观点正确、主题突出、逻辑清楚、条理清晰、重点分明、通俗易懂；最好配有文字资料、幻灯、图片以帮助理解；讲授时注意语言清晰、生动，以提问等方式及时取得听众对内容的反馈；在演讲结束后鼓励听众提问，形成双向沟通。

4. 控制时间　时间不宜过长，一般以 30～60 分钟为宜。

### (二) 角色扮演法

角色扮演法是一种通过行为模仿或行为替代来影响个体心理过程的方法。通过制造或模拟一定的现实生活片段，使教学内容剧情化，由学习者扮演不同的角色，使其在观察、体验和分析讨论中理解知识和受到教育的方法。

角色扮演法的特点是角色扮演是一项参与性的活动，所有人员都可以参与的、互动的学习过程。但是人为的情景降低了情景的现实性和复杂性；而且需要有较强的参与意识，扮演中问题分析限于个人，不具有普遍性。

具体方法及注意事项：

1. 注意角色、情景的规划设计　为了取得理想的效果，角色扮演前注意主题的选择、内容设计、细节配置、环境安排，还要明确角色的要求并进行排练。

2. 实施中应注意对活动进行控制　主持者首先应简单介绍此次活动的目的和意义、剧情、时间安排、有关的表演人员及观众重点观察的内容等。开始后应注意对活动的控制，如活动的时间，调节现场气氛，及时阻止偏离目标的扮演等。

3. 活动结束后应及时总结与反馈　活动结束后要进行必要的讨论，可以帮助学习者了解相关的知识及原理，真正获得有关知识。

### (三) 讨论法

讨论法是指针对学习者的共同需要或某一健康问题，以小组或团体的方式进行沟通、相互交换意见，以取得新的认识的学习方法。

讨论法的特点是学习者是互动主体，将被动学习化为主动学习；通过提问、探讨和争辩，相互启发、取长补短，加深对问题的认识及了解，有利于态度或行为的改变。但是讨论法比较难于组织和控制，如果引导及控制不好，可能会出现有人过于主导，而有人较为被动，或出现小组讨论离题的现象；获得的知识是零碎的，缺乏系统性，不利于学习者系统地掌握知识和提高技能。

具体方法及注意事项：

1. 做好讨论前的准备工作　确定讨论目的和主题；确定参加人数，做好分组和分工，尽量选择年龄、健康状况、教育程度等背景相似的人组成同一小组，以 8～15 人为宜；选择便于交流的场地。

2. 协调组织讨论过程　教育者在开始时先介绍参加人员及讨论主题，宣布讨论规则，如把握讨论主题和发言时间、互相尊重，讲究礼仪，不要随意打断别人的发言等；注意调节讨论气氛，适时给予引导、提示、鼓励和肯定，保证讨论有序进行。

3. 及时归纳讨论结果　在结束时对讨论结果进行简短的归纳及总结。

### （四）示范演示法

示范演示法是教育者配合讲授或谈话，将实物、标本、模型等教具展示给受教育者，或向受教育者作示范性实验，来说明和印证所传授的知识或技能。

示范演示法的特点是形象、具体、直接和真实，能够使受教育者获得感性认识，加深对知识的理解，形成正确、深刻的印象，引起兴趣和注意力，巩固所学知识。但是示范演示法有时受教学条件的限制，如场地受限或示教用具不足。

具体方法及注意事项：

1. 示范演示前要精心准备　示范演示之前，准备好教具，检查设备是否处于完好状态。技能演示要尽量做预演以确保效果。

2. 示范演示过程要严密组织，提高示范效果　示范演示要适时、适当，位置和方向要合理；示范动作不宜太快，复杂的动作应分解，配合口头说明，必要时利用视听教具如录像带等，以提高示范效果。

3. 示范演示结束要及时总结　在结束时安排一定的时间让学习者有练习的机会，发现错误及时纠正，分析其存在的问题；让学习者表演或充当教师进行示范，便于了解和评价掌握的情况。

### （五）参观法

参观法是根据教学目的，有计划地组织学习者到实际场景中观察某种现象，以获得感性知识或验证已经学习过的知识的方法。

参观法的特点是学习者能在实际参观中直接观察实际事物及现象，获得感性认识，增进对教学内容的了解；可刺激学习者寻找更多的学习经验，提高观察能力、想象能力和思维能力。但是参观法容易受条件限制，由于所需的时间较多，有时不易找到合适的参观场所，而无法实施。

具体方法及注意事项：

1. 做好参观的准备　根据教学目的选择合适的参观场所；提前到参观地实地考察，了解参观的重点、难点及需要注意的问题，做好参观计划。

2. 指导参观的进行　参观前告知参观者参观的任务、重点及注意事项，有的放矢的参观；参观时间要充分，参观过程要有讲解，参观者提问应及时给予解答。

3. 参观后小结　参观后将所看、所触、所感、所思进行讨论及总结，减少疑虑或恐惧。

**（六）会谈法**

会谈法是指健康教育者根据学习者已有的知识经验，通过与学习者面对面交谈方式，借助启发性问题，引导学习者通过比较、分析、判断等思维活动获取知识的方法。会谈可以是个别的，也可以是团体的。

**（七）其他健康教育方法**

健康教育除了上述教育方法外，还可采用其他多种方法，如座谈法、咨询法、技术操作法、计算机辅助教学（CAI）。可以利用公众传播媒体如广播、电视、报纸、书刊、杂志、小册子等介绍预防保健的知识，还可以利用各种社会团体及民间组织活动的机会进行健康教育和健康促进活动。

**学习小结**

1. 学习内容

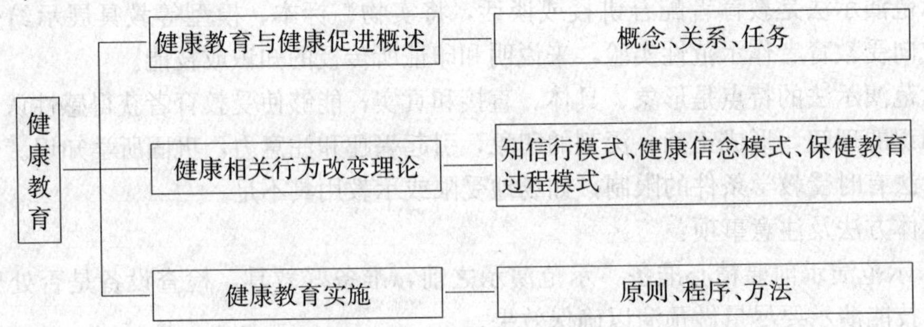


2. 学习方法

（1）通过分组讨论、案例分析、模拟健康教育，了解健康教育的程序。

（2）参加医院或社区的健康教育活动，熟悉健康教育的方法。

**（郑智慧）**

**复习思考题**

1. 国内外健康教育的发展对你有哪些启示？

2. 请你运用健康信念模式为高血压患者制定一份低盐饮食计划。

3. 患者，男，35 岁，脂肪肝，右上腹胀闷，纳差，口苦，乏力，睡眠欠佳，平时饮食不规律，饥饱无时，吸烟约 12 支/日。请根据患者情况，运用所学知识为患者制定一份健康教育计划。

# 第十章　文化与护理

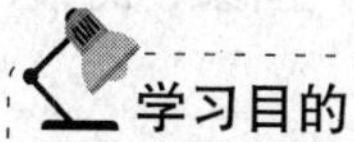

**学习目的**

通过学习文化、文化休克、跨文化护理理论等相关知识，能够解释生活中的文化现象，理解不同文化背景下服务对象的需要和行为，提供适合服务对象文化需求的多元护理。

**学习要点**

文化的特征及功能；文化休克的概念及分期；跨文化护理理论的主要概念和模式。

随着医学模式的转变，已经形成了以人的健康为中心的现代护理观，要求在实施整体护理的过程中综合考虑服务对象的生理、心理、社会、精神和文化等方面的因素。当今社会不同国家和不同地区的人们交往日益增多，多种文化背景的人聚集在一起，形成了一个多元文化的社会体系。因此，护理人员有必要了解一些文化和文化休克的知识，熟悉护理文化和多元文化护理理论，明确不同文化背景下服务对象的特殊需要，从而为其提供个性化多元护理。

## 第一节　文化概述

文化是一定历史、地域、经济、社会、政治在意识形态领域的反映，是人们长期创造形成的产物；人类社会生活的各个方面都可以归结为文化现象，比如人们的饮食习惯、穿着习惯、生活习惯、表达方式、生存方式等。文化现象联系着社会生活和社会运行的各个方面。

### 一、文　化

#### （一）文化的概念

1. 文化（culture）　来源于拉丁语中的“cultus”，意为对庄稼和家畜的耕耘、培养。20世纪后用于描述人能力的发展。

人类学的创始人泰勒（Edward Burnett Tylor，1832—1917）是现代第一个界定文化的学者，他认为：文化是复杂的整体，它包括知识、信仰、艺术、道德、法律、风俗以及其它作为社会一分子所习得的任何才能与习惯，是人类为使自己适应其环境和改善其生活方式而努力的总成绩。

文化是一个非常广泛的概念，给它下一个严格和精确的定义是一件非常困难的事情。不少哲学家、社会学家、人类学家、历史学家和语言学家一直努力，试图从各自学科的角度来进行界定。但是，迄今为止仍没有获得一个公认的、令人满意的定义。各学科领域的学者们一致认为文化的定义有广义和狭义之分。

广义的文化是指人类社会历史实践过程中所创造的一切精神及物质财富的总和，包括物质、制度、精神三个层面。

物质层面是指人作用和影响了的物质，是可感知的、具有物质实体的文化事物，如饮食文化、服饰文化、建筑文化、汽车文化等。不包括未经人作用的自然界的物体。

制度层面是指人类协调各方面关系、规范自身行为的规章制度，以及实行上述制度的各种物质载体的机构设施及其组织，如政治法律制度、社会经济制度、国家、民族、政治社团、经济社团、宗教社团、科技组织等。

精神层面是人类的文化心态及其在观念形态上的对象化，如理论、观念、心理以及与之相联系的科学、宗教、文学、艺术、法律、道德等，是人类社会实践和意识活动中经过长期孕育而形成的，具有鲜明的民族、地域特色。

上述三个层面彼此相关，构成一个系统，形成了文化的有机体。其中文化的物质层面处于文化的最外层，最活跃，变动不拘；文化的制度层面是文化的中间层，规定着文化整体的性质，变动缓慢；文化的精神层面是文化的深层部分，也是文化的核心部分，最为保守，一般很难改变。

狭义的文化是指人类的精神活动及其产品的总称，包括宗教信仰、风俗习惯、道德情操、学术思想、文学艺术、科学技术、各种制度等。

目前公认的、相对统一的文化定义为：文化是指特定的群体中共同享有的行为和价值模式，包括价值观念、传统习惯、语言、知识、信仰、艺术、法律、风俗习惯、风尚、生活态度及行为准则，以及相应的物质表现形式。

**知识链接**

**文化的起源**

西汉以后，“文”与“化”方合成一个整词，如“圣人之治天下也，先文德而后武力。凡武之兴，为不服也。文化不改，然后加诛”（《说苑·指武》），“文化内辑，武功外悠”（《文选·补之诗》）。这里的“文化”，或与天造地设的自然对举，或与无教化的“质朴”、“野蛮”对举。因此，在汉语系统中，“文化”的本义就是“以文教化”，它表示对人的性情的陶冶，品德的教养，本属精神领域之范畴。随着时间的流变和空间的差异，现在“文化”已成为一个内涵丰富、外延宽广的多维概念，成为众多学科探究、阐发、争鸣的对象。

2. 主流文化与非主流文化

（1）主流文化：是一个社会、一个时代所倡导的、起着主要影响的文化，具有高度的融合力、较强大的传播力和广泛认同的文化形式，代表了社会的主要发展方向。

（2）非主流文化：是在社会中居于次要地位、起次要作用的文化。非主流文化包括亚文化与反文化。

1）亚文化：又称集体文化或副文化，是在主流文化或综合文化的背景下，某一区域或某个集体所特有的价值与观念以及生活方式。亚文化与主流文化不相冲突，而是相互补充并具有自身特色的文化，如校园文化、企业文化、军旅文化、社团文化等。由于亚文化是直接作用或影响人们生存的社会心理环境，其影响力有时比主流文化更大，它能赋予人一种可以辨别的身份象征和属于某一群体或集体的特殊精神风貌和气质。

2）反文化：是与主流文化相对立的文化，起着与主流文化背道而驰的作用，如我国当前在一定程度上存在的封建主义腐朽落后文化等。

主流文化与非主流文化是斗争性与多样性的统一。两者之间并非相互割裂、不相往来，而是你中有我、我中有你，自觉不自觉地进行了多种层次的互渗。主流文化总是不断摄取非主流文化中的营养，同时不断整合非主流文化。另外，昨天的非主流文化有可能变成今天的主流文化。

3. 多元文化　广义的多元文化是指世界上不同民族创造的文化，如中华民族的儒家文化、道家文化，古代印度的佛教文化，西方国家的基督教文化，阿拉伯民族的伊斯兰文化等，由此形成了丰富多彩的世界多元文化格局。狭义的多元文化则是指构成民族文化的不同文化来源，如中国的多元文化包括以马克思主义为指导的社会主义主流文化，五千年绵延发展的以儒家文化为主的传统文化，以美国等西方文化为代表的外来文化，以乡村文化、企业文化、校园文化、社区文化、军营文化等为主对主流文化进行有益补充的亚文化，流传广泛辐射面大的大众文化，渗透广泛的宗教文化、网络文化等。

### （二）文化模式

文化模式是一个社会所有文化内容组合在一起的特殊形式和结构，这种形式表现了一种社会文化的特殊性。一般认为，文化模式包括以下九个部分：语言、美术、神话与科学知识、宗教习惯、物质特质、家庭与社会体制、财产、政府、战争。

文化模式具有排他性。文化是一个民族、一个社会赖以维持生存和发展的基础。人们将这些赖以生存的文化要素规范化、制度化、法律化、神圣化，就变成了人们尊崇的文化模式。这种文化模式被社会全体成员所共同认可和接受之后，就具有了超越个体价值观念的性质，形成了社会群体共同的价值观念和价值模式。人们只有按照文化模式所确定的价值标准进行选择，才是合法的、规范的，才为社会多数成员所接受和承认。否则，个人选择便被社会视为无价值的，甚至会遭到打击与排斥。

文化模式具有稳定性和变异性。文化模式的稳定性，使这一模式具有很大的向心力与凝聚力，从而有力地制约着文化成员的取同拒异。对于一种文化模式来说，其稳定性有正反两方面的作用：一方面，稳定性标示着该文化有强大的生命力，对各种变化有整合和适应能力；另一方面，若稳定性持续太久，古旧文化积淀过多，传统力量太强，又会变成一种惰性，从而阻碍新文化因素的生成，排斥对外来文化成分的吸收，使文化发展缓慢，直至停滞。文化模式具有变异性，这是文化演进的重要条件。文化若无变异，就会止步不前。

### （三）文化的特征

1. 普同性　文化的普同性表现为社会实践活动中普同的文化形式，如哲学、道德、文学、艺术和教育等不但包含阶级的内容，而且包含全人类普同的原则。这些原则促成各国人民的相互接近，各民族文化的相互融合。目前，高新技术迅速普及，经济全球化进程加快，各民族生活方式的差距逐渐缩小，各地域独一无二的文化特征正在慢慢消融，民族特点正在淡化，整个世界文化更加趋向普同。

2. 民族性　文化根植于民族之中，与民族的发展相伴相生。一个民族有一个民族的文化，不同民族有不同的民族文化。民族的社会生产力水平愈高、历史愈长，其文化内涵就愈丰富，文化精神就愈强烈，其民族性也就愈突出、愈鲜明。

3. 多样性　不同的自然、历史和社会条件，形成了不同的文化种类和文化模式，使得世界文化从整体上呈现出多样性的特征。各民族文化各具特色，相互之间不可替代，都是全人类的共同财富。任何一个民族，即使是人数最少的民族，其文化成果如果遭到破坏都会是整个人类文化的损失。

4. 传递性　文化的传递性是指文化一经产生就会被世人模仿和利用，包括纵向传递和横向传递。纵向传递是将文化一代一代传递下去；横向传递是指在不同的地域、民族之间的传播。中西方文化的融合就是依靠横向传递完成的。

5. 继承性　人类生息繁衍，向前发展；文化也连绵不断，世代相传。在文化的历史发展进程中，每一个新的阶段在否定前一个阶段的同时，必须吸收它的所有进步内容，以及人类此前所取得的全部优秀成果。中国的文化与西欧的文化存在着显著不同的特色，是因为前者继承了先秦以来的文化传统，而后者则继承了古希腊、罗马以来的文化传统。

6. 发展性　文化就其本质而言是不断发展变化的。19 世纪的进化论人类学者认为，人类文化是由低级向高级、由简单到复杂不断进化的。从早期的茹毛饮血，到今天的时尚生活；从早期的刀耕火种，到今天的自动化、信息化，这些都是文化发展的结果。没有文化的发展，也就没有现代社会和现代文明。从某个角度讲，文化过程就是文化变迁过程，是包括组织、信仰、知识、工具等现存的社会秩序发生改变的过程。文化稳定是相对的，变化发展是绝对的。

7. 时代性　在人类发展的历史进程中，每一个时代都有自己典型的文化类型。例如，以生产力和科技水平为标志划分的石器时代、青铜器时代、铁器时代、蒸汽机时代、电力时代和信息时代的文化类型各有特点。又如，作为文化的有机组成部分，汉赋、唐诗、宋词、元曲分别成为我国各个朝代具有代表性的文学样式。人类演进的每一个新时代，都必须继承前人优秀的文化成果，将其纳入自己的社会体系，同时又创造出新的文化类型，作为这个时代的标志性特征。

8. 象征性　文化的象征性是指文化现象具有广泛的意义，超出其所直接指向的狭小范围，如用红领巾表示少先队员，用白色象征纯洁。文化的象征性遍及于社会生活的各个方面，人的社会化过程中有很大部分就是学习文化象征性的过程。

### (四) 文化的分类

文化的涵盖面极广，几乎包括了人类社会生活的方方面面。根据分类角度不同，文化可以有不同的分类方法。

1. 根据文化现象分类

(1) 物质文化：经过人类改造的自然环境和由人类创造出来的一切物品，如工具、器皿、服饰、建筑物、水坝、公园等，都是文化的有形部分。在这些物品上面凝聚着人类的观念、需求和能力。

（2）精神文化：指理论、观念、心理以及与之相联系的科学、宗教、文学、艺术、法律、伦理道德以及价值观念等。精神文化是文化要素中最有活力的部分，是人类创造活动的动力。

（3）方式文化：包括生产方式、组织方式、生存方式、生活方式、行为方式、思维方式、社会遗传方式等，是文化现象的核心和最基本的内容。

2. 根据文化特点分类

（1）硬文化：是指文化中看得见、摸得着的部分，如物质财富。硬文化是文化的物质外壳，表层结构。在文化冲突中，文化的表层结构较易随着冲突而改变自身。

（2）软文化：是指活动方式与精神产品，是文化的深层结构。在文化的冲突中，文化的深层结构不易被改变，其中最难改变的是最深层次的“心理沉淀”部分。心理沉淀不仅仅是个人长期形成的习惯，而且还是一个民族数代人积淀而成的心理习惯，这种沉淀在人们心理中形成了一定的观念定势、思维定势、价值标准定势。

另外文化的分类还包括，从地域分：有本土文化和外来文化、城市文化和农村文化、东方文化和西方文化、大陆汉文化和港澳台汉文化；从时间分：有原始文化、奴隶制文化、封建文化、资本主义文化、社会主义文化等；从宗教信仰分：有佛教文化、道教文化、基督教文化、伊斯兰教文化等；从生产方式分：有游牧文化、农业文化、工业文化、信息文化等；从生产工具分：有旧石器文化、新石器文化、青铜文化等；从性质分：有世界文化、民族文化、精英文化、通俗文化等。

### （五）文化的功能

从个人层面上看，文化起着塑造个人人格，实现社会化的功能；从团体层面上看，文化起着目标、规范、意见和行动整合的作用；从整个社会层面上看，文化起着社会整合和社会促进的作用。具体来讲文化具有以下功能：

1. 记录功能　文化作为一种复杂的符号系统，具有记录人类各种活动的功能。语言和文字是文化的主要载体。通过语言文字或其它手段，借助纸张、竹木片、骨块、兽皮、石块及现在的电脑硬盘、软盘、光盘等媒体把这些信息记录下来，为后人继承前人知识遗产，进一步研究、认识事物提供多方面的依据和基础。另外，一些实物如工具、兵器、生活用具、艺术装饰、古建筑等都可以使我们感知到彼时彼地人们的实践活动和精神岁月，彼时彼地的风土人情和历史沧桑。

2. 认知功能　文化把人类世世代代积累的最优秀的社会经验集于自身，不断地获得关于世界的最丰富的知识，从而为认识世界和改造世界创造了条件。文化让人们看到人类的昨天，思考人类的今天并探索其明天；帮助人们结合新的实践，不断丰富扩展着对自然、社会和自身的认识，形成了各自不同的文化环境和文化背景。

3. 传递功能　文化有着传递思想感情、宗教信仰、价值观念、科学技术知识以及文学艺术等信息的功能。文化的传播功能与文化的记录功能、认知功能紧密相连。语言和文字是文化传播的重要载体，实物也可以作为传播文化的载体。文化传播可以跨越不同时空，电话、电报、电台、电传、网络通讯工具，使世界上每个角落发生的事情几乎可以同时为世人所知晓。如果没有文化传播，任何文化都不会具有生机和活力。

4. 教化和塑造功能　文化是人创造的，又作为一定的文化环境影响和制约着人们的行动，教化人、塑造人是文化的根本功能。通过对文化的耳濡目染和潜移默化的方式，使人按照社会的价值取向来思想和行动。文化的教化功能既可以是积极的，也可以是消极的。先进的文化可以教育人，落后文化、腐朽文化对人的消极影响也不可低估。

5. 凝聚功能　文化是民族的"心理水泥"。作为民族之根、民族的精神血脉，文化具有凝聚全民族的功能，是文化教化功能的延伸。如果是一个组织，当一种价值观被全体成员共同认可后，它就会成为一种粘合力，从各个方面把其成员聚合起来，从而产生一种巨大的向心力和凝聚力。

6. 审美娱乐功能　文化在音乐、舞蹈、戏剧、电影、电视、美术、文学等艺术领域具有明显的审美娱乐功能。人们在参与这些艺术活动、欣赏这些艺术作品时会得到美的享受，感到身心的愉悦。

## 二、文化休克

文化休克是1958年美国人类学家奥博格（Kalvero Oberg）提出来的一个概念。不同文化背景的人会形成不同的观念定势、思维定势、价值定势及行为定势。当一个人从熟悉而固定的文化环境进入到另一个不熟悉的文化环境时，常常会产生一种迷失、疑惑、排斥甚至恐惧的感觉，这就出现了文化休克。

### （一）文化休克的概念

文化休克（culture shock）又译为文化震惊或文化震撼，是指生活在某一种文化环境中的人初次进入到另一种不熟悉的文化环境，因失去自己熟悉的所有社会交流符号与手段而产生的迷失、疑惑、排斥甚至恐惧等思想混乱与精神紧张综合征。

### （二）引起文化休克的原因

个体从一个熟悉的环境到另一个陌生的环境，很有可能出现文化适应不良甚至文化休克。其主要原因有：

1. 沟通交流障碍　沟通是遵循一系列共同规则而互通信息的过程，包括语言沟通和非语言沟通。沟通的发生通常会受到文化背景或某种情景的影响。不同的文化背景下，同样的内容可能会有不同的含义，脱离了文化背景来理解沟通的内容往往会产生误解。

（1）语言沟通障碍：语言沟通是人类用来交流信息的最常见、最重要的工具，但文化背景和文化观念的差异产生了很多不同的语种，从而导致语言沟通交流障碍。即使使用同一种语言，语言的各种形式也会因文化背景的不同而产生不同的含义。在中国，朋友之间互相询问年龄、工资都是常见的事情，很少有人会拒绝回答。但如果遇上西方国家的人也询问同样的问题，对方可能非常生气，认为年龄和工资纯属个人隐私而导致沟通中断。

（2）非语言沟通障碍：运用非语言方式进行沟通时，通过身体运动、声音、触觉及空间等进行信息传递。不同文化背景下的非语言沟通模式不完全相同，所代表的信息含义也不同。如在多数国家，点头表示同意，摇头表示不同意。而在印度，摇头表示同意，而点头却表示不同意。又如“将拇指和食指弯曲合成圆圈，手心向前”这个手势在美国表示“ OK ”，在日本表示钱，在拉丁美洲则表示下流低级的动作。

2. 日常生活活动差异 每一个人都有自己习惯的生活方式和活动内容。当一个人来到新的环境时，住宿、饮食、交通、作息制度、生活环境等日常生活活动、生活习惯将会发生变化，需要去适应新环境下的文化模式，往往会使人产生挫折感，甚至引起文化休克。

3. 孤独 个体来到新的环境，丧失了自己在原有文化环境中的社会角色，与亲人和熟悉的朋友分离，甚至还有语言沟通交流障碍，孤独感、无助感便会油然而生，造成情绪不稳定、焦虑、恐惧等不良情绪。

4. 风俗习惯不同 不同文化背景的人都有不同的风俗习惯，新的文化环境中，居住、饮食、服饰、消费、待客方式等习俗可能与自身原有的生活方式不同，需要个体短时间内从习惯了的生活方式中作出调整是比较困难的，从而也就容易产生生理上的不适和精神上的焦虑等文化休克表现。

5. 态度和信仰的差异 态度是人们在自身道德观和价值观基础上对事物的评价和行为倾向，其构成要素包括对外界事物的内在感受、情感和意向三方面。信仰，是人们对于世界及人生的总看法和总方针，也是人们对某种主义极度信服和尊重，并以此作为行为的准则。态度、信仰、人生的价值观和人的行为受到自身环境文化模式的影响，在每一个文化群体之间都是不同的。当一个人的文化环境突然改变时，与长期形成的母文化价值观会产生矛盾和冲突，造成其行为的无所适从。

以上每种情况都使得个体必须对这些文化变化做出适应和调整，当同时出现的因素越多、越强烈时，个体产生文化休克的强度就越明显。

### （三）文化休克的分期

文化休克大致可以分为四个阶段：蜜月阶段、沮丧阶段、恢复调整阶段和适应阶段，构成一个呈“U”形的曲线图（图 10-1）。

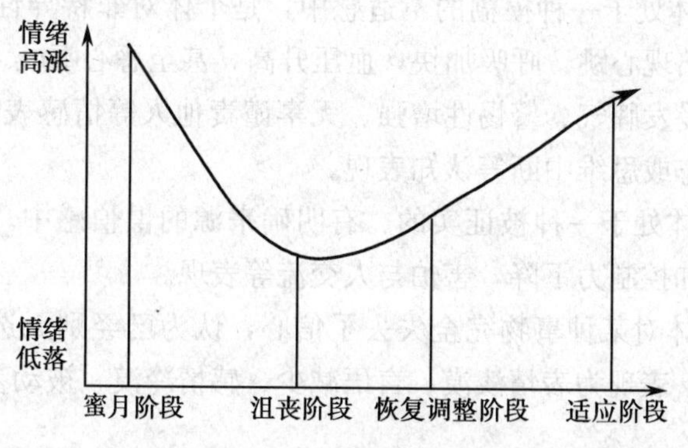


**图 10-1 文化休克过程图**

1. 蜜月阶段（honeymoon phase） 个体到了一个新的环境，就会有一种新奇感。刚开始时人们往往渴望了解新环境中的风俗习惯、语言行为等，并希望能够顺利开展活动和进行工作。此时主要情绪表现是兴奋，一般持续几个星期到半年的时间。一些人在短期的异域生活中，可能仅停留在这个阶段，不会出现文化休克。但如果在异国他乡停留较长期间，不少人就会出现不适，进入文化休克的下一阶段。

2. 沮丧阶段（anxiety or rejection phase） 进入新的文化环境一段时间后，个体的好奇、兴奋感逐渐消失，开始意识到自己要在这个陌生的环境中停留较长时间，必须改变自己以往的生活习惯和思维方式去适应新的环境。由于原有的生活方式和生活习惯与现有的文化不同，出现文化价值观念的矛盾和冲突，甚至由于不了解当地风俗、习惯等闹出一些笑话而处于尴尬状态，从而感到自我形象及自我概念的受损。由此，个体会感到孤独、思念亲人和朋友，会感觉新环境中的一切都不如原有的旧环境，出现失望、失落、烦恼、焦虑、沮丧等情绪。此阶段人们往往出现以下两种表现：一种是敌意，看不起本地人，嘲笑所在的国家和地区；另一种是回避，避免与当地文化接触，包括使用当地的语言和接触当地的人。此期是文化休克综合征中最严重也是最难度过的一期。

3. 恢复调整阶段（regression and adjustment phase） 在经历了沮丧和迷惑期后，个体开始学习适应新环境的文化模式，寻找应付新文化环境的办法，采取一定的适应方式重塑自我。随着对周围环境的熟悉，个体与当地人建立了友谊，能参加新环境内的日常生活和一些庆祝活动。此时其心理上的混乱、沮丧、孤独、失落感明显减少，对发生社交性错误不再认为是对自我形象的损害。此阶段开始试图正确面对文化冲突并开始着手解决相应的问题。

4. 适应阶段（acceptance and adaptation phase） 经过了一段时间的调整，个人已完全接受新环境中的文化模式，建立起符合新文化环境要求的行为、习惯、价值观念、审美意识等，能与本地人和平相处，其沮丧、烦恼、焦虑等情绪完全消失，可谓已经入乡随俗了。在新环境中和以往的旧环境一样令人舒适和满意，一旦离开这已经接受或适应的新环境而回到旧环境，会重新产生不适感觉。

### （四）文化休克的表现

个体在文化休克的不同时期会有不同的表现，具体为：

1. 焦虑 指个体处于一种模糊的不适感中，是个体对非特异性或未知的威胁的一种紧张感受。可能出现心跳、呼吸加快，血压升高，甚至恶心呕吐、失眠、疲乏、体重下降等生理表现；爱发脾气、警惕性增强、无辜谴责他人等情感表现；以及心神不定，思想不能集中，健忘或思维中断等认知表现。

2. 恐惧 指个体处于一种被证实的、有明确来源的惧怕感中。文化休克时，可能出现躲避、注意力和控制力下降，害怕与人交流等表现。

3. 绝望 指个体对某种事物完全失去了信心，认为已经别无选择或选择有限，不能发挥自己的力量。表现为表情淡漠、言语减少、感情冷漠、被动参加活动或拒绝参与活动。

### （五）影响文化休克的因素

1. 健康状况 在应对文化冲突造成的压力时，身心健康的人应对能力明显强于身心衰弱的个体。

2. 年龄 对于生活方式、生活习惯尚未成型的儿童，来到新环境后能较快适应，应对文化休克的困难也较少，异常表现也较轻。相反，随着年龄的增大，心理积淀越来越深，不愿也较难改变熟悉了的文化模式而去学习新的文化模式。

3. 教育程度　教育程度高的人一般都能理性、主动地寻找相关信息，缓解其不适情绪。同时，通过与他人沟通，更快地融入他们的生活，适应新的环境，走出文化休克期。

4. 生活改变的经历　以往生活变化较多，对外界变化能及时作出反应的个体，应对文化休克的能力较强。

5. 新旧文化的差异　异域文化和原有文化越相似，其文化距离越小，移居者出现的文化适应不良的表现也就越少，反之亦然。

6. 新文化的包容性　如果新环境有较高的开放性，对外来文化不排斥，有相对比例的外来人口，则个体在这种环境中就能较快达到文化上的适应状态。

7. 家庭社会支持系统　经济条件较好、家庭和睦、能较好利用社会救助、司法调解、医疗机构、法律服务中心等社会支持系统，则能较快地度过文化适应不良期。

### （六）文化休克的预防

1. 培养跨文化沟通交流能力　语言是沟通的桥梁，对跨文化交际显得尤为重要；同时要掌握一定的非语言沟通技巧，理解他人的意思，熟练地表达自己的想法。

2. 提前熟悉新环境中的文化模式　在进入新环境之前，先了解、熟悉新环境中的各种文化模式，如所在地的风俗习惯、地理环境和人文知识等。必要时可以针对新文化环境的生活技巧和生存技能进行模拟训练。

3. 主动进入新文化环境　来到新环境之后，应尽快接触、融入当地人的生活中，打开社交圈，踊跃参加一些有益的社会活动，以开阔视野、学习处理人际关系的技巧。

4. 寻找有力的支持系统　在文化冲突中产生文化休克时，个人应积极寻求可靠、有力的支持系统，包括亲属、朋友、社会服务中心和宗教团体等。

# 第二节　跨文化护理理论

跨文化护理理论（trans-culture nursing theory）由美国护理理论家莱宁格（Madeleine Leininger）于20世纪60年代首先提出。目前该理论已得到了全世界护理工作者的普遍认同，并在西方国家被广泛地应用于护理实践。该理论着重研究和分析护理与照护、健康与疾病、信仰与价值的有关文化，并根据不同文化准则、健康与疾病的特点为人们提供与文化一致的、有意义和有效的护理照护，从而帮助护理人员从全方位多角度满足不同服务对象的生理、心理和社会文化的护理需求。

## 一、跨文化护理理论基本内容

### （一）有关文化及文化照护的概念

1. 文化　指不同个体、群体或机构通过学习、共享和传播等方式所形成的生活方式、价值观、信仰、行为标准、个体特征和实践活动的总称。文化以一定的方式传承，指导人们按特定的方式思考、作出决策和具体行动。

2. 照护（care） 是帮助、支持或促进服务对象健康状况和改善生活方式需要有关的指导性行为，这些行为是为改善和促进个体或群体的健康状况或生活方式的一些需要。照护是人类的一种普遍现象，是人类文明社会形成、生存、发展壮大的基础及必需条件。

照护又可以分为普通照护、专业照护和文化照护。

（1）普通照护（common care）：是特定文化所特有的传统、固定的文化照护知识与技能，是人类一种天性的具体表现，它存在于普通的日常生活中。普通照护的技能可以通过模仿、学习而得到。

（2）专业照护（professional care）：那些帮助性、支持性、关心性的专业行为，以满足服务对象的需要，从而改善人类的生存条件或生活条件，以利于人类社会的生存及发展。专业照护的技能是通过大学、学院或临床机构传授和规范学习获得的，包括专业的照护知识和实践技能。护理照护是以服务对象的健康为目的，从整体观念出发，为服务对象提供符合个人需求的护理服务行为。

（3）文化照护（cultural care）：用一些符合文化、被接受和认可的价值观、信念和定势的表达方式，来帮助、支持个体或群体维持健康、改善生活方式或面对残疾与死亡。

3. 民间健康系统（private health system） 是传统的、当地固有的保健和治疗措施，对治愈疾病或帮助人们有特殊意义和用途。

4. 专业健康系统（professional health system） 在特定教育机构中学习，经过正规专业培训的保健人员提供的专业照护或治疗服务。

5. 文化照护保存/调整/再建（cultural care preservation/accommodation/ repattering） 指用支持、帮助和促进康复的专业行动和手段，帮助特殊文化的护理对象保持/调整/重新建立其生活方式和价值观等，达到良好的健康状态或面对死亡。

6. 跨文化护理（trans-cultural nursing） 是指通过文化环境和文化来影响服务对象的心理，使其能处于一种良好的心理状态，以利于疾病康复。

7. 多元文化护理（multicultural nursing） 是指护理人员按照不同护理对象的世界观、价值观、宗教信仰、生活习惯等采取不同的护理方式，满足不同文化背景下人的健康需要的护理服务。

### （二）跨文化护理理论的基本观点

多元文化护理的目标是拓展护理的文化内涵，使护理理论和护理实践的观念、计划以及日常活动都以文化为基础，为个体、家庭和群体的健康提供与文化相应的护理照护。莱宁格认为：以文化为基础的护理照护是有效促进和维持健康以及从疾病和残疾中康复的关键因素，护理的本质是文化照护；是以服务对象的健康为目的、从整体观念出发、为服务对象提供符合个人独特需要的护理照护。

### （三）跨文化护理的日出护理模式

莱宁格的跨文化护理理论的核心部分是朝阳模式，又称“日出护理模式”（Sunrise

Nursing Model）（图 10-2）。该理论认为：护理不应是一个固定的模式，而只能有一个相对的框架，指导护理人员为不同民族和不同文化背景的人们提供各异的护理。

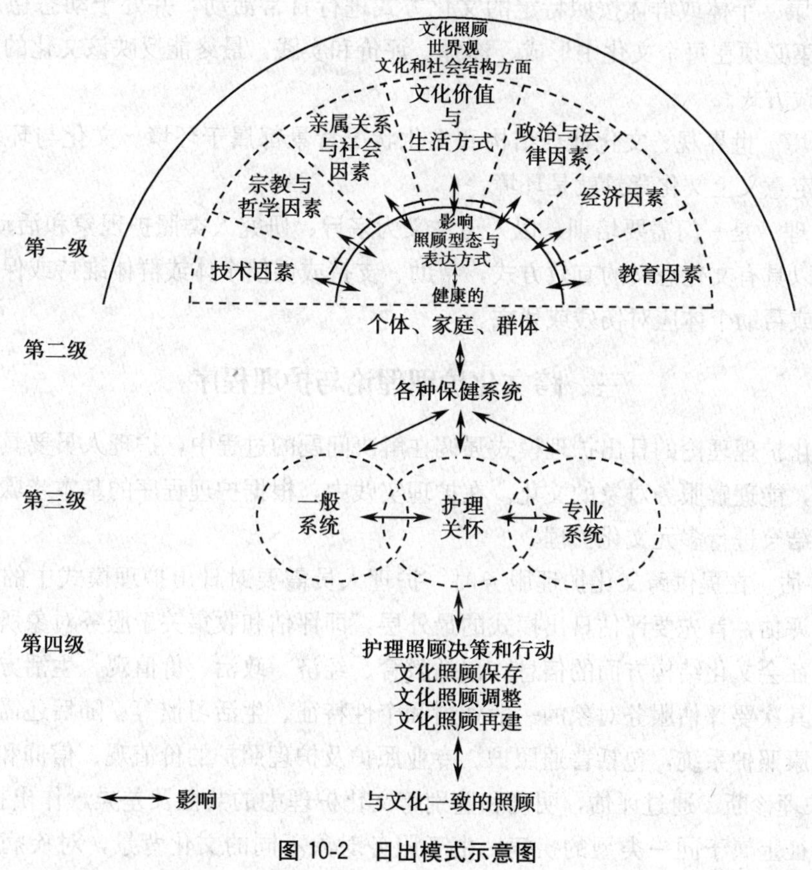


图 10-2　日出模式示意图

"日出护理模式"包含以下 4 个层次：

1. 第一层是社会结构、世界观及其影响因素层　包括教育、经济、政治与法律、价值观、生活方式、亲缘与社会关系、宗教与哲学、技术等，用以指导护理人员评估和收集影响服务对象照护的表达方式和照护实践的影响因素。

2. 第二层是服务对象层　包括不同健康系统中的个人、家庭、人群和社会文化结构等，这些因素能影响文化照护的形态与表达方式。

3. 第三层是健康照护系统层　包括普通照护、专业照护及护理照护在内的各种健康照护系统，重点说明普通照护系统、专业照护系统的特征及方式。

4. 第四层是文化照护与行动层　文化照护所采取的护理措施，具体包括：文化照护保存/维持、文化照护调整/协商及文化照护再定型/再建 3 种形式。护理照护以最大限度满足服务对象的需要，提供与文化一致的有利于保持和恢复健康、面对病残或死亡的护理。

## 二、跨文化护理理论模式对 4 个护理概念的论述

1. 人　能够通过对他人照护和帮助，关注他人的需要、健康和生存状况，表现出

人类照护的普遍性。人同时也能接受他人的照护和帮助。人生活在一定的文化时空中，提供普通照护的方式因文化背景而异。

2. 健康　个体或群体按照特定的文化方式进行日常活动，并处于动态稳定的一种状态。健康必须在每个文化中形成、诠释、评价和实践，最终能反映该文化的信念、价值观和实践方式。

3. 环境　世界观、文化社会结构和文化状况背景都属于环境。文化与环境密切相关，在一定意义上文化背景就是环境。

4. 护理　是一门需要培训、以人道主义为宗旨、研究人类照护现象和活动的学科，其目的是以具有文化意义的有效方式，帮助、支持或促使个体或群体维持或保持完好健康状态，或帮助个体应对伤残或死亡。

### 三、跨文化护理理论与护理程序

跨文化护理理论的日出护理模式强调在解决问题的过程中，护理人员要具备有关文化的知识，能理解服务对象的文化。在护理实践中，根据护理程序的基本步骤和日出模式理论相结合进行多元文化护理。

1. 评估　在提供跨文化护理服务时，护理人员需要对日出护理模式中的前三层进行全面的评估，首先要评估日出模式的最外层，即评估和收集关于服务对象所处文化的世界观、社会文化结构方面的信息，包括教育、经济、政治、价值观、生活方式、社会关系等。其次要评估服务对象的一般资料和个性特征、生活习惯等。随后还需了解服务对象的健康照护系统，包括普通照护、专业照护及护理照护的价值观、信仰和行为等。

2. 护理诊断　通过评估，明确和鉴别跨文化护理中的共性及差异，作出护理诊断。在病理特征上属于同一类型的疾病，由于服务对象不同的文化背景，对疾病的自我认识、对症状的陈述可以有不同表现。因此，在护理过程中，需要综合考虑服务对象的生理、心理、社会、文化等各个方面，全面而准确地找出其健康问题。

3. 护理计划和实施　相当于日出模式第四层，即文化照护与行动层。进行护理照护的计划和实施时，除对共性问题进行护理照护外，还应考虑用其文化上能接受的方式进行护理。对于与健康状况不相冲突、甚至有利的文化成分，鼓励和监督服务对象继续保存；对于部分与现有健康不协调的文化成分，取其有利方面而调整不协调部分，使其适应健康的需要；对于与现有健康冲突的文化成分，要从健康角度出发，改变其文化习惯，建立新的、有利于健康的和有效的文化生活。

4. 评价　对护理照护进行系统性评价，以明确何种照护行为符合服务对象的生活方式和文化习俗，提供有利于服务对象的疾病恢复和心理健康的行为模式。

## 第三节　文化与护理

无论临床护理、家庭护理还是社区护理，护理工作的对象都是具有不同文化背景的人群。不同民族、不同地域的人们都有自己特殊的习惯模式、语言和家庭生活模式、对疾病的应对模式。文化中的价值观念、态度或生活方式，可以直接或间接地影响某些疾病的发生。只有结合他们的文化模式做出全面的护理评估，才能提供个体化的整体护理。

## 一、文化背景对护理的影响

### （一）文化背景影响疾病的发生

文化中的价值观念、态度和生活方式，可以直接或间接影响某些疾病的发生，如我国北方人以“豪饮”为荣，不饮被视为无礼，导致发生酒精成瘾或慢性酒精中毒性精神障碍的发病率明显高于其他地区。另外，文化教育作为社会因素的一个方面对疾病和健康产生影响。文化教育水平较高的地区，居民对疾病的认识和防病治病的自觉性也较高，因而疾病的控制也较好。

### （二）文化背景影响服务对象对疾病的反应

性别、教育程度、家庭社会环境、支持体系等文化背景不同，服务对象对同一种疾病、病程发展的不同阶段反应不同。

1. 性别　在我国，受男主外、女主内的传统观念影响，男性多工作压力大，女性则家庭负担重。面对疾病，男性会认为自己没有能力为家庭和社会工作而产生内疚和无用感，甚至感到悲观和失望。而女性遭受严重疾病打击时，要么比男性更能容忍打击，表现出情绪稳定和积极态度；要么哭泣、悲痛、多疑、敏感，情感上走向另一个极端。

2. 教育程度　服务对象的教育程度也会影响其对疾病的反应。一般情况下，教育程度高的人患病后能够积极主动地寻求相关信息，能更好地配合治疗和护理。教育程度低的人则认为治疗和护理更多依赖于医务人员，消极配合医护工作；有的甚至在病情加重时出现愚昧求医行为而贻误病情。

### （三）文化背景影响服务对象的就医行为

文化背景和就医方式有密切关系。个人遭遇生理上、心理上或精神上的健康问题时，如何就医、寻找何种医疗系统、以何种方式描述健康问题、如何依靠家人或他人来获取支持和帮助等一系列就医行为，均会受到社会与文化的影响。例如：某些少数民族信奉的宗教认为疾病是鬼神附体或被人诅咒，所以对疾病的治疗首先请宗教领袖或巫医“念经”或“驱鬼”，祈求真主保佑使其免除灾祸。当上述措施无效，病情严重时才到医院救治。

### （四）文化背景影响人们对死亡的认识

死亡是生命的终结，对生命终结的认识与社会文化密切相关。文化背景对死亡的观点包括：

1. 死亡心态文化　包括死亡心理文化和死亡意识文化，如对待死亡和自杀的态度、临终时所关心的事情、死亡价值观等。

中国传统文化的死亡观有：①死亡是一种自然的归宿；②死亡是一种令人恐惧、给人威胁的力量；③死亡是一种痛苦的解脱；④死亡是一种理想的追求。

西方基督教徒的死亡心态是轻视肉体重灵魂，反对隆丧厚葬，重视灵魂能否得救以及死后灵魂能否进入天堂。古希腊哲学家伊壁鸠鲁（Epicurus）认为，渴望生存是人的本能，但生存的时间长短不是衡量生命质量的标准。他的“生命质量论”成为西方“安乐死”的重要理论根据，安乐死强调生命的质量比生命的时间更重要。

2. 死亡行为文化　包括不同民族的居丧习俗、埋葬方式、埋葬制度、丧礼及丧服制度等。东方在“事死如事生”的观念下，认为“阴间”的死者应该像“阳间”一样，甚至比“阳间”生活得更好，因此在丧事上热衷于“冥器”之类的象征物。西方在丧礼上基本只有鲜花之类的纪念物，意味着祝贺死者升入天堂。在死亡文化上倾向于回归自然。在葬式中，采用土葬、水葬、天葬、火葬等回归自然的葬法。

## 二、满足服务对象文化护理需要的策略

1. 理解服务对象的求医行为　了解服务对象对医院、医生、护理人员的看法与态度，结合服务对象对治疗和护理的期待进行护理。

2. 明确服务对象对疾病的反应　护理人员在实施护理的过程中，动态地了解服务对象的健康问题，以及服务对象对健康问题的表达方式。

3. 建立适合文化现象的护患关系　护理人员在入院初期与服务对象建立良好的治疗性合作关系，取得服务对象的信赖与合作。同时，护理人员还要理解服务对象的一些特殊行为，满足其文化需求。

## 三、提供适合服务对象文化环境的护理

人们所处的社会文化背景不同，生活方式、信仰、价值观念等也不相同。护理人员在护理过程中应尊重服务对象由此产生的特殊文化要求，向服务对象提供多层次、全方位的多元文化护理服务。

### （一）多元文化护理的原则

1. 综合性原则　在服务对象住院过程中可以采取多方面的护理措施，如疾病护理、生活护理、心理护理、健康教育等，使服务对象尽快适应医院的文化环境。

2. 疏导性原则　在护理过程中出现文化冲突时，根据服务对象的接受能力、知识水平等进行疏导，使其领悟并接受这种多元文化护理。

3. 调动主观能动性原则　调动服务对象的主观能动性和潜在能力，提高其参与意识，积极配合疾病的治疗和护理，做一些力所能及的自护工作，对疾病预后充满信心。

4. 整体性原则　实施护理时，不仅要考虑到服务对象本人的因素，还应评估其家庭、社会因素，争取得到各方面的合作、支持和帮助，帮助服务对象适应医院环境。

### （二）多元文化护理措施

1. 帮助服务对象尽快熟悉医院环境　通过详细和具体的入院介绍，使服务对象尽快熟悉医院、病室、工作人员、规章制度等医院环境。

2. 灵活应用沟通技巧　护理人员应了解沟通交流中文化的差异，使用语言和非语言的沟通技巧建立良好的护患关系，帮助服务对象预防和减轻住院引起的文化休克。在交流过程中，医护人员不宜使用过多的医学术语，以免造成服务对象与医护人员之间沟通交流障碍，使服务对象对自己疾病的诊断及检查的结果迷惑不解，感到恐慌，甚至产生误解，加重服务对象的文化休克。

3. 尊重服务对象的风俗习惯　包括不同的饮食习惯、特殊忌讳、民族习俗等，在具体护理工作中适当的兼顾和避免文化冲突。此外，在病情观察、疼痛护理、临终护理、尸体料理和悲伤表达方式等方面要尊重服务对象的文化模式。

4. 寻找支持系统　家庭是服务对象的一个重要支持系统，护理人员应了解服务对象的家庭结构、亲子关系、教育方式等情况，有效地利用家庭支持系统。同时，必要时可以寻找社会支持系统，一起帮助服务对象克服文化休克。

5. 注意价值观念的差异　不同文化背景产生不同的生活方式，其信仰、价值观念也不同，从而出现不同的求医行为和对疾病的不同反应，护理人员应注意这种差异。

总之，文化背景因素既与服务对象的心理、行为活动密切相关，又与护理人员对其实施的护理活动密切相关。为了达到保持健康、预防疾病及促进康复的护理目标，护理人员了解服务对象的文化背景，满足其文化需求在整个护理活动中起着举足轻重的作用。

## 案例分析

［案例导入］ 患者，男，50岁，美国人。某外资企业经理，大学本科。两周前开会时突感心前区烧灼样疼痛，面色苍白，出冷汗，立即送医院治疗。诊断为冠心病、心绞痛。该患者饮食习惯为西餐，喜爱牛排和奶酪，不接受中国食品。只能讲英语，信奉天主教。时间观念强，情绪易激动，独立性强。要求固定护士为其服务。

［提出问题］ 如何应用日出模式理论对该患者进行评估和诊断？

［分析思路］

1. 护理评估　按“日出模式”第1、第2、第3层内容逐一评估。

(1) 第1层评估：世界观、文化与社会结构内容。

(2) 第2层评估：服务对象的一般情况、病情以及个性特征、生活习惯等。

(3) 第3层评估：民间健康系统、专业健康系统等。

2. 护理诊断　认识和鉴别跨文化护理的共性和差异，找出护理问题。

(1) 共性方面：疾病的治疗和护理过程中的常见问题。

(2) 差异方面：语言沟通、服务对象的个性和文化背景导致对待医疗及护理的特殊要求。

确立该服务对象住院期间主要存在的护理问题包括疼痛、焦虑、语言沟通障碍、知识缺乏、不合作等。

## 学习小结

1. 学习内容

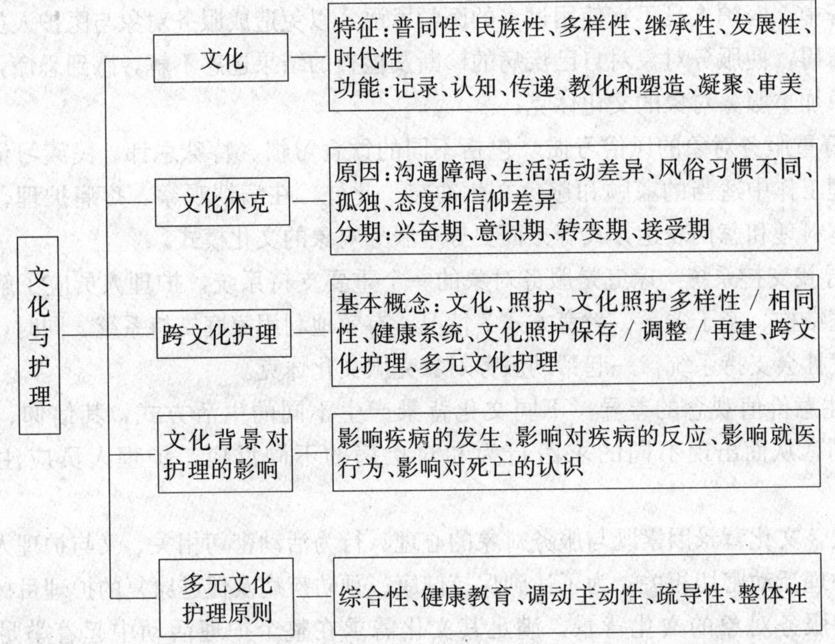


2. 学习方法

（1）赏析《北京人在纽约》、《刮痧》等影视作品，讨论中西文化差异，分析文化的特征和功能。

（2）医院见习，观察不同文化背景患者的行为表现，评估其特殊护理需求。

（丁亚媛）

## 复习思考题

1. 如何理解当前我国具有一元主导、多元文化并存的特征。就多元文化中的一个分支进行深入调查，分析具体内容包括哪些？

2. 案例分析：患者，女，70岁，文盲，退休工人。有高血压病史20年，两周前因左耳突发耳鸣、重听伴听力下降，以“左突发性耳聋”入院。患者以素食为主，生活俭朴。性格较为固执，日常生活基本能自理。不相信自己有病，不能安心就医。仅懂本地方言，无宗教信仰。与72岁的老伴共同生活，有三个孩子均常年在外地工作。

结合多元文化护理理论知识，分析如何提供适合该患者文化环境的护理。

# 第十一章 护理伦理

**学习目的**

通过学习护理道德、护理伦理等基本概念、常见的生命伦理学难题的处理、护理人员应遵守的护理道德原则、道德修养等内容，促进自身道德修养水平的提升，为成为一名道德高尚的护理人员奠定理论基础。

**学习要点**

常见的生命伦理学难题及处理；护理道德原则、规范及范畴；护理道德修养等内容。

护理伦理是以护理道德为研究对象，主要研究护理道德的产生、发展、特点以及如何运用护理道德原则与规范去调整和处理护理工作中各种道德关系，解决护理实践中的伦理问题。通过学习护理伦理知识，系统掌握护理领域中的伦理要求，培养高尚的护理道德，提升护理道德修养水平。

## 第一节 概 述

道德是人类社会的一种重要意识形态，是调节社会生活实践中各种人际关系的心理意识、原则规范和行为活动的总和。伦理是在总体上研究各种道德现象，是人们道德观的理论化和系统化。护理伦理学是伦理学的分支学科，是研究护理道德的科学。学习、研究护理伦理学应首先学习道德、伦理的基本知识。

### 一、道德与职业道德

**(一) 道德**

1. 道德（morality）的起源 道德萌芽产生于人类早期的劳作和简单的交往。在原始社会，长期的群居以及与自然环境互动的求生活动使得人们在共同劳动、相互交往过程中逐渐产生许多共同的习俗与方式，由记忆逐渐产生思维活动，直至最后产生了“观念与思想”。在以上因素的共同作用下，人对其所属群体产生认同感、归属感及仰慕感，并逐渐产生了人类最早的道德观念。

在西方社会道德的发展史上，苏格拉底认为自我只能存在于属于“真”和“善”的知识中，应该心无旁骛地追求真理的指引。人追求知识是为了使其行为合乎“真”的要求，亦即道德标准；最终能够达到“善”的境界，此为个人主义理智道德论。

在中国，道德一词很早就有记载。最初道与德分开使用，先有“德”、后有“道”，“德”是目标，有了目标与方向，再去寻“道路”，去实现目标。道德二字连用始于春秋战国。以孔子为代表的儒家以“仁”为出发点，其道德思想的核心精神为“天人合一”；

以老子与庄子为代表的道教的道德思想是“无为而治的道德实践”，是一种自然主义道德论。

2. 道德的含义 道德是人们在社会生活实践中形成的，由社会经济关系决定的，以人们的内心信念、社会舆论以及传统习俗维系并以善恶标准进行评价，用来调节人与人、人与社会、人与自然之间的利益关系，包括各种行为准则、行为规范和心理意识的总和。可从以下几个方面对道德的含义进行深入的理解：

（1）道德的本质：道德是一种意识形态，属于上层建筑，是由经济基础决定的。阶级社会中的道德一般都具有阶级性，这是道德的一般本质；道德可调节利益关系，这是道德的特殊本质。

（2）道德的评价标准：道德是以善恶作为评价标准。“善”，一般是指利于他人、利于社会、使社会幸福的高尚行为，称为道德行为；“恶”，则是指那些危害他人、危害社会的卑劣行为，称为不道德行为。

（3）道德的评价方式：道德依靠内心信念、社会舆论以及传统习俗的非强制性力量维系，与政治、法律的强制性评价方式明显不同。

（4）道德的功能：道德的主要功能是调节人与人、人与社会的关系，促进其现有的行为转变为应有的行为，改善其相互关系，使之协调一致、和谐有序地相处、生活。道德还可调节人与自然的关系，维持人类生存环境的动态平衡。

3. 道德的结构 道德是人类社会特有的现象，是由道德意识、道德关系、道德实践三个相互关联、相互制约、相互渗透、相互作用的要素共同组成的。

（1）道德意识：是人们对一定社会的道德关系、道德活动的认识和理解，是在道德活动中具有善恶价值取向的各种心理过程和观念。包括道德规范意识和道德思想意识两个因素。

（2）道德关系：是一种特殊的社会关系，是指在一定的道德意识、道德原则与道德规范支配下形成的，并以某种特有的方式存在的特殊且相对稳定的社会关系体系。道德关系可以概括为三层关系：个人与个人、个人与群体、群体与群体。

（3）道德活动：是指人们依据一定的道德观念、道德原则和道德规范所进行的各种具有善恶意义的行为，包括道德行为、道德教育、道德修养以及道德评价等。

**（二）职业道德**

1. 职业道德（professional morality）的含义 职业道德是指人们在履行本职工作过程中应遵守的行为准则与行为规范的总和，是社会道德在职业生活中的具体体现。护理道德属于职业道德的一种。

2. 职业道德的基本要素 不同的职业道德有其不同的具体性和特殊性，但基本要素主要包括以下八个方面。

（1）职业理想：是人们对未来或正在从事的职业期望达到的成就的设想与追求。职业理想是职业道德的灵魂。

（2）职业态度：即劳动态度，是劳动者在生产过程中的客观状况、劳动方式及主观态度的具体表现。

（3）职业责任：包括劳动者所在的企事业单位责任和劳动者责任两个方面。国家与企事业单位之间、企事业单位与劳动者之间均存在责、权、利的关系，应在责任的主导下使三者相结合并统一起来。

（4）职业技能：是个人掌握和运用专门技术的能力。

（5）职业纪律：是职业劳动者在执业过程中应遵守的行为规范。职业纪律是法律性与道德性的统一，是职业道德的重要表现形式。

（6）职业良心：是指劳动者对职业责任的自觉认识，也是源自其内心的对从事职业的根本认识和看法，往往左右着从业者的职业道德，是劳动者思想和情操的重要精神支柱。

（7）职业荣誉：是判断职业责任和职业良心的价值尺度，包括了对职业行为的社会价值作出客观评价及主观评价。

（8）职业作风：是指职业劳动者在其职业实践中所表现出来的一贯性态度。它是职业劳动者在实际行动中的习惯性态度和表现。

#### （三）道德与职业道德的关系

职业道德是道德的组成部分，道德是整体，职业道德是部分，职业道德是道德的特殊表现形式。道德与职业道德相互影响、相互促进，良好的社会道德有助于职业道德的构建，职业道德规范的构建又能促进社会道德的完善。

### 二、伦理与伦理学

#### （一）伦理

在中国词源中，“伦”表示类、辈、关系、次序，“理”表示道理、原理、条理、法则。伦理是指人们处理相互关系时应遵循的道理和原则。伦理是人际关系的法则，是自由实现的法则。

在现实生活中，“伦理”与“道德”常被人们混淆，其实它们是有差异的。道德表达的是最高意志，即“你最好应该”，是抽象的存在，其命令缺乏操作性；伦理表述的是社会规范的性质，是具体的存在的，即“你必须应该”，其律令很具体，有一种实存性。

#### （二）伦理学

伦理学（ethics）亦称道德哲学，是现代哲学的一个分支，是对人类道德生活进行系统思考和研究的一门科学。伦理学研究内容主要为人们的品质、行为、修养及相互关系的道理与规则；道德的起源、本质、发展规律及其社会作用。

## 第二节 生命伦理学

在20世纪60年代，西方医学伦理学跨入了一个新阶段，即生命伦理学阶段。生命伦理学（bioethics）也称为生物医学伦理学（biomedical ethics），是伦理学的一个分支，在医学伦理学基础上迅速发展，现已成为一门具有重要理论意义和社会现实意义的令人瞩目的科学。

### 一、生命伦理学的概念

1971年，美国威斯康星大学教授波特（V. P. Potter）在其《生命伦理学：通往未来的桥梁》一书中最早提出“生命伦理学”一词，他在书中称生命伦理学“是利用生命科学以改善人们生活质量的事业，同时有助于我们确定目标，更好地理解人和世界的本质，因此它是生存的科学，有助于人们对幸福和创造性的生命开处方”。1978 年美国肯尼迪伦理研究中心出版了《生命伦理学百科全书》，主编莱克（Reich）认为“生命伦理学是对生命科学和卫生保健领域中人类行为的系统研究，并用道德价值和原则检验此范围内人的行为。”20 世纪 80 年代起，北美、西欧、日本等地区和国家相继出现了有关生命伦理学的研究中心。随着生命伦理学的深入发展，人们从新的伦理视野进一步研究生命体和生命过程、卫生保健和人类行为关系，更加认识到生命伦理学在现代生活中的现实意义。

目前，生命伦理学的定义还未统一，但多数学者认为：生命伦理学是根据道德价值和原则对生命科学和卫生保健领域内人类行为进行系统研究的科学。

## 二、常见的生命伦理学难题及处理

现代生物技术已将生命科学带入一个日新月异的崭新时代，如人类生殖技术、基因和克隆技术、胚胎干细胞研究及人体试验等，使医学产生了前所未有的能力，人类受益匪浅。但是，医学实践中的伦理道德难题不断出现，对传统伦理道德观念产生了严重的挑战，需要人们认真思考，谨慎地做出选择。

### （一）辅助生殖技术的伦理学问题

辅助生殖技术指用人工的技术和方法来代替人类自然生殖过程中某一步骤或全部步骤的手段。目前，辅助生殖技术主要有三种基本形式：人工授精、体外受精和无性生殖。人工授精替代性交；体外受精替代性交、卵子受精及受精卵自然植入子宫；无性生殖是用低等生物的生殖方式来繁殖高等动物。生殖技术的发展，改变了人们传统的生育观念，在为不孕、不育夫妇带来福音的同时也带来一系列复杂的伦理学问题。

1. 人工授精 人工授精是以人工的方法将丈夫的精子或第三人的精子注入妻子体内，取代性交途径使其受孕的一种方法。根据精子来源不同，分为丈夫精液人工授精和供精人工授精。

（1）人工授精的伦理价值：人工授精的伦理价值是应充分肯定的，不仅解决男性不育的问题，而且使得遗传病患者的家庭也能够获得“自己的”健康的后代。

（2）人工授精的伦理问题：虽然人工授精是一种造福人类的技术，但是它也引发了一些伦理难题，主要有以下几方面：

1）人工授精打破了传统生育观念：传统观念认为，婚姻是生育的合法前提，婚内性是生育的自然条件。因此，生儿育女是婚姻的必然结果，是维持婚姻美满的重要纽带。人工授精割裂了生育与婚姻的关系，无需夫妻间的性行为就可生育后代。特别是供精人工授精，使用第三者的精子，而将丈夫排斥在生儿育女行为之外，强烈冲击着传统婚姻观和生育观念，因而可能对婚姻产生不良的影响。

2）人工授精对亲子关系的冲击：采用供精人工授精从客观上造成了血缘关系的混乱。供精人工授精所生的孩子在客观上有两个父亲：一位是提供给他（她）一半遗传物质的生物学父亲；一位是养育他（她）并为社会所公认的社会学父亲。生物学父亲与社会学父亲分离，产生了“究竟谁是真正的父亲?”“哪个父亲对孩子具有道义上和法律上的权利和义务?”等问题。人的权利应归属于人的社会属性，社会属性是判断某人是否有做父亲权利的主要因素。权利与义务是对等的，亲代完成抚养子代的义务才具有相应的权利；仅有生物学或遗传学的联系而没有尽抚养的义务是不具有相应权利的。因此，我们一般认为供精人工授精所生孩子的父亲是其社会学父亲，社会学父亲也应视其为自然出生的子女。

2. 体外受精　体外受精俗称试管婴儿，是采用人工的方法使精子和卵子在体外（如试管等器皿）结合形成胚泡并培养，然后植入子宫自行发育的一种生殖技术。人类历史上第一例“试管婴儿”路易斯·布朗于1978年7月26日在英国诞生，是医学生殖技术的重大突破。从此以后体外受精的研究与应用已扩展到世界许多国家。

（1）体外受精的伦理价值：体外受精技术主要用于解决妇女不育及男子精子缺少等问题。此外，体外受精风险较小，还可以做到基因筛查，将遗传学与优生学紧密联系以造福人类。

（2）体外受精的伦理问题：体外受精产生了比人工授精复杂得多的社会、伦理问题。集中表现在以下三个方面：

1）父母身份的伦理问题：根据精子供者、卵子供者及怀孕者是否为配偶三个因素，体外受精最多可使孩子有三个母亲，二个父亲。三个母亲分别为遗传母亲、妊娠母亲及养育母亲，三者合一为完全母亲。二个父亲则有遗传父亲与养育父亲，二者合一为完全父亲。遗传父母和妊娠母亲一般属“生物父母”，养育父母则属于“社会父母”。五人中，哪种父母对孩子具有道德和法律上的义务与权利？一般认为，对这一问题原则上应坚持父母-子女之间的法律原则，即抚养-赡养原则，养育比遗传物质更重要，孩子的父母应为“社会父母”。

2）代理母亲的伦理问题：代理母亲是体外受精技术应用和发展的产物，是体外受精技术应用于解决妇女某些特殊不孕症如无子宫而出现的。代理母亲是指代人妊娠分娩的妇女，她们或用自己的卵子人工授精妊娠，或用他人的受精卵植入自己的子宫，分娩后孩子交别人抚养。目前有关代理母亲的道德伦理问题争议很多，褒贬不一。一方面，代理母亲可以满足那些因妻子患有较严重遗传病或是特殊不孕症的家庭希望养育孩子的愿望，尤其是养育一个具有夫妻一方基因的孩子的愿望。所以，代理母亲自从20世纪70年代末出现后，在有些国家如美国已成为普遍现象。另一方面，代理母亲的出现带来了不少伦理问题。问题之一是大多数代理母亲是为了金钱而生育，靠“出租子宫”赚钱，把子宫变成赚钱的机器，使婴儿成为了商品，因此，大多数人认为这是一种不道德、不符合伦理的行为。第二个问题是亲子感情问题。这种做法淡化了母子关系，甚至会影响胎儿的健康成长及正常的社会心理。目前，世界上大多数国家反对代理母亲行为，更禁止商业性代理母亲。

3）胚胎的地位问题：被冷冻或解冻的胚胎是否具有人的合法权利，这是体外受精带来的又一个伦理问题。人有两种意义：一是生物的人，二是指具有自我意识的实体。胚胎只是“生物学生命”，仅能界定为“生物的人”，而不是具有自我意识、有理性的“社会的人”，不具有人的整体属性。道德是对那些在道德上和法律上有一定权利和义务的“社会的人”而言的，所以，胚胎不具有和人一样的道德地位，不能作为道德主体。在体外受精过程中对胚胎进行操作和处理并未涉及对人的残害，所以不构成道德伤害行为。虽然我们肯定体外受精的道德性，但并不意味着可以对胚胎随便“操纵”，因为胚胎毕竟是“生物的人”，在处理体外受精过程中产生的过多的胚胎时应持严谨、严肃的科学态度。

3. 无性生殖　无性生殖即为克隆，是用低等生物的生殖方式来繁殖高等动物，实际是利用细胞融接技术，把单一供体细胞核移植到去核的卵中，使之融合，并分裂繁殖出后代的生殖技术。新个体在遗传性状上与提供供体细胞的机体完全相同。自 1938 年德国胚胎学家首次提出克隆技术，各国科学家在动物身上做了大量研究。1997 年 2 月 24 日，英国罗斯林研究所的研究小组向世界宣布，他们用一只 6 岁的母羊成功地克隆了一只小母羊“多利”。2000 年 1 月，美国科学家使用猴子胚胎细胞的无性繁殖成功地培育出两只猴子。2000 年 6 月，我国西北农林科技大学利用山羊体细胞克隆出两只“克隆羊”。

（1）无性生殖的伦理价值：无性生殖技术在揭示疾病的分子生物学机制中具有不可替代的作用、可以提供某些药物的原料、提供适合人体移植的器官、培养品质优良的家畜、挽救已丧失繁殖能力的濒危物种等。

（2）无性生殖的伦理问题：克隆技术已经成为 21 世纪最重大也是最有争议的科学突破之一。生物学家、社会学家、人类学家以及法学家等已经预见了无性生殖技术的未来应用会带来许多新的社会问题和伦理难题。如果再将这项技术应用于人类自身的繁殖上，将产生巨大的伦理危机，如造成人伦关系混乱、损害人的独特性以及极大地破坏人类基因的多样性等。

为了解决辅助生殖技术中出现的伦理问题，我国于 2003 年 8 月 27 日由卫生部颁布、10 月 1 日起正式实施的《人类辅助生殖技术和人类精子库伦理原则》，包含了有利于患者原则、知情同意原则、保护后代原则、社会公益原则、保密原则、严防商业化原则以及伦理监督原则等七大原则。这一伦理原则的颁布实施为我国的人类辅助生殖技术安全、有效、合理地实施提供了政策依据。

### （二）器官移植的伦理学问题

器官移植　器官移植被誉为“21 世纪医学之巅”，是生物医学工程领域中具有划时代意义的技术。器官移植是指通过手术用健康的器官置换因损坏、丧失功能而无法医治的脏器，从而使生命个体重新获得正常的生理机能，达到某种治疗目的或挽救患者的生命。根据不同的分类方法可将器官移植分为不同的类型，如根据移植对象不同，可分为自体移植和异体移植；根据器官来源的物种不同，分为同种移植和异种移植；根据移植部位不同，分为原位移植和异位移植；根据同种供体是活体还是尸体又可分为活体器官移植和尸体器官移植。

1954 年，美国波士顿医院的约瑟夫·默里医生首次在一对同卵双生兄弟之间进行肾脏移植手术并获成功，开创了器官移植的新时代。我国器官移植技术起步较晚，但进展较快，已陆续开展了肾、肝、心、甲状旁腺、肾上腺、肝细胞、脑细胞等 28 种不同的组织、细胞、器官移植，成为仅次于美国的世界第二大器官移植大国。

（1）器官移植的伦理价值：随着器官移植技术的日益完善，此技术已成为挽救尿毒症、白血病等脏器衰竭患者的最佳方式，为许多难以治愈的患者带来生的希望。

（2）器官移植的伦理问题：器官移植技术为许多器官衰竭的患者提供了新的生存机

会，但同时也冲击着人们的传统观念，提出了许多尖锐的伦理问题和道德争论。目前，有关器官移植的伦理问题的争议主要集中于以下几点：

1）供者的伦理学问题：器官移植的最大难题是供体来源问题。人体器官供体可分为三种形式：活体器官、尸体器官和胎儿器官，但是无论从死人或活人身上摘取器官，都存在伦理学问题。如中国人传统伦理思想认为“身体发肤，受之父母，不得毁伤，孝之始也”。保持身体的完整性很重要，是不可违逆的孝道。

由于供体器官严重缺乏阻碍了器官移植的发展，目前有一些国家和地区已开展了异种器官移植的临床试验，即将动物的器官移植到人体上的研究。为了解决异种之间移植器官的排异问题，科学家们甚至培育出带有人类基因的转基因动物。异种器官移植引起了更为复杂和敏感的伦理难题。

2）受体的伦理学问题：面对移植器官“供不应求”，受体伦理学的基本问题是如何分配的问题，即先救哪些人的问题。伦理学家们普遍认为，应从医学标准和社会标准两个主要方面进行选择。医学标准是体现了“需要决定一切”的最基础的公平原则。但是，当医生面对同样的患者时就应以社会标准进行选择了。社会标准是根据年龄、社会价值和个人的应付能力等社会因素加以判断。

一般来讲，受体的选择标准要取决于一个国家和社会通行的伦理规范。目前，我国器官移植的受体选择一般是由医院掌握，选择依据包括适应证和禁忌证、配合治疗的能力、支付医疗费用的能力以及排队顺序等。

### （三）安乐死的伦理学问题

1. 安乐死（euthanasia） 安乐死一词来源于希腊语，意为无痛苦、幸福的死亡。安乐死有两层含义：一是无痛苦的死亡；二是为结束不治之症等患者的痛苦所采取的无痛致死术。从伦理学的角度，将安乐死具体定义为：患不治之症的患者在危重濒死的状态下，由于精神和躯体的极端痛苦，在患者和家属的合理要求下，经医生鉴定认可，用人为的方法使患者在无痛苦的状态下度过死亡阶段而终结生命的全过程。安乐死可分为主动与被动两种形式。主动安乐死指救治无望的患者，医务人员或其他人采取措施主动结束患者的生命或加速死亡过程。被动安乐死是指停止维持患者生命的一切医疗措施，任其自然死亡。此外，安乐死还可根据患者是否愿意分为自愿和非自愿等。

安乐死的本质不是决定生与死，而是决定死亡过程的痛苦与否；其目的在于通过人为地控制避免死亡过程中痛苦的折磨，维护人最后的尊严。安乐死的适用范围也包含两层含义：一是已进入死亡过程的人；二是身心存在痛苦，两层含义必须同时满足，即为“存在痛苦的在死者”。

2. 安乐死的道德争议与伦理分析

（1）支持安乐死的观点：①每个人都有对自己的身体和生命负责的权利，当死亡不可避免、患者又痛苦不堪时，通过安乐死结束患者的痛苦是一种人道的选择；②实施安乐死可将有限的资源进行合理的分配，应用到急需之处或可治性疾病上是一种公益的选择；③安乐死是对人的生存意义的最好体现，是人们重视自己生命质量及价值的体现，对其进行推广是一种社会文明的标志。

（2）反对安乐死的观点：①安乐死违背了人道原则：人的生命是神圣的，任何人都有生的权利，此权利是神圣不可侵犯的。实施安乐死极有可能导致患者错失三个机会：

病情自然改善的机会；继续治疗可望恢复的机会；新技术、新方法的出现使疾病得到治疗的机会；②安乐死违背了医务人员的职业道德：医务人员的职责是救死扶伤，只有延长生命的义务，而无“促死”的权利。医务人员决不能轻易放弃患者而任其死亡，实施安乐死是一种慈善杀人，为医德所不容；③安乐死有碍于医学科学的发展：从发展的眼光看，真正的不治之症是不存在的，今天的不治之症于明天定会成为可治之症，但是需要长期的医疗实践。实施安乐死可使医学对目前不可救治的疾病妥协和投降，而不积极争取攻克，这样势必会削弱医学对不治之症的努力，进而影响医学科学的发展。

安乐死问题是一个涉及社会意识、文化背景、风俗习惯、医学、法律、科学发展等多方面、多学科的问题，需要进行全面的综合分析，才可能对其作出科学的道德评价。由于受“重生恶死”传统道德的影响以及相关法律问题未解决等原因，我国尚未将安乐死立法。

### (四) 人体实验的伦理学问题

1. 人体实验　人体实验是以人体作为受试对象，用人为的实验手段，有控制的对受试者进行观察和研究的方法。人体实验是医学研究极为重要的实践环节，是医学研究成果从动物实验到临床应用的必经过程。人体实验大致可分为五种：天然实验、自体实验、自愿实验、强迫实验及欺骗实验。

2. 人体实验的伦理价值　人体实验是医学发展的基础和前提之一。任何一种医学新技术、新药物在进入临床应用之前必先经过人体实验并证实其利大于害。中国古代就有“神农尝百草，一日而遇七十毒”的传说。近现代医学发展中，哈维血循环的发现、詹纳牛痘接种的发明，天花的人工免疫等均是人体实验的结果。科学的动物实验和人体实验已成为发展医学科学的关键，而且，动物实验不能取代人体实验。因此，人体实验的医学价值和道德价值是无可非议的。

3. 人体实验的伦理问题　对人体实验道德观念上的分歧主要是因为人体实验本身所存在的矛盾所致。

(1) 主动与被动的矛盾：虽然人体实验的受试者通常是自愿的，但往往不清楚或不完全清楚实验的目的、要求与方法，而实验者清楚实验的目的、要求与方法，所以受试者是被动或带有盲目性进行试验的。

(2) 自愿与强迫的矛盾：人体实验的受试者均应自愿，但自愿本身也可有强迫的成分。

(3) 利与弊的矛盾：人体实验中利弊是对立统一的关系，利中有弊，弊中有利。例如一种新药的实验，最初的受益者往往是受试者，但受试者同时也承担一定的风险。

## 第三节　护理伦理学

护理伦理学是伦理学的一个分支，是护理学与伦理学相互渗透、相互交融的一门交叉学科。护理伦理是护理人员在其执行活动中，正确处理个人与他人、个人与社会关系的行为准则及规范的总和，作为评价护理人员的客观标准，影响着护理人员的心理和意识。

## 一、护理伦理学概述

### （一）护理伦理学

1. 护理伦理学的定义　护理伦理学是以护理道德为研究对象，运用一般伦理学的原理和道德原则去解决护理实践中相关道德问题和道德现象的一门学科。

2. 护理伦理学的研究对象

（1）护理人员与服务对象之间的关系：护理人员与服务对象之间的关系是整个护理保健服务过程中的关键因素之一，和谐、融洽、协调的关系可以提高护理质量、提高工作效率、提高服务对象对护理工作的满意度，有利于营造良好的社会心理气氛，促使这个群体构建一种稳定、融洽的秩序。因此，护理人员与服务对象之间的关系是护理伦理学的核心问题和主要研究对象。

（2）护理人员之间的关系：护理人员之间的关系也称为护际关系、护护关系，是指护理人员之间的相互关系。完成护理工作，要求护理人员之间既能够分工负责，又能够团结协作、紧密配合。因此，护理人员之间良好的关系对于护理工作来说是非常重要的，也是护理伦理学研究的主要内容。

（3）护理人员与其他医务人员之间的关系：在护理工作中，护理人员与医生、医技人员、行政管理人员以及后勤人员之间产生的广泛性联系即为护理人员与其他医务人员之间的关系。这种多维关系构成了医务工作者的整体。他们彼此之间是否相互尊重、相互信任、相互支持及密切协作，将会直接影响集体力量的发挥及医护质量的提高，也将直接影响护理工作的开展。因此，护理人员与其他医务人员之间的关系是护理伦理学研究的重要方面。

（4）护理人员与社会之间的关系：护士职业的存在是社会需要的结果，一切护理实践都不可能脱离社会大环境而独立存在。因此，护理人员在实践中对许多问题的处理，不仅要考虑到具体服务对象或局部的利益，还必须顾及社会整体的利益，包括对他人、对后代的利益得失。而且，护理人员作为社会的成员，还要履行一系列的社会义务。因此，护理人员与社会之间的关系必然成为护理伦理学研究的对象。

（5）护理人员与护理科学、医学科学之间的关系：为了更好地为人类健康服务，护理人员不仅要利用现有的知识与技术，更需坚持科学研究，探寻护理新理论、新技术。这就要求护理研究人员必须具备高尚的科研道德，促进护理学科不断发展。此外，随着高新技术在临床实践中的应用和拓展，延长了人们的生命、提高了人们的生命质量，但同时也提出一些新的伦理难题，如人体实验、基因技术、人工生殖技术等，是医护人员不可回避的道德选择问题，这些也已成为护理伦理学研究的对象。

3. 护理伦理学的研究内容　护理人员在实践中面临的各种伦理问题，就是护理伦理学研究的基本内容。

（1）护理道德的基本理论：包括护理道德的形成、发展的规律；护理道德的本质、特点与社会作用；护理道德的理论基础及范畴；护理道德与相关学科、卫生事业发展及医学模式转变之间的关系等。

（2）护理道德的规范：包括护理人员的基本道德规范、护理人员在医疗、教学、科研、管理等不同领域的具体道德规范；护理人员在各种人际关系中的道德规范；护理人员在社区护理、老年护理等新型护理岗位的道德规范；生命伦理学中各种特殊的道德规范与要求等。

（3）护理道德的基本实践：包括护理道德教育、护理道德修养及护理道德评价等。

（4）护理道德的难题与困境：包括在医学高新技术的运用和拓展中产生的、用现有的护理道德规范难以解决或进行护理道德选择时左右为难的问题。

**（二）护理道德**

1. 护理道德的含义　护理道德是护理人员的职业道德，是一般道德在护理领域中的具体体现。简单来讲，护理道德就是护理人员在履行职责过程中应遵循的，用以调整、处理各种道德关系的行为准则和规范的总和。

2. 护理道德的特点　护理道德作为一种独立的职业道德，除具备一般职业道德的职业性、规范性、稳定性和适用性等特点外，还具备了一些自身的特点。

（1）广泛性和社会性：护理学的研究与实践已发展至“以人的健康为中心”的阶段，使得护理实践范围不断延伸，服务对象已扩展为社会的所有人群。护理人员为他们提供健康教育、保健咨询、家庭医疗保健等各种形式的护理服务。因此，护理工作具有很强的广泛性和社会性特征。

（2）护理道德关系的多维性：护理人员在工作时，需与服务对象、家属、医生、同行、其他医务人员、行政管理人员及后勤服务人员等建立多层次、多渠道的人际关系，体现了护理道德关系的多维性。护理人员的道德水准对能否处理好以上各种关系起着重要的作用。

（3）自觉性和自律性：在护理实践中，护理人员运用专业理论知识和技能主动地、自觉地为服务对象提供身心全面的照顾。在实施护理措施时，为了确保服务对象的生命安全，护理人员还需自觉、自愿地遵守各种规章制度。此外，当独自进行护理工作时，护理人员更需谨慎自己的思想和行为，严格自律，不做有违职业道德、有损服务对象利益的事情。

（4）发展性和进取性：随着社会的不断发展，护理实践内容会随着人们的需求不断变化与更新，护理道德也会随之不断进行自我更新和完善，才能促进护理学科的发展。同时也要求护理人员能够对护理事业始终保持积极进取、与时俱进的职业态度，不断研究，不断创新，不断发展。

3. 护理道德的作用

（1）为护理人员提供行动指南：护理道德来源于护理实践，对护理实践中的护理行为起着调节和规范的重要作用。

（2）有利于提高护理质量：护理质量的高低很大程度上取决于护理人员的道德水准。护理人员以护理道德作为行动指南，保持对护理事业的忠诚感、责任感，不断提高专业素质，护理质量即会随之不断提高。

（3）有利于提升护理专业的社会地位：护理道德是提升护理专业社会地位的关键内容。护理专业要获得更高的社会赞同和社会地位，就需要全体护理人员的共同努力。需要我们自觉遵守护理道德，不断提高护理质量，对社会、对人的生命怀有强烈的道德责任感，树立起一种值得信赖的职业形象。

（4）有利于护理人际关系的维系：良好的护理道德是建立和谐的人际关系的桥梁。

## 二、护理道德的基本原则、规范及范畴

### （一）护理道德的基本原则

1. 公正原则 公正，即公平、正直、合情合理、不偏私。在现代护理伦理观中，护理道德的公正原则包括公平地对待患者和公正地分配卫生资源两层含义。

（1）公平对待患者：对待患者应“普同一等”。护理人员在对待患者时，不因民族、国籍、职业、经济、文化、社会地位等差异而区别对待，要做到一视同仁，平等对待。具体应做到：①对患者的人格尊严要同等尊重；②平等地护理每一位患者，尊重每一位患者的合理需求并尽力予以满足；③每个公民都有享受公正的基本医疗保健的权利，应力求做到人人享有基本的医疗保健。

（2）公正合理地分配卫生资源：卫生资源是指提供医疗卫生保健所需的人力、物力和财力。公正原则是卫生资源分配的准则。护理人员应根据公正的原则，行使自己的权利，尽力实现患者基本医疗和护理的平等。

2. 自主原则 自主是指自我管理、自我规范、自我选择。护理伦理学的自主原则是指在护理实践中必须尊重患者自行作出的决定，其实质是对人的尊重。护理人员在为患者提供护理服务时，必须主动向患者及家属提供护理活动的详细信息，征求患者及家属的意见，并尊重患者和家属的自主决定。

自主原则一般只应用于能做出理性决定的患者，婴幼儿、精神病患者及昏迷患者等自主能力丧失、减弱或缺乏的患者不应授予自主权，而需要提供更多的保护、监督和照顾。

护理人员在贯彻自主原则时，决不能因尊重患者的自主权就放弃、推诿或减轻自己的护理道德责任，应该对自主原则灵活运用，使自己的行为更符合道德规范。

3. 不伤害原则 不伤害是指在临床护理过程中，尽可能避免对患者的身心造成不应有的损害，是护理伦理原则的底线。“不伤害”不等于“无伤害”，在护理实践活动中，要做到对患者完全无伤害是很困难的，因为医疗伤害是临床医学实践中无法根除的产物。但是，护理人员应该努力使不可避免的伤害减少到最低限度。

不伤害原则对护理人员的具体要求：①培养为患者利益和健康服务的正确动机和意向；②在实施护理服务过程中客观、正确地进行伤害、风险和受益的评估；③尊重患者的利益和意愿；④为患者提供病情需求的最符合伦理道德的护理实践活动。

4. 有利原则 是指医疗护理行为的动机与结果均有利于患者，强调一切行为是为患者的利益着想。有利原则分为两个层次：较低层次是不伤害患者，较高层次则是为患者谋利益。所以，有利原则是比不伤害原则内容更广泛，层次更高的护理伦理原则。有利原则要求护理人员在护理实践中做到：①维护患者的利益，尽量使患者受益；②把患者的利益放在首位，正确处理个人利益与社会利益的关系。

### （二）护理道德的基本规范

道德规范是一定的社会关系中人们需要普遍遵循的行为准则。护理道德规范是在护理道德理论和基本原则的指导下，制定的护理人员在实践活动中调整各种人际关系时应遵守的道德行为准则。护理道德规范来源于实践，服务于实践，它对护理人员在工作中的“有所为，有所不为”都有明确而具体的规定。

1. 爱岗敬业，忠于职守 热爱护理事业是护理人员积极进取，不断提高业务技能，

一心一意做好护理工作的动力源泉。忠于职守要忠诚于护理事业，忠诚于患者。

2. 尊重服务对象，一视同仁　尊重服务对象是护理人员应遵守的护理基本规范，包括尊重服务对象的人格、权利和生命价值。护理人员在为服务对象提供护理照顾时，应做到一视同仁，不应因民族、职业、社会地位、经济状况等区别对待，厚此薄彼。

3. 刻苦钻研，精益求精　现代科学发展日新月异，护理知识和技术发展也突飞猛进，在这个知识经济时代，刻苦钻研是护理人员对待护理工作的基本态度。护理人员一方面需要更新理论知识，刻苦钻研，不断学习，优化知识结构；另一方面对护理技术要精益求精，坚持学习、钻研新技术，不断提高业务水平，为服务对象提供优质的护理服务。只有这样，护理人员才能更好的做好护理工作，推进护理专业不断向前发展。

4. 文明礼貌，举止端庄　文明礼貌，举止端庄是护理人员实现护理道德规范的主要途径，有助于建立护理人员和服务对象之间的依赖感和安全感。

在护理实践中，护理人员应注意到自己的一言一行、一举一动都反映着自身的道德修养水平，影响着护理工作中的各种人际关系，也影响着护理质量和医院形象。因此，护理人员要以端庄典雅的气度，沉着冷静的举止，和蔼礼貌的语言，认真细心的态度来体现护理的职业美。

5. 言语贴切，保守秘密　语言是人们交流思想和情感的重要手段，护士对服务对象良好的愿望、诚挚的关怀、热情的态度，细心的解答都要通过语言来表达。护理人员运用良好、恰当的语言可以安抚服务对象情绪，改善心态，增强战胜疾病的信心；而恶劣的、刺激性言语会引起服务对象紧张恐惧的情绪、不良的心理反应，可导致病情恶化，影响疗效。所以，护理人员应不断提高自己的语言修养，学会恰当地运用口头语言与形体语言。此外，护理人员还要谨守保密原则，不能随便泄露服务对象的个人隐私和信息，避免对服务对象造成不必要的伤害。

6. 廉洁奉公，遵纪守法　要求护理人员维护服务对象的利益和安全，全心全意地服务于人民，树立服务对象的利益高于一切的观念，绝不能乘人之危利用职务之便谋求个人的私利。现代护理还要求护理人员充当服务对象的代言人及保护人的角色，面对有损服务对象合法权益的事，应主持公道，并坚决加以抵制。

7. 互尊互学，团结协作　现代医学的发展使得医院各专业之间既有分工又有协作，紧密联系，密切配合，同事之间应互学互助，团结协作。特别是整体护理的开展，更需要全体医护人员共同努力，致力于服务对象的治疗、护理和康复。在服务对象利益高于一切的前提下，护理人员和医院其他人员应顾全大局，相互尊重，相互支持，相互理解，不利于团结的话不说，不利于团结的事不做，要团结一致为服务对象提供高质量的医疗护理服务，努力推进生命科学的发展。

### （三）护理道德的基本范畴

1. 权利　护理伦理权利内容包括服务对象的权利和护理人员的权利。护理人员的权利是指维护、保证服务对象护理权利和健康权利的实现。

2. 义务　护理道德范畴的义务是指护理人员自觉地履行防病治病、救死扶伤，维护人们健康的道德责任。学习并懂得自身应尽的道德义务，将履行道德义务变为自己的内心信念，在自觉自愿履行道德义务中，道德境界也得到了不断的完善和升华。

3. 情感　护理道德情感是护理人员在实践中根据护理道德原则、规范处理各种人际关系，评价护理行为时所产生的一种情感体验。

护理道德情感主要包括同情感、责任感和事业感。“恻隐之心”是人类最基本的情感之一，同情感则是护理人员最起码的道德情感。同情感进一步升华为责任感，把“促进健康、预防疾病，恢复健康，减轻痛苦”视为义不容辞的责任。事业感又是责任感的进一步升华，是更高层次的护理道德情感，愿把自己毕生的精力奉献给护理事业。

4. 良心　护理道德良心是护理人员在实践中，对自己的职业行为负有的道德责任感、道德评价力和自制力。护理道德良心要求护理人员忠实于服务对象、忠实于护理事业、忠实于社会。具体做到：①在任何情况下，都要选择最有利于服务对象的护理行为；②护理行为受良心的监督，是否符合护理道德要求；③护理行为之后对自己作出评价，不断改进护理行为，提高护理质量。在任何情况下都应接受良心的监督，决不做任何有损于服务对象的事情。

5. 审慎　护理道德审慎是指护理人员在护理实践前详尽周密的思考与实践中小心谨慎的服务。审慎是护理人员履行道德义务时高度责任心和强烈事业心的具体体现。审慎在护理实践中能够防止护理差错、事故的发生，提高护理质量；有利于积累经验，提高业务水平；有利于培养良好的职业道德，它是每个护士不可缺少的道德修养。护理人员在工作中需注意语言审慎和行为审慎。

6. 保密　保密是指护理人员要保守服务对象的隐私和秘密，是一种保护性措施。保守秘密与尊重服务对象的人格、权利紧密联系，包括保守服务对象的秘密；一些危重病情要对某些服务对象本人保密。

7. 荣誉　护理道德荣誉，是指护理人员履行了自己的职业义务之后，得到社会舆论的承认和褒奖。它不仅是社会对护理人员道德义务的社会价值的客观评价，也是护理人员对自己职业行为的社会价值产生的满足感。护理人员只有立足于热爱护理事业，对服务对象高度负责，全心全意为人民健康服务，才能获得荣誉和褒奖。

8. 幸福　护理道德幸福，是指护理人员以辛勤的劳动在为服务对象健康服务的过程中，实现从事护理事业的人生价值而感受到的精神满足。护理道德幸福包括：①是物质生活和精神生活的统一；②是个人幸福和集体幸福的统一；③是创造幸福和享受幸福的统一。

## 三、护理道德修养

### （一）护理道德修养的含义

人的道德品质不是与生俱来的，而是经过后天培养形成的。护理人员的道德品质则是道德修养的结果。护理道德修养是指护理人员在护理活动中通过自我教育、自我改造、自我锻炼和自我提高等行为活动，将护理道德的理论、原则和规范转化为个人内在品质的过程。其目的是为了培养护理人员良好的道德品质和道德行为。

### （二）护理道德修养的意义

1. 护理道德修养是提高护理道德水平的内在因素　培养护理人员具有高尚的道德品质，护理道德教育是外在因素，而护理道德修养是内在因素，护理道德教育只有通过受教育者的主观努力，才能更好地发挥作用；只有同护理人员道德修养结合起来，才能真正有利于提高护理道德水平。

2. 护理道德修养是提高护理服务质量的重要保障　现代护理学的发展，对护理人员的道德修养水平提出了更多、更高的要求。护理服务质量的提高，除了需要依靠护理学科的发展，更要以护理人员的道德修养作为保障。

3. 护理道德修养是促进护理人才成长的必要条件　一个合格的护理人才，必须同时具备专业知识、技能和高尚的护理道德品质，二者缺一不可。在校学习的护理专业学生正处在护理道德品质形成的重要阶段，需要引导和启发他们在主观上重视道德修养，在学习生活中自觉地进行护理道德的修养，不断提高自己的护理道德品质，逐步成长为高素质的护理人才。

### （三）护理道德修养的途径和方法

1. 加强学习　学习科学文化知识和思想理论是进行护理道德修养的前提。一方面要学习科学的思想理论，并转化为个人的思想觉悟和品德，保证自己的护理道德方向正确；另一方面，要学习科学文化知识，提高自身的专业素质，转化为观察问题和处理问题的能力。

2. 坚持实践　护理道德实践是护理道德修养的最根本的途径和方法。护理道德修养重在将理论与实践相统一，言与行相一致。通过护理实践，护理人员才能真正理解道德的内涵，才能及时发现自己的道德缺陷并加以弥补和纠正。只有在实践中有的放矢地进行护理道德的修养，才能不断提高自己的道德品质。

3. 经常自省　自省，即自我反省，是与自己灵魂的深刻对话。护理人员应经常自省，通过写日记、做记录、在头脑中“过电影”等方式回忆和检查自己的言行，判断是否符合护理道德的原则和规范，发现问题及时弥补和纠正，护理道德品质才会逐步得到提升。

4. 持之以恒　护理人员良好道德品质的形成与完善是长期的、甚至是终生的任务，必须坚持不懈、持之以恒。护理道德修养一经放弃，必然会出现道德滑坡或倒退的现象。在遇到困难与挫折时，更要以顽强的意志和坚韧不拔的毅力，才能培养高尚的护理道德品质。

5. 追求“慎独”　所谓“慎独”，是指在个人独处、无人监督时，仍能坚持道德信念，自觉遵守道德原则，按照道德规范行事。“慎独”既是一种道德修养方法，还是一种道德境界。护理人员经常会在无人监督下独自工作，“慎独”对护理人员尤为重要。护理人员的道德修养要达到“慎独”的境界，需要从以下几个方面进行培养：第一，提高对护理道德修养的认识，自觉进行修养；第二，打消一切侥幸、省事的念头；第三，从小事做起。

## 案例分析

［案例导入］　1983 年，叶欣被提升为广东省中医院急诊科护士长，是该院护士长中最年轻的一位。叶欣是一个性格恬淡的人，她不求回报，只讲奉献。她的宽容、平和、正直，她的忍让、内秀和公正，无不深深折服着她的同事和朋友。加班、顶班，对她可谓司空见惯，尤其是节假日，她会主动给自己排上班。叶欣曾获得中国红十字会授予的第 39 届南丁格尔奖。

2003 年初，在抗击“非典”的战役中，她一直工作在最前线，恪尽职守、救死扶伤具有不怕牺牲的精神。每当急诊科有患者前来就诊时，叶欣总是抢在前面，尽量不让年轻的护士沾边，以减少她们被传染的机会。她总是说：“你们还年轻，这危险！”2003 年 3 月 4 日中午，极度疲倦的叶欣开始出现发热症状，随后确诊染上了非典型性肺炎。

3 月 25 日凌晨 1:30，就在叶欣所抢救的、也是传染给她“非典”的那位患者健康出院后不到一个星期，叶欣永远离开了她所热爱的岗位、战友和亲人，享年 47 岁。

［提出问题］　试从叶欣的事迹中，分析护理人员应具备的护理道德原则、规范与范畴？护理人员应如何将这些护理道德原则、规范与范畴转化为实际行动？

［分析思路］

1. 面对有可能被传染上“非典”的危险，叶欣仍坚守在护理岗位第一线，体现了护理道德基本原则的全部内容。

2. 叶欣在护理实践中表现出爱岗敬业、忠于职守、互尊互学，团结协作等护理道德规范。

3. 叶欣将护理人员的义务、情感、良心、荣誉、幸福等护理道德范畴演绎到了极致。

## 学习小结

1. 学习内容

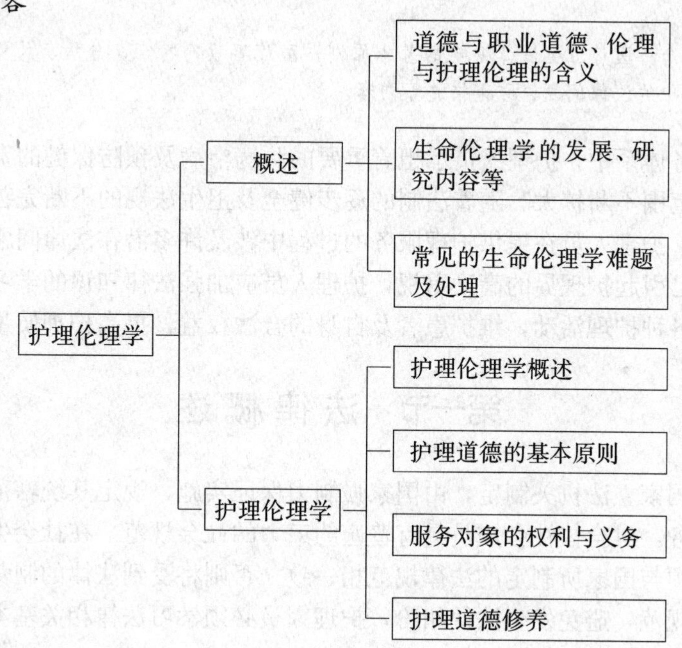


2. 学习方法

（1）通过观看《护士职业道德规范》和《南丁格尔传》电教片，分组讨论现代护理人员应具备怎样的护理道德。

（2）通过对“南丁格尔奖”获得者先进事迹的学习，写出自已的心得体会，思考如何不断提高护理道德修养，逐步成长为品德高尚的护理人员。

（刘　芳）

## 复习思考题

1. 在护理实践中，护理人员如何遵循不伤害原则？
2. 你如何看待器官移植中供体器官分配应遵循公平原则的问题？
3. 你是如何看待“安乐死”的？

# 第十二章　护理与法律

**学习目的**

通过学习法律概念、医疗卫生法的基本原则、医疗事故的特征、护士的法律责任及对护理法律问题的防范等内容，能够正确理解护理执业的法律范围、法律责任，为在护理实践中正确认识和及时发现潜在的法律问题，成为一个知法、守法的护理人员奠定基础。

**学习要点**

法律相关概念；医疗卫生法律法规的基本原则；医疗事故的特征、分级、处置；护士的法律责任、护士执业中的法律问题、防范措施等内容。

在卫生服务体系中，护理人员承担着重要的防病治病及预防保健的责任，护理人员的角色和功能范围不断扩大。随着法制的逐步健全及卫生法规的不断完善，人们的法制意识不断增强，护理人员在提供护理服务的过程中涉及许多潜在法律问题。因此，护理中的法律问题已引起护理界的高度重视，护理人员应加强法律知识的学习，应用法律手段规范、调节各种护理活动，维护患者及自身的合法权益，提高护理质量。

## 第一节　法律概述

法律是由国家立法机关制定，由国家强制力保证实施，规定其统辖范围内全体社会成员权利和义务，对全体社会成员具有普遍约束力的社会规范。在社会生活中，个人与团体的行为必须与国家所制定的法律规范相一致，否则将受到法律的制裁。为确保护理行为符合法律规范，避免发生法律纠纷，护理人员必须学习法律相关基本知识。

### 一、法律的概念及特征

#### （一）法律的概念

法律（law）一词来源于拉丁语“jurisprudential”，指调整人类行为的社会规范。法律有广义及狭义之分，广义的法律泛指国家制定或认可并由国家强制力保证执行的行为规则；狭义的法律指国家立法机关制定的规范性文件。可见，广义的法律除了国家立法机关制定的规范性文件以外，还包括其他国家机关制定或认可的行为规则。法律的目的在于维护统治阶级的社会关系和社会秩序，是统治阶级实现其统治的一项重要工具。

#### （二）法律的特征

1. 法律是国家制定或认可的行为规范　法律由国家制定或认可，表明法律具有国家意志的形式，有权威性，使法律区别于其他社会规范。法律的制定或认可是法产生的两种方式。

2. 法律是调整行为关系的社会规范 法律的这一特征表明了法律与上层建筑中的思想意识以及国家、政党这些政治组织的决议的区别。一般来说，法律由法律原则、法律概念、法律技术性规定以及法律规范四个要素组成。从逻辑上说，每一法律规范由行为模式和法律后果两部分组成。作为一种社会规范，法律具有规范性和概括性的属性。

3. 法律以权利和义务为主要内容 法律以权利及义务双向规定为内容。法律规范中的行为模式是以授权、禁止及命令的形式明确、肯定而具体地规定人们的权利及义务。法律规定人们在一定情况下可以做什么、必须做什么、禁止做什么以及相应行为的法律后果，并通过国家强制力保证这些权利和义务的实现。

4. 法律具有普遍性、明确性和肯定性 法律在国家权力管辖范围内对任何人具有约束效力，体现了法律的公正性；同时法律一般都以具体的形式，明确地、肯定地为人们的行为提供标准，而不是模糊的、伸缩性很大的社会规范。如法律以具体的条文形式规定公民达到多大年龄可享有选举权、多大年龄才能结婚等。

5. 依靠国家强制力保证实施 法律的实施由国家强制力保证。所谓国家强制力，主要是指国家暴力机关采取强制措施强迫违法行为人承担法律责任以此来保障法律实施，这里的国家暴力机关主要包括军队、警察、监狱、法庭等。法律如果失去了国家强制力，就无异于“一纸空文”，违反法律的行为得不到惩罚，法律所体现的意志也就得不到贯彻和保障。

## 二、法律的分类

根据不同的标准，法律可有不同的分类体系。

1. 根据法律的创制与适用主体不同分为国内法和国际法 国内法是指由特定国家创制并适用于本国主权管辖范围内的法律，包括宪法、民法、刑法、行政法、诉讼法等；国际法是由参与国际关系的国家通过协议制定或公认的并适用于国家之间的法律。

2. 根据法律的效力、内容和制定程序不同分为根本法与普通法 根本法即宪法，它规定了国家基本的政治制度和社会制度、公民的基本权利和义务、国家机关的设置和职权等内容，是一国法律中具有最高法律效力或地位的法律；普通法是指宪法以外的其他法律，其法律效力和地位低于宪法。

3. 根据适用范围的不同分为一般法和特别法 一般法是指针对一般人、一般事和一般行为适用的，在全国范围内均有效的法律；特别法是指仅对特定的部分人、特定事、特定地域、特定时间有效的法律，如戒严法、兵役法、教师法等。一般情况下，在同一领域，法律适用遵循特别法优于一般法的原则。

4. 根据法律规定内容的不同分为实体法和程序法 实体法是指规定主要权利和义务的法律，如民法、刑法、行政法等；程序法是指保障权利和义务得以实施的具体程序的法律，如民事诉讼法、刑事诉讼法等。

5. 根据法律的创制和表达形式的不同分为成文法与不成文法 成文法是指由国家机关制定和颁布，以文字形式表现的法律，故又称制定法；不成文法是指经过多次反复运用，并由国家认可其具有法律效率的法律，又称习惯法。

## 三、法律责任与法律制裁

### (一) 法律责任

法律责任是指人们对自己的违法行为所应承担的带有强制性、否定性的法律后果。法律责任有以下四个特征：①法律是一定国家机关代表国家对违法者实行法律制裁的根据，法律责任的产生以法律有明确的规定为前提。②法律责任究其根本为一种承担不利后果的责任方式。③法律责任存在违法与法律后果的逻辑关系。④法律责任的追究是由国家强制力实施的，只能由国家司法机关和国家授权的专门机关来追究法律责任，其他任何组织和个人都无此项权力。

根据不同标准，法律责任可有不同的分类方法，按违法的性质和危害程度为标准，将法律责任分为以下四类：

1. 刑事责任　刑事责任是指司法机关依据国家刑事法律规定，对犯罪分子依照刑事法律的规定追究的法律责任。

刑事责任的特点：①严重社会危害性，只有行为人的行为具有严重的社会危害性即构成犯罪，才能追究行为人的刑事责任。②犯罪者与国家的关联性，刑事责任是犯罪人向国家所负的一种法律责任，刑事责任的施加者是国家，刑事责任的承担者是犯罪人。③惩罚严厉性，刑事责任首先是一种惩罚性责任，且是所有法律责任中最严厉的一种。④刑责法定性，刑事法律是追究刑事责任的唯一法律依据，罪刑法定。

2. 民事责任　民事责任是指民事主体在民事活动中，因实施了民事违法、违约行为，根据民法所承担的法律责任。

民事责任的特点：①民事责任主要是一种救济责任，民事责任的功能主要在于救济当事人的权利，赔偿或补偿当事人的损失。当然民事责任也执行惩罚的功能，如违约金本身就含有惩罚的意思。②民事责任是一种以财产为主要内容的法律责任。③民事责任主要是一方当事人对另一方的责任，在法律允许的条件下，多数民事责任可以由当事人协商解决。

3. 行政责任　行政责任是指行政主体实施违反行政法规定的义务的行为所应承担的法律责任。

行政责任的特点：①承担行政责任的主体是特定的，即行政主体和行政相对人。任何组织和个人只有当他们以行政主体身份或以行政主体名义出现时，他们的违法才能构成行政违法，才须承担行政责任。②产生行政责任的原因是行为人的行政违法行为和法律规定的特定情况。③通常情况下，实行过错推定的方法，在法律规定的一些场合，实行严格责任。④行政责任是一种独立的责任，这意味着，行政责任不能代替其他法律责任，其他法律责任同样不能取代行政责任。

4. 违宪责任　违宪责任是指由于有关国家机关制定的某种法律和法规、规章，或者有关国家机关、社会组织或公民从事的与宪法规定相抵触的活动而产生的法律责任。违宪责任的特殊性主要表现在它是一种政治上的、领导上的责任。在我国，全国人民代表大会常务委员会负责监督宪法实施，认定违宪责任。

另外，法律责任的分类还可以根据承担责任者主观上有无过错，将法律责任分为过错责任、无过错责任和公平责任；根据行为人实施违法行为时的身份和名义的不同，将法律责任分为职务责任和个人责任；根据承担责任内容的不同，将法律责任分为财产责任和非财产责任。

**（二）法律制裁**

法律制裁，是指由特定国家机关对违法者（或违约者）依其法律责任而实施的强制性惩罚措施。与上述法律责任的种类相对应，可以将法律制裁分为刑事制裁、民事制裁、行政制裁和违宪制裁。

1. 刑事制裁　是司法机关对于犯罪者根据其刑事责任所确定并实施的强制性惩罚措施，承担刑事责任的主体既可以是公民，也可以是法人或非法人组织。

2. 民事制裁　是由人民法院所确定并实施的，对于民事违法者或者应当承担民事责任的民事主体，依其所应承担的民事责任而给予的强制性惩罚措施。

3. 行政制裁　是指国家行政机关对行政违法者依其行政责任所实施的强制性惩罚措施。

4. 违宪制裁　是根据宪法的特殊规定对违宪行为所实施的一种强制措施。承担违宪责任、承受违宪制裁的主体主要是国家机关及其领导人员。在我国，监督宪法实施的全国人民代表大会及其常务委员会是行使违宪制裁权的机关，制裁形式主要有：撤销或改变同宪法相抵触的法律与决定、行政法规、地方性法规，罢免违宪的国家机关领导成员和人大代表等。

**（三）法律责任与法律制裁之间的关系**

法律责任与法律制裁有着紧密的联系。一方面，法律制裁是承担法律责任的一个重要方式。法律责任是前提，法律制裁是结果或体现，法律制裁的目的是强制责任主体承担否定的法律后果，惩罚违法者，恢复被侵害的权利和法律秩序。另一方面，法律制裁又与法律责任有明显的区别。法律责任不等于法律制裁，在追究违法者的法律责任时，可视其违法情节、危害程度、主观方面等具体情况，依法减免或从重、加重制裁。这表明，即便是有法律制裁的情况下，法律责任的承担方式也是有轻有重。

## 第二节　医疗卫生法律法规

医疗卫生法是指在调整和保护人体生命健康活动中形成的各种社会关系的法律规范的总称。医疗卫生法是国家意志和利益在卫生领域中的具体体现，它通过对人们在医学发展和保护人体健康的实践中各种权利与义务的规定，调整、确认、保护和发展各种卫生法律关系和医疗卫生秩序，是国家进行卫生管理的重要工具。

### 一、医疗卫生法的概念

医疗卫生法是我国法律体系的重要组成部分，是由国家制定或认可，并由国家强制力保证实施的、在调整和保护人体生命健康活动中形成的各种社会关系的法律规范的总称。

医疗卫生法律法规是一个法律条文系统，其表现形式有国家立法机关正式颁布的规范性文件，也包括非正式立法机关颁布的在其管辖范围内具有法律效力的规范性决定、条例、办法等。具体包括以下几类：

1. 医疗卫生法律　医疗卫生法律是指经全国人大及其常委会制定的规范性文件，调整医疗卫生活动的效力仅次于宪法，是在《中华人民共和国宪法》指导下制定的规范性文件，如《中华人民共和国执业医师法》、《中华人民共和国药品管理法》等。

2. 医疗卫生行政法规　行政法规是国家最高行政机关即国务院所制定的规范性文件，其法律效力仅次于宪法和法律。国务院制定的行政法规不得与宪法和法律相抵触。如《医疗机构管理条例》、《医疗事故处理条例》等。

3. 医疗卫生行政规章　我国的行政规章依照其制定机关不同分为两类：一类是国务院组成部门及直属机构在其职权范围内制定的规范性文件，如《护士执业注册管理办法》、《医院感染管理办法》等；另一类是省、自治区、直辖市人民政府以及省、自治区人民政府所在地的市和经国务院批准的较大的市和人民政府依照法定程序制定的规范性文件。

4. 地方医疗卫生法规　由地方各级权力机关依照法律授权，在自身职权范围内制定的规范性文件。如上海市发展和改革委员会于 2011 年 7 月 29 日颁布的《上海市医疗机构药品集中招标采购价格管理办法（试行）》等；民族自治法规有新疆维吾尔自治区乌鲁木齐市人民政府办公厅于 2011 年 5 月 11 日颁布的《乌鲁木齐市城市困难居民医疗救助办法（试行）》等。

5. 国际条约　为了在国际范围内规范医疗卫生活动，强化各国的合作，中国加入了多项与医疗卫生活动有关的国际条约。如《1961 年麻醉品单一公约》、《国际卫生条例》、《联合国禁止非法贩运麻醉药品和精神药品公约》等。

## 二、医疗卫生法的基本原则

医疗卫生法的基本原则，是指体现在各种卫生法律、法规之中，对调整保护人体生命健康而发生的各种社会关系具有普遍指导意义的准则，它贯穿于医疗卫生立法、医疗卫生司法和医疗卫生守法等一切医疗卫生活动中。医疗卫生法的基本原则：

1. 卫生保护原则　保护人体生命健康，是我国一切医疗卫生工作和医疗卫生立法的根本宗旨和最终目的。根据这一原则，我国每个人都依法享有改善卫生条件，获得基本医疗保健的权利。《中华人民共和国宪法》第二十一条中规定：国家发展医疗卫生事业，发展现代医药和我国传统医药，鼓励和支持农村集体组织经济、国家企业事业组织和街道组织举办各种医疗卫生设施，开展群众性的卫生活动，保护人民健康。

2. 预防为主的原则　首先，预防为主是由卫生工作的性质所决定的。预防在本质上是积极主动的与疾病做斗争，其目的是建立和改善生产和生活环境，保护人体健康，防止疾病的发生和流行。其次，预防为主是由我国经济水平决定的。我国医疗保障水平不高，人们医疗费用支付能力较低。所以，医疗卫生工作的重点应放在预防上，无病防病，有病治病，防治结合，是预防为主原则的总要求。

3. 公平原则　是以利益均衡作为价值判断标准来配置卫生资源，协调卫生保健活动，以便每个社会成员普遍能得到卫生保健。公平原则的基本要求是合理配置可使用的卫生资源，人人享有平等的使用卫生资源的权利，获得最高可能的健康水平。

4. 保护社会健康原则　是协调个人利益与社会健康利益的关系，它是世界各国卫生法公认的目标。人具有社会性，既参与社会分工和合作，也要对社会承担一定的义务，即个人在行使自己的权利时，不得损害社会健康利益。这种对社会整体利益的保护有可能对个人权利限制，如对某些传染病患者的隔离、法律规定患有某些疾病的人不得参加接触直接入口食品的工作、禁止酒后驾车等限制。

5. 患者自主原则　是指患者对有关自己疾病的医疗问题做出合理的并表示负责的自我决定权。它包括：①自己决定选择医疗机构、医生及其医疗服务的方式；②除法律、法规另有规定外，患者有权自主决定接受或不接受某一项医疗服务；③患者有权拒绝医疗机构的非医疗性服务等。

## 三、医疗卫生法律关系

### （一）医疗卫生法律关系的概念

法律关系是根据法律规范产生的，以主体间的权利与义务关系的形式表现出来的一种社会关系。简单地说，就是人们在法律上的权利与义务关系。医疗卫生法律关系是指由医疗卫生法所调整的国家机关、企事业单位和其他社会团体之间，它们的内部机构以及它们与公民之间在医疗卫生管理监督和医疗卫生预防保健服务过程中所形成的权利和义务关系。

### （二）医疗卫生法律关系的构成要素

医疗卫生法律关系的构成要素，是指构成每一个具体的卫生法律关系必须具备的因素。任何一个卫生法律关系的构成必须具备主体、客体、内容三个相互联系的基本要素，缺一不可。

1. 医疗卫生法律关系的主体　是指医疗卫生活动的参与者，是在医疗卫生法律关系中享受权利、承担义务的自然人、法人、其他社会组织。依照医疗卫生法的规定，医疗卫生法律关系的主体包括国家卫生行政机关、各级各类医疗机构、食品药品的生产经营单位、社会团体、公民等。

2. 医疗卫生法律关系的客体　是指在医疗卫生法律关系中权利和义务的指向对象，是联系医疗活动中权利和义务的关键因素。我国医疗卫生法律、法规最高的价值是公民的生命健康权，所以医疗卫生法律关系中的客体都承载了生命健康这一利益。它包括：

（1）公民的生命健康权利：我国医疗卫生法律、法规明确规定了公民的生命健康权是卫生法律关系的重要保护客体，是卫生法律关系的最高层次的客体。

（2）行为：是指卫生法律关系主体中权利主体行使权利和义务主体履行义务所进行的活动，如医药企业生产药品的计量标准、医疗护理服务等。

（3）物：是指进行各种医疗和卫生管理工作中需要的生产资料和生活资料，如药品、食品、医疗器械等。

（4）智力成果或精神产品：主体从事智力活动所取得的成果，如医疗卫生技术发明、专利、学术著作等。

3. 医疗卫生法律关系的内容　是指医疗卫生法律关系的主体依法享有的权利及承担的义务。法律权利是指卫生法律、法规和规章对双方当事人所赋予的实现己方意愿的可能性，它表现为权利人有权做出符合法律规定的某种行为或有权要求对方依法做出某种行为，以满足己方的意志；法律义务是指法律规定的义务人应当按照权利人的要求做出或不做出一定行为，以满足权利人利益的法律手段。

## 四、医疗纠纷

随着人们的自我保护意识和维权意识不断增强，对医疗服务的要求越来越高。有关医疗纠纷时有曝光，引起了社会对医疗纠纷问题的普遍关注。护理人员在工作中经常会涉及法律相关问题，甚至出现医疗纠纷。因此护理人员应理清医疗纠纷中的相关概念，为建立法律思维奠定基础。

### （一）医疗纠纷的概念

医疗纠纷是指由于患者及其家属与医疗单位双方对诊疗护理过程中发生的不良医疗后果及其产生的原因认识不一致，而向司法机关或卫生行政部门提出控告所引起的纠纷。

### （二）医疗纠纷的分类

根据医务人员在诊疗护理过程中有无医疗护理过失，将医疗纠纷分为医疗过失纠纷和非医疗过失纠纷。

1. 医疗过失纠纷　是指由于医护人员在诊疗护理中的过失行为而造成患者不同程度的机体损伤，并由此产生的医疗纠纷。根据对患者造成损伤的程度，可将医疗过失纠纷分为医疗事故和医疗差错。医疗事故是涉及严重人身伤害结果的侵害事件，在认定和处理上均有较严格的规定。相比之下，医疗差错对患者造成的侵害较小，在认定程序上也不及医疗事故严格。

2. 非医疗过失纠纷　是指虽然在诊疗护理过程中发生了患者伤残或死亡的不良后果，但这种不良后果的发生并非医务人员的过失所致，而是患者或其家属对相关医学常识、医院规章制度缺乏了解或理解不准确引起的医疗纠纷，最常见的是医疗意外和并发症，如药物过敏试验为正常或未规定做过敏试验的药物，引起严重过敏反应者。

### （三）医疗事故及处理

为了保护医患双方合法权益，维护医疗单位的工作秩序，保障医疗安全，促进医疗机构提高医疗护理服务水平，妥善处理医疗事故争议。1987 年 6 月 29 日由国务院颁布了《医疗事故处理办法》，对卫生行政部门处理医疗事故做出了明确的规定。这些法律条文的制定和实施标志着我国对医疗事故的处理进入有法可依的阶段。2002 年 4 月 4 日，国务院颁布了《医疗事故处理条例》（见附录七），自 2002 年 9 月 1 日起实施。此后又出台了一系列医疗事故处理条例的配套规定，如《医疗事故分级标准（试行）》（2002 年 7 月 19 日）、《医疗事故技术鉴定暂行》（2002 年 7 月 31 日）、《医疗机构病历管理规定》（2002 年 8 月 2 日）等。

1. 医疗事故的概念　是指医疗机构及其医务人员在医疗活动中，违反医疗卫生管理法律、行政法规、部门规章和诊疗护理规范、常规，过失造成患者人身损害的事故。

2. 医疗事故的特征　医疗事故作为特定的职业事故，有严格的认定条件。一般来说，医疗事故具备如下特征：

（1）医疗事故的责任人必须是法定的医疗机构及其依法取得执业资格的医疗卫生专业技术人员，在其合法的医疗活动中发生的事故。

（2）医疗事故的责任人必须有过失，包括医务人员由于疏忽大意或过于自信而不负责任或违反操作规程等造成了患者人身损害。

（3）给患者造成的不良后果，包括患者死亡、残疾、组织器官损伤导致功能障碍等。

（4）危害行为和危害结果之间必须有因果关系，这是判定是否属于医疗事故的一个重要标准。

3. 医疗事故的分级　为了保护患者的合法权益，妥善解决医疗事故争议，《医疗事故处理条例》根据对患者人身造成的损害程度，将医疗事故分为四级：

（1）一级医疗事故：造成患者死亡、重度残疾。重度残疾是指重要器官缺失或功能完全丧失，其他器官不能代偿，存在特殊医疗依赖，生活完全不能自理。如植物人状态、极重度智能障碍、临床判定不能恢复的昏迷等情形。

（2）二级医疗事故：造成患者中度残疾、器官组织损伤导致严重功能障碍。如患者存在器官缺失或功能完全丧失，其他器官不能代偿，可能存在特殊医疗依赖或生活大部分不能自理。

（3）三级医疗事故：造成患者轻度残疾、器官组织损伤导致一般功能障碍。如存在器官缺失、大部分缺损、畸形情形之一，有较重功能障碍，可能存在一般医疗依赖，生活能自理等情形。

（4）四级医疗事故：造成患者明显人身损害的其他后果的医疗事故，如双侧轻度不完全性面瘫，面部轻度色素沉着或脱失等。

4. 不属于医疗事故的情形　具有下列情形之一不属于医疗事故：①在紧急情况下为抢救垂危患者生命而采取紧急医学措施造成不良后果的；②在医疗活动中由于患者病情异常或者患者体质特殊而发生医疗意外的；③在现有医学科学技术条件下，发生无法预料或者不能防范的不良后果的；④无过错输血感染造成不良后果的；⑤因患方原因延误诊疗导致不良后果的；⑥因不可抗力造成不良后果的。

5. 医疗事故的处理　发生或者发现医疗过失行为，医疗机构及其医务人员应当立即采取有效措施，避免或者减轻对患者身体健康的损害，防止损害扩大。

（1）医疗事故的报告：医务人员在医疗活动中发生或者发现医疗事故，可能引起医疗事故的医疗行为或者发生医疗事故争议的，应当立即向科室负责人报告，科室负责人及时向负责医疗服务质量监控的部门或者专（兼）职人员报告；负责医疗服务质量监控的部门或者专（兼）职人员接到报告后，应当立即调查、核实，将有关情况向本医疗机构的负责人报告，并向患者通报、解释。对发生导致患者死亡或者可能为二级以上的医疗事故，导致3人以上人身损害后果，医疗机构应在12小时内向所在地卫生行政部门报告。

（2）病历资料和现场实物的封存：医疗机构应该妥善保存病历资料，发生医疗事故争议时，死亡病例讨论记录、疑难病例讨论记录，上级医生查房记录、会诊意见、病程记录，应当在医患双方在场的情况下封存和启封，由医疗机构保管；疑似输液、输血、注射、药物等引起不良后果的，医患双方应当共同对现场实物进行封存和启封，封存的现场实物由医疗机构保存；需要检验的，应由双方共同指定的依法具有检验资格的机构进行检验；双方无法共同指定时，由卫生行政部门指定。

（3）医疗事故鉴定：医患双方协商解决医疗事故争议，需要进行医疗事故技术鉴定的，由双方当事人共同委托负责医疗事故技术鉴定工作的医学会组织鉴定。医学会组织有关临床医学专家、法医学专家组成的专家组，运用医学、法医学等专业知识，综合分析患者的病情和个体差异，实事求是地作出鉴定结论。

(4) 对发生医疗事故的医疗机构和有关医务人员的处理：医疗机构发生医疗事故的，由卫生行政部门根据医疗事故等级和情节，给予警告；情节严重的，责令限期停业整顿直至由原发证部门吊销执业许可证，对负有责任的医务人员依照刑法关于医疗事故罪的规定，依法追究刑事责任；尚不够刑事处罚的，依法给予行政处分或者纪律处分。

对发生医疗事故的有关医务人员，除依照前款处罚外，卫生行政部门并可以责令暂停6个月以上1年以下执业活动；情节严重的，吊销其执业证书。

(5) 医疗事故的赔偿：发生医疗事故的赔偿等民事责任争议，医患双方可以协商解决，不愿意协商或者协商不成时，可以向卫生行政部门提出调解申请，也可以直接向人民法院提起民事诉讼。医疗事故赔偿，应当考虑下列因素以确定具体赔偿数额：医疗事故等级、医疗过失行为在医疗事故损害后果中的责任程度、医疗事故损害后果与患者原有疾病状况之间的关系。不属于医疗事故的，医疗机构不承担赔偿责任。

## 第三节 护理立法

立法是指由特定的国家机关，依据一定的职权和程序，制定、修改、废止和解释法的活动。护理法是有关护理人员从业资格、权利义务、执业责任和行为规范的法律。护理立法就是国家通过立法程序制定包含上述内容的法律。

### 一、护理立法的简史

#### (一) 国际立法简史

护理立法始于20世纪。随着护理学的不断发展，护理工作范围不断扩大，护理实践中涉及的法律问题也越来越多。

从1903年起，为了规范护理工作、强化医疗护理工作管理、进一步提高护理质量、保证护理专业化方向发展，各国先后颁布了适合本国政治、经济、文化特点的护理法。

1903年，美国的北卡罗来纳州、纽约、纽泽西和维吉尼亚州颁布了《护士执业法》，规定凡从事护理工作的人员，必须完成护理专业培训课程，通过州注册护士考试，取得注册护士执照。1919年，英国制定并颁布了《英国护理法》。1921年，荷兰也颁布了护理法。随后欧美各国都开始颁布护理相关法律，建立以法律为基础的护理保障体系。1947年，国际护士委员会发表了一系列有关护理立法的著作。1948年，日本正式公布了护士法。1953年，世界卫生组织发表了第一份有关护理立法的研究报告。1968年，国际护士委员会特别成立了一个专家委员会，制定了护理立法历史上具有重要地位的文件——《系统制定护理法规指导大纲》，这部大纲为各国制定护理相关法律提供了权威性的指导。1984年，世界卫生组织的护理法律制定情况调查显示，欧美18国、西太区12国、中东20国、东南亚10国及亚洲16国均已制定了相关的护理法。

#### (二) 中国护理立法简史

新中国成立以后，随着医疗卫生的发展，护理事业也得到迅速发展。针对护理行业，我国也先后颁布了一系列法令、指示、答复、暂行办法、暂行规定、管理办法等文件。

1956年，卫生部拟定了《国家卫生技术人员职务名称和职务晋升暂行条例（草案）》。1979年，卫生部颁布《卫生技术人员职称及晋升条例（试行）》、《关于加强护理工作的意见》和《关于加强护理教育工作的意见》。1982年，卫生部颁布《医院工作制度》及《医院工作人员职责》，对护理工作制度有了较为明确的规定，也对医院内护理人员的分工和职权有了规定。1993年，卫生部颁布《中华人民共和国护士管理办法》，自1994年1月1日开始实施，提出我国护士执业资格考试制度和执业许可制度。1997年，卫生部颁布《关于进一步加强护理工作的通知》、《继续护理学教育实行办法》。2008年，卫生部颁布《护士执业注册管理办法》，国务院颁布《护士条例》（见附录八），于2008年5月12日起实施。2010年，卫生部、人力资源和社会保障部颁布《护士执业资格考试办法》（见附录九）。

## 二、护理立法的意义

1. 是我国法治工作推进的重要环节　法治社会要求各行业有法可依、有法必依，立法是实现“有法可依”的重要程序。护理工作是社会活动的重要组成部分，也是医疗工作中不可缺少的一环。

2. 为护理人员提供最大限度的保护和支持　护理立法是护理人员受到法律保护的前提，通过护理立法，护理人员的地位、职责范围及作用有了法律依据。护理人员在法律范围内履行权利和义务时，可最大限度受到法律的保护和支持。

3. 促进护理教育及护理学科的发展　通过护理立法，建立一套与护理专业特点相结合的法律制度，为护理人才培养及护理活动的开展制定了法律标准。护理法规定了护士的资格、注册、执业范围等要求，护理人员需不断学习新知识、新技术，从而促进护理学科的发展。

4. 有利于维护所有服务对象的合法权益　护理人员应依法履行自己的义务，不得以任何借口拒绝护理或抢救患者。对违反卫生法律法规者，服务对象有权依法追究行为人的法律责任，从而最大限度的保护服务对象的合法权益。

## 三、护理相关法律法规

我国现行法律体系中，与护理相关的法律法规包括以下几类：

1. 国家主管部门通过立法机关制定的法律法令。

2. 根据卫生法，由政府或地方主管部门制定的法规　如国务院颁布的《护士条例》、卫生部和人力资源社会保障部联合颁布的《护士执业资格考试办法》等。

3. 政府授权各专业团体自行制定的有关会员资格的认可标准和护理实践的规定、章程和条例等　如《医疗护理操作常规》、《查对制度》、《隔离制度》等。

4. 对护理工作有重要指导意义的其他法律法规　如劳动法、职业安全法、教育法以及医疗机构所制定的规章制度等。

## 第四节　护理工作中的法律问题

随着法制化社会的推进，人们的医疗安全意识不断提高。作为护理人员，应熟知我国医疗卫生法律、法规，准确理解护理人员职责的法律范围，掌握护理工作程序及操作标准。在护理执业中正确认识和及时发现潜在的法律问题，避免法律纠纷的产生，依法维护自己及患者的权益。

### 一、护士的法律地位及法律依据

#### （一）执业注册与执业考试制度

我国实行护士执业统一管理，建立护士执业资格考试制度和护士执业许可制度，以法律手段保证护理质量及人们的就医安全。凡申请护士执业者必须通过卫生部统一执业考试，考试合格者再经过护士执业注册而成为法律意义上的护士，才能从事护理活动，履行保护生命、减轻痛苦、增进健康的职责，并享有护士的权利。

#### （二）护理质量标准

护理质量标准限定了护士职责的法律范围，为护士在执业活动中提供了法律标准。护理质量标准一般来源于以下几个方面：

1. 护理法规　由国家或地方政府所制定的护理法规，向人们展示护理法的各项法律条款。护士在执业中违反了护理法律、法规，可依据相应法律条款追究护士的法律责任。

2. 专业团体的规范标准　由护理专业团体如中华护理学会依据法律所制定的各种护理标准及操作规范。护士根据自己的专业知识，正确判断依法能做什么，不能做什么，各项护理措施的操作程序和注意事项等。

3. 工作单位的有关要求、政策及制度　为了规范护理行为和提高医院的护理质量，所有医疗机构都有对护理工作具体的规范要求和护理标准手册。护士应了解自己单位的规章制度，并严格按照护理标准进行执业活动。

以上不同来源的护理质量标准都对护理实践具有重要的指导意义。虽然专业团体的规范要求及工作机构的有关政策、制度不具有正规的法律权威，但这些条款是维护正常医疗秩序和保证护士和患者合法权益的依据之一，具有一定的法律效力。

### 二、护理工作中潜在的法律问题

#### （一）侵权

侵权是指侵害了国家、集体或者他人财产及人身权利。包括生命权、隐私权、名誉权、肖像权、知识产权等。护理工作中的侵权行为时有发生，如护理人员在进行导尿、灌肠、备皮等操作时，不注意遮挡，将患者身体隐私部位暴露在其他患者及其他家属的视野内，或护理人员利用工作之便将患者的联系方式、家庭住址、婚姻史、既往病史、经济状况、社会地位、家庭成员之间关系等个人信息进行传播，给患者身心造成损害，均应视为侵犯了患者的隐私权。

侵权人承担的法律责任与其过错程度及损害结果有直接关系。如果侵权人过错程度低，损害结果轻，对侵权行为可通过调解、赔礼、赔物及赔款等民事方式解决；如果侵权人过错程度高、损害结果严重，将构成犯罪。但在医院里的患者为了治疗和护理的需要，如高热烦躁的患者，为防止发生坠床，使用约束带限制躯体活动，按操作规程向患者或家属解释使用约束带的目的、方法和需要的时间等，这种行为不属侵权。

### （二）疏忽大意和过于自信的过失

疏忽大意的过失是指应当预见自己的行为可能发生危害社会的结果，因为疏忽大意而没有预见以致发生危害社会的结果。过于自信的过失是指已经预见自己的行为可能发生危害社会的结果，但轻信能够避免，以致发生危害结果。如护理人员在工作中未认真履行“三查七对”制度，错误给药；对青霉素过敏的患者，仍做过敏试验，导致过敏反应，这种过失给患者造成一定损失和痛苦，但并不严重，属于医疗差错，不构成犯罪。如过失导致患者残疾或死亡，属于犯罪。

### （三）收礼与受贿

护理人员的职责是救死扶伤，采取各种有效措施减轻患者痛苦，帮助患者恢复健康，应获得法律规定的报酬。但护理人员借工作之便主动向患者家属索要大额现金、物品等不义之财，就构成受贿罪。

## 三、举证倒置与护士的法律责任

### （一）举证责任与举证倒置

1. 举证责任　是指诉讼当事人对其主张的事实，提供证据予以证明及证明不了时需要承担的一种法律责任。《关于民事诉讼证据的若干规定》第二条规定，当事人对自己提出的诉讼请求所能依据的事实或者反驳对方的诉讼请求所依据的事实有责任提供证据加以证明，没有证据或者证据不足以证明当事人的事实主张的，由负有举证责任的当事人承担不利后果。举证责任包括两方面的含义，一是行为意义上的举证责任，即对特定事实主张提供证据予以证明的责任；二是结果意义上的举证责任，即不尽举证义务者承担不利法律后果。

2. 举证责任倒置　是指提出主张的一方当事人不负举证责任，而由对方当事人就某种事实存在或不存在承担举证责任，如果其不能就此举证证明，就推定原告事实成立的一种举证责任分配形式。“谁主张，谁举证”是证据法的基本原则，而在某些特殊情况下，需要实行举证责任倒置。所以，举证责任倒置为例外规则。

为了更好的平衡医患双方的利益，2002 年 4 月 1 日起，法院处理医疗纠纷案件实行举证责任倒置。根据最高人民法院《关于民事诉讼证据的若干规定》第四条：因医疗行为引起的侵权诉讼，由医疗机构就医疗行为与损害结果之间不存在因果关系及不存在医疗过错承担举证责任，即举证责任倒置。因此，护理人员在实践工作中应该具备举证倒置的相关法律知识，以降低职业风险。

### （二）护士的法律责任

《护士条例》明确规定，护士在执业中遵守职业道德和医疗护理工作的规章制度及技术规范，正确执行医嘱，观察患者的身心状态，对患者进行科学护理；发现患者病情危急，应当立即通知医师；在紧急情况下为抢救垂危患者生命，应当先行实施必要的紧急救护。如果护士在执业活动中，违反医疗卫生法律法规、技术操作规程，造成医疗过失，承担法律责任。

1. 处理及执行医嘱　医嘱是医生拟定治疗、检查等计划的书面嘱咐，也是护士执行治疗护理的重要依据。为了更好的保护自己和患者，护士在执行医嘱时应注意以下几个方面：①护士应一丝不苟，严格执行医嘱。执行医嘱时，应仔细核查，确认无误后方可实施，不得随意篡改或无故不执行医嘱。②患者对医嘱提出疑问时，护士应仔细核实医嘱的准确性。③患者病情发生变化时，护士应及时通知医生，并根据专业知识及临床经验判断是否暂停医嘱。④慎重对待口头医嘱，一般情况下不执行口头医嘱或电话医嘱，在抢救等特殊情况下，必须执行口头医嘱时，护士应向医生重复一遍医嘱，双方确信无误后方可执行。抢救结束后，尽快记录医嘱的执行时间、内容、患者当时的病情，并督促医生及时补上书面医嘱。⑤慎对“必要时”医嘱，此种医嘱是将使用药物的权限移到由护士决定是否使用和具体使用时间。一般出现在术前使用安眠药或术后使用止痛药等情况，护士需要判断和确认是否真正到了“必要时”，是否可以使用该药物。⑥如果发现医嘱有明显的错误，护士有权拒绝执行，并按规定提出或者报告。若明知医嘱违反了相关法律、法规、规章或者诊疗技术规范规定，可能对患者造成法律性损害，却不提出质疑，仍然执行错误医嘱，由此造成的严重后果，护士与医生共同承担法律责任。因此，护士不仅要熟练掌握护理的相关知识和技能，还要熟悉科室的医疗护理程序、药物的作用、副作用及使用方法，才能及时发现医嘱中存在的问题。

2. 书写护理记录　护理记录是护士针对患者所进行的一系列护理活动的真实反映，它不仅是衡量护理人员专业水平和技术水平高低的重要资料，也是医生观察疗效、调整治疗方案的主要依据，同时也是法律上解决医疗纠纷的重要证据。

在医疗事故处理中实施举证倒置，医疗机构需要承担一定的举证责任。此时的病案作为原始记录将为法律部门进行司法鉴定、技术鉴定、判断是非、分清责任提供法律依据。临床护理记录作为医疗文件的组成部分之一，记录了患者在住院期间接受治疗与护理的具体情形，具有不容忽视的重要性。因此，护理记录应客观、真实、及时、准确，字迹工整、清晰，不得丢失、涂改、伪造或销毁，因抢救患者，未能及时书写病历的，在抢救结束 6 小时内及时补记。

3. 麻醉药品及其他物品的管理　麻醉药品主要指度冷丁、吗啡等药物，临床限用于晚期癌症、手术后镇痛。为了及时方便用药，手术室、病房等科室按规定存有一定数量的麻醉药品，这些麻醉药品由专人锁于专柜内保管，护士凭医嘱领取及使用药物。如护士违反相关规定，窃取、盗卖或自己使用这些药物，这种行为事实已构成贩毒、吸毒罪。

另外，护士还负责保管各种贵重物品、医疗用品和办公用品等。如护士利用工作之便，将这些物品占为己有，情节严重者，将以盗窃公共财产罪被起诉。

4. 履行告知义务　在医疗护理过程中，患者有获得关于自己疾病病因、治疗护理方法、医疗风险等信息，并经过自身的判断，做出选择的权利。当患者或家属拒绝某种医疗护理措施，并且“拒绝”是有害无益时，护士要耐心解释，陈述利弊，讲明拒绝某种医疗护理措施或替代措施可能带来的风险，使患者或家属能够做出正确选择，切实维护患者的知情同意权。

5. 患者出入院的管理　护士根据法律职责，严格执行医院的规章制度，做好患者出入院工作。当护士接待急诊需抢救的危重患者时，应熟练运用自己的专业知识、技能和临床经验，创造各种抢救条件，配合医生积极救治。若因护士拒绝、不积极参与或工作拖沓而导致患者伤残或死亡，将承担相应的法律责任。

患者经住院治疗护理，大多数患者病情好转或痊愈后根据医生建议出院，但少数患者由于各种原因拒绝继续住院治疗而自动要求出院，这类患者常有焦虑、烦躁等不良情绪，护士应耐心说服患者。如果患者或其法定监护人坚决要求出院，应该让患者或其法定监护人在自动出院一栏上签字，同时做好相关护理记录，并协助患者办理出院手续。

6. 患者死亡及有关问题的处理　遗嘱是患者死亡前的最后嘱托，如果护士作为遗嘱的见证人，应注意以下几点：①应有2～3个人见证；②见证人必须听到或看到，并记录患者遗嘱的内容；③见证人必须当场签字，证明遗嘱是该患者的；④遗嘱应该有公正机关的公正；⑤注意患者立遗嘱时意识完全清醒，有良好的判断和决策能力；⑥护士是遗嘱的受益人者，患者立遗嘱时应回避，不能作为见证人，否则易产生道德及法律上的争端。

患者经医生检查确认死亡后，护士应填写有关卡片，做好详细准确的护理记录，特别是死亡的时间；同时，将尸体移至太平间。如患者生前同意尸检，捐献自己遗体或组织器官时，应有患者及家属签字的书面文件。如患者死亡时身旁无亲友时，其遗物应至少两人在场的情况下清点、记录，并交病房负责人妥善保管。

### （三）护生的法律责任

护生进入临床实习时，应严格按照学校、医疗机构和专业团体的规章制度、操作规范进行护理工作。从法律上讲，护生只能在专业老师或注册护士的指导下，严格按照护理操作规范对患者实施护理。如果脱离专业老师或注册护士的监督指导，擅自进行护理工作并给患者造成损害，护生应负相应的法律责任。

带教老师对护生负有指导和监督的责任，如果对护生指派的护理工作超出了其能力范围，发生医疗过失，带教老师、护生及所在的医疗机构都要负各自相应的法律责任。

## 四、护理工作中法律问题的防范

随着我国医疗卫生法律法规不断完善，就医人员的自我保护、自我维权意识逐步加强，作为护士应增强法律意识和执业风险意识，维护患者及自身的合法权益，防止法律纠纷的产生。

1. 增强法律意识　随着社会的进步，科技的发展，生活水平的提高，公众对护理需求日益增加。护士的角色功能范围扩大，涉及的法律问题日渐增多，护士应加强法律知识的学习，熟知与自身工作密切相关的法律、法规、规章及技术规范，依法履行自己的职责。

2. 选择安全有保障的工作环境　提供高质量的护理服务需要一个有保障的安全环境：①根据患者数量及病情的轻重安排合理数量的执业护士；②有正规的法令、政策、操作规程标准及相应的监督机制；③提供的仪器处于完好状态；④所有护理人员都有机会接受继续教育，使护理人员掌握新知识和新技术，了解最新的质量标准及要求。

3. 建立良好的护患关系　护理人员运用专业知识和技能为患者提供高质量的整体

服务，获得患者的认同。在护理实践中，尊重患者的人格、价值观及信仰，视患者为亲人，与患者建立良好的护患关系。

4. 做好护理记录　护理记录及时、准确，不得提前或拖延，更不能漏记、错记，维持最新资料；对患者的主诉和行为应客观、真实的描述；有书写错误时应在错误处用所书写的钢笔在错误字上划双线，然后进行修改，并在上面签字，保证原记录清楚；记录的内容重点突出，使用医学术语，避免使用含糊不清或易引起法律纠纷的词语；各项护理记录应逐项逐页填写，记录前后不留空白，以防添加；护理文件不得丢失、损坏或销毁。及时、准确、完整的护理记录能够为医务人员提供全面动态的患者病情，同时避免在医疗纠纷或医疗事故处理中承担举证不能的责任。

5. 及时进行信息的沟通　人们通过沟通传递信息、交换意见、表达思想及情感。在护理工作中，护士运用良好的沟通技巧，获得患者的健康资料，解决健康问题，满足患者的身心需求；护士与医生及其他医务工作者沟通，及时交流与患者治疗及护理有关的情况，营造和谐的治疗环境，促进患者的康复。

6. 参加职业保险　职业保险指专业从业者定期向保险公司交纳一定数量的保险费，在职业保险范围内一旦发生事故，由保险公司向受害者支付相应的赔偿。职业保险虽然不能完全消除护士在医疗纠纷或医疗事故中的责任，但在一定程度上减轻了护士的经济损失和压力，是护士保护自己切身利益的重要措施之一。

## 案例分析

[案例导入]　患者，女，2004 年 12 月 2 日因偏瘫到某集团职工医院进行康复治疗。上午 11 时 40 分静脉输液，下午 13 时 20 分，患者烦躁不安，四肢抽搐，两眼上翻，并不断呕吐。13 时 30 分钟，发现液体内有絮状物，报告医生，给予安定 5mg 和胃复安 10mg 肌内注射，没有对变质药物采取相应措施。危重患者护理记录单显示，静脉输液操作是吕某的姓名，但非吕某的笔迹，实为实习护士杜某单独完成。患者经药物治疗后病情加重，现呈亚植物状态。

[提出问题]　护生违反了哪些法律法规?

[分析思路]

1. 违反了《护士条例》中部分规定。杜某是实习护士，不是法律意义上的护士，不能独立对患者实施护理，只能在带教老师或专业护士的监督指导下进行操作。

2. 实习护士杜某冒签护士吕某的姓名，违反了医院病历书写的相关规定。护理记录不得丢失、涂改、伪造或销毁。

3. 杜某未认真履行“查对”制度，对药品的质量没有认真检查，给高某身体造成了损害，应承担护生的法律责任。

4. 医疗技术鉴定结果：高某的损害与该院的治疗存在因果关系。院方在医疗活动中存在过错，且被告方未能提供任何反驳原告主张的证据，原告目前的状况与其病情的发展也有一定原因，所以被告负主要责任。

## 学习小结

1. 学习内容

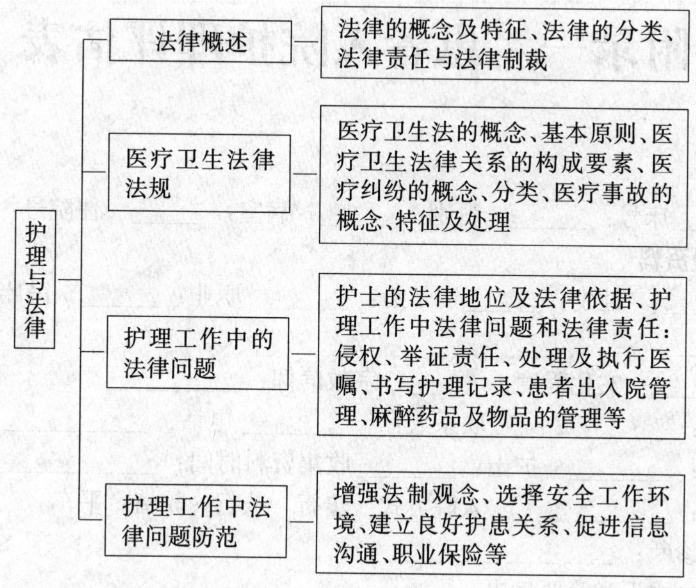


2. 学习方法

(1) 采用阅读、记忆、分析、比较等多种方法，正确理解法律基本概念。

(2) 通过案例分析、分组讨论等方法，加深对医疗事故、护理人员的法律责任、患者的权利及护理执业中的法律问题防范措施等知识的理解，增强法律意识。

（陈付琼）

## 复习思考题

1. 如何防止护理工作中法律问题的发生？

2. 患者，女，65岁，在全麻下行胆囊切除术，因麻醉未完全清醒，病人躁动而坠床，造成肋骨骨折。讨论在该案例中患者的损害属于几级医疗事故？

# 附录一　患者入院护理评估表

姓名：____ 床号：______ 科别：______ 病室：______ 住院号：__________

**（一）一般资料**

姓名：______ 性别：______ 年龄：______ 职业：______ 民族：______ 籍贯：__________

婚姻：______ 文化程度：______ 宗教信仰：__________

联系地址：__________ 联系人：__________ 电话：__________

主管医师：________ 护士：________收集资料时间：__________

入院时间：__________ 入院方式：步行　扶行　轮椅　平车

入院医疗诊断：__________

入院原因（主诉和简要病史）：______________________________

既往史：__________

过敏史：无　有（药物：______ 食物：______ 其他：______）

家族史：高血压病、冠心病、糖尿病、______肿瘤、癫痫、精神病、______传染病、______遗传病、其他：__________

**（二）生活状况及自理程度**

1. 饮食　基本膳食：普食　软饭　半流质　流质　禁食

食欲：正常　增加　亢进______天/周/月　下降/厌食______天/周/月

近期体重变化：无　增 加/下 降______ kg/______月（原因__________）

其他：

2. 睡眠/休息

休息后体力是否容易恢复：是　否（原因____________________）

睡眠：正常　入睡困难　易醒　早醒　多梦　噩梦　失眠

辅助睡眠：无　药物　其他办法

其他：____________________

3. 排泄

排便：____次/天　性状：______正常　/便秘 / 腹泻/ 便失禁　造瘘

排尿：____次/天　颜色：______性状：______尿量：______ ml/24h　尿失禁

4. 烟酒嗜好

吸烟：无　偶尔吸烟　经常吸烟　______年　______支/天　已戒烟______年

饮酒/酗酒：无　偶尔饮酒　经常饮酒　______年______ ml/d　已戒酒______年

5. 活动

自理：全部　障碍（进食　沐浴/卫生　穿着/修饰　入厕）

步态：稳　不稳（原因______________________________）
医疗/疾病限制：医嘱卧床　持续静脉点滴　石膏固定　牵引　瘫痪
6. 其他：

## （三）体格检查

T：______℃　P：______ 次/分　R：______次/分　BP：______ mmHg　身高：______ cm　体重：______ kg

1. 神经系统
意识状态：清醒　意识模糊　嗜睡　谵妄　昏迷
语言表达：清醒　含糊　困难　失语
定向能力：准确　障碍（自我　时间　地点　人物）

2. 皮肤黏膜
皮肤颜色：正常　潮红　苍白　发绀　黄染
皮肤温度：温　凉　热
皮肤湿度：正常　干燥　潮湿　多汗
完整性：完整　皮疹　出血点　其他
压疮（Ⅰ/Ⅱ/Ⅲ度）（部位/范围______________________________）
口腔黏膜：正常　充血　出血点　糜烂溃疡　疱疹　白斑
其他：

3. 呼吸系统
呼吸方式：自主呼吸　机械呼吸
节律：规则　异常　频率______次/分　深浅度：正常　深　浅
呼吸困难：无　轻度　中度　重度
咳嗽：无　有
痰：无　容易咳出　不易咳出　痰（色______量______黏稠度______）
其他：____________________

4. 循环系统
心律：规则　心律不齐　心率______次/分
水肿：无　有（部位/程度______________________________）
其他：____________________

5. 消化系统
胃肠道症状：恶心　呕吐（颜色______性质______次数______总量______）
　　　　　　嗳气　反酸　烧灼感　腹痛（部位/性质____________________）
腹部：软　肌紧张　压痛/反跳痛　可触及包块（部位/性质______________）
腹水（腹围____________________ cm）
其他：____________________

6. 生殖系统
月经：正常　紊乱　痛经　月经量过多　绝经
其他：

7. 认知/感受

疼痛：无　有　部位/性质：________________

视力：正常　远/近视　失明（左/右/双侧）

听力：正常　耳鸣　重听　耳聋（左/右/双侧）

触觉：正常　障碍（部位________________________________）

嗅觉：正常　减弱　缺失

思维过程：正常　注意力分散　远/近期记忆力下降　思维混乱

其他：________________________________________________

**（四）心理社会方面**

1. 情绪状态：镇静　易激动　焦虑　恐惧　悲哀　无反应

2. 就业状态：固定职业　丧失劳动力　失业　待业

3. 沟通：希望与更多的人交往　语言交流障碍　不愿与人交往

4. 医疗费用来源：自费　劳保　公费　医疗保险　其他

5. 与亲友关系：和睦　冷淡　紧张

6. 遇到困难最愿意向谁倾诉：父母　配偶　子女　其他

# 附录二　NANDA 护理诊断一览表

——2001—2002 年 NANDA 155 项护理诊断

**领域 1：健康促进**（Health promotion）

执行治疗方案有效（Effective therapeutic regimen management）

执行治疗方案无效（Ineffective therapeutic regimen management）

家庭执行治疗方案无效（Ineffective family therapeutic regimen management）

社区执行治疗方案无效（Ineffective community therapeutic regimen management）

寻求健康行为（具体说明）（Health-seeking behaviors [specify]）

保持健康无效（Ineffective health maintenance）

持家能力障碍（Impaired home maintenance）

**领域 2：营养**（Nutrition）

无效性婴儿喂养型态（Ineffective infant feeding pattern）

吞咽障碍（Impaired swallowing）

营养失调：低于机体需要量（Imbalanced nutrition：less than body requirements）

营养失调：高于机体需要量（Imbalanced nutrition：more than body requirements）

有营养失调的危险：高于机体需要量（Risk for imbalanced nutrition：more than body requirements）

体液不足（Deficient fluid volume）

有体液不足的危险（Risk for deficient fluid volume）

体液过多（Excess fluid volume）

有体液失衡的危险：（Risk for fluid volume imbalance）

**领域 3：排泄**（Elimination）

排尿障碍（Impaired urinary elimination）

尿潴留（Urinary retention）

完全性尿失禁（Total urinary incontinence）

功能性尿失禁（Functional urinary incontinence）

压力性尿失禁（Stress urinary incontinence）

急迫性尿失禁（Urge urinary incontinence ）

反射性尿失禁（Reflex urinary incontinence）

有急迫性尿失禁的危险（Risk for urge urinary incontinence）

排便失禁（Bowel incontinence）

腹泻（Diarrhea）

便秘（Constipation）

有便秘的危险（Risk for constipation）
感知性便秘（Perceived constipation）
气体交换受损（Impaired gas exchange）
**领域 4：活动/休息**（Activity/rest）
睡眠型态紊乱（Disturbed sleep pattern）
睡眠剥夺（Sleep deprivation）
有废用综合征的危险（Risk for disuse mobility）
躯体活动障碍（Impaired physical mobility）
床上活动障碍（Impaired bed mobility）
借助轮椅活动障碍（Impaired wheelchair mobility）
转移能力障碍（Impaired transfer mobility）
行走障碍（Impaired walking）
缺乏娱乐活动（Diversional activity deficit）
漫游状态（Wandering）
穿着/修饰自理缺陷（Dressing /grooming self-care deficit）
沐浴/卫生自理缺陷（Bathing/hygiene self-care deficit）
进食自理缺陷（Feeding self-care deficit）
入厕自理缺陷（Toileting self-care deficit）
术后康复迟缓（Delayed surgical recovery）
能量场紊乱（Disturbed energy field）
疲乏（Fatigue）
心输出量减少（Decrease cardiac output）
自主呼吸受损（Impaired spontaneous entilation）
低效性呼吸型态（Ineffective breathing pattern）
活动无耐力（Activity intolerance）
有活动无耐力的危险（Risk for activity intolerance）
功能障碍性撤离呼吸机反应（Dysfunctional ventilator weaning response，DVWR）
组织灌注无效（具体说明类型：肾脏、大脑、心肺、胃肠道、外周）（Ineffective tissue perfusion [specify type：renal，cerebral，cardiopulmonary，gastrointestinal，peripheral]）
**领域 5：感知/认知**（Perception/cognition）
单侧性忽视（Unilateral neglect）
认识环境障碍综合征（Impaired environmental interpretation syndrome）
感觉紊乱（具体说明：视觉、听觉、运动觉、味觉、触觉、嗅觉）（Disturbed sensory perception [specify ：visual，auditory，kinesthetic gastatory，tactile olfactory]）
知识缺乏（具体说明）（Deficient knowledge [specify]）
急性意识障碍（Acute confusion）
慢性意识障碍（Chronic confusion）
记忆受损（Impaired memory）

思维过程紊乱（Disturbed thought process）
语言沟通障碍（Impaired verbal communication）
**领域 6：自我感知**（Self-perception）
自我认同紊乱（Disturbed personal identity）
无能为力感（Powerlessness）
有无能为力的危险（Risk for Powerlessness）
无望感（Hopelessness）
有孤独的危险（Risk for loneliness）
长期自尊低下（Chronic low self-esteem）
情境性自尊低下（Situational low self-esteem）
有情境性自尊低下的危险（Risk for situational low self-esteem）
体像紊乱（Disturbed body image）
**领域 7：角色关系**（Role relationship）
照顾者角色紧张（Caregiver role strain）
有照顾者角色紧张的危险（Risk for caregiver role strain）
父母不称职（Impaired parenting）
有父母不称职的危险（Risk for altered parenting）
家庭运作中断（Interrupted family process）
家庭运作功能不全：酗酒（Dysfunctional family process：alcoholism）
有亲子依赖受损的危险（Risk for impaired parent /infant /child attachment）
母乳喂养有效（Effective breastfeeding）
母乳喂养无效（Ineffective breastfeeding）
母乳喂养中断（Interrupted breastfeeding）
无效性角色行为（Ineffective role performance）
父母角色冲突（Parental role conflict）
社交障碍（Impaired social interaction）
**领域 8：性**（Sexuality）
性功能障碍（Sexual dysfunction）
无效性性生活型态（Ineffective sexuality patterns）
**领域 9：应对/应激耐受性**（Coping/stress tolerance）
迁居应激综合征（Relocation stress syndrome）
有迁居应激综合征的危险（Risk for relocation stress syndrome）
强暴创伤综合征（Rape-trauma syndrome）
强暴创伤综合征：隐匿性反应（Rape-trauma syndrome：Silent reaction）
强暴创伤综合征：复合性反应（Rape-trauma syndrome：Compound reaction）
创伤后反应（Post-trauma response）
有创伤后反应的危险（Risk for post-trauma response）
恐惧（Fear）
焦虑（Anxiety）

对死亡的焦虑（Health anxiety）
长期悲伤（Chronic sorrow）
无效性否认（Ineffective denial）
预感性悲哀（Anticipatory grieving）
功能障碍性悲哀（Dysfunctional grieving）
调节障碍（Impaired adjustment）
应对无效（Ineffective coping）
无能性家庭应对（Disabled family coping）
妥协性家庭应对（Compromised family coping）
防卫性应对（Defensive coping）
社区应对无效（Ineffective community coping）
有增强家庭应对无效的趋势（Readiness for enhanced family coping）
有增强社区应对无效的趋势（Readiness for enhanced community coping）
自主性反射失调（Autonomic dysreflexia）
有自主性反射失调的危险（Risk for autonomic dysreflexia）
婴儿行为紊乱（Disorganized infant behavior）
有婴儿行为紊乱的危险（Risk for disorganized infant behavior）
有增强调节婴儿行为的趋势（Readiness for enhanced organized infant behavior）
颅内适应能力低下（Decreased intracranial adaptive capacity）
**领域 10：生活准则**（Life principle）
有增强精神健康的趋势（Readiness for enhanced spiritual well-being）
精神困扰（Spiritual distress）
有精神困扰的危险（Risk for spiritual distress）
抉择冲突（具体说明）（Decisional conflict [specify]）
不依从行为（具体说明）（Noncompliance [specify]）
**领域 11：安全/防御**（Safe/protection）
有感染的危险（Risk for infection）
口腔黏膜受损（Impaired oral mucous membrane）
有受伤的危险（Risk for injury）
有围手术期体位性损伤的危险（Risk for preoperative-positioning injury）
有摔倒的危险（Risk for falls）
有外伤的危险（Risk for trauma）
皮肤完整性受损（Impaired skin integrity）
有皮肤完整性受损的危险（Risk for impaired skin integrity）
组织完整性受损（Impaired tissue integrity）
牙齿受损（Impaired dentition）
有窒息的危险（Risk for suffocation）
有误吸的危险（Risk for aspiration）
清理呼吸道无效（Ineffective airway clearance）

有外周神经血管功能障碍的危险（Risk for neurovascular dysfunction）
预防无效（Ineffective protection）
自伤（Self-mutilation）
有自伤的危险（Risk for self-mutilation）
有对他人施行暴力的危险（Risk for other-directed violence）
有对自己施行暴力的危险（Risk for self-directed violence）
有自杀的危险（Risk for suicide）
有中毒的危险（Risk for poisoning）
乳胶过敏反应（Latex allergy response）
有乳胶过敏反应的危险（Risk for latex allergy response）
有体温失调的危险（Risk for imbalanced body temperature）
体温调节无效（Ineffective thermoregulation）
体温过低（Hypothermia）
体温过高（Hyperthermia）
**领域 12：舒适**（Comfort）
急性疼痛（Acute pain）
慢性疼痛（Chronic pain）
恶心（Nausea）
社交独立（Social isolation）
**领域 13：成长/发展**（Growth/development）
成长发展迟缓（Delayed growth and development）
成人身心衰竭（Adult failure to thrive）
有发展迟滞的危险（Risk for delayed development）
有成长比例失调的危险（Risk for disproportional growth）

# 附录三 临床常见护理诊断内容介绍

**(一) 营养失调：低于机体需要量**

【定义】 非禁食个体处于营养不足以满足机体需要量的状态。

【诊断依据】

1. 主要依据

(1) 食物摄入低于每日需要量。

(2) 体重下降，低于正常标准体重的20%以上。

2. 次要依据

(1) 有引起摄入不足的因素存在，如吞咽困难、厌食等。

(2) 有营养不良或某些营养素缺乏的表现，如消瘦、肌肉软弱无力、面色苍白、血红蛋白下降、血清白蛋白下降等。

【相关因素】

1. 病理生理因素

(1) 各种疾病导致营养摄入困难或障碍，如咀嚼或吞咽困难、厌食、拒食等。

(2) 疾病导致营养素吸收障碍，如慢性腹泻等。

(3) 营养素或能量消耗增加，如发烧、甲亢、糖尿病、烧伤、长期感染等。

2. 治疗因素

(1) 放化疗或口腔、咽喉部手术等损伤影响摄入。

(2) 某些药物治疗影响食欲或吸收，如口服磺胺药物之后。

(3) 外科手术、放疗之后营养消耗增加。

3. 情境因素

(1) 环境不良、学习工作压力或情绪不良引起食欲下降。

(2) 特殊环境或因素不能获取食物，如地震之后等。

4. 年龄因素：新生儿、婴幼儿喂养不当，老年人消化功能下降等。

**(二) 有感染的危险**

【定义】 个体处于易受内源性或外源性病原体侵犯的状态。

【诊断依据】 具有易致感染的危险因素存在（同相关因素）。

【相关因素】

1. 病理生理因素　各种疾病所致个体特异性与非特异性免疫功能下降。如皮肤、黏膜损伤，血肿白细胞减少，先天性免疫缺陷病等。

2. 治疗因素

(1) 各种创伤性操作，如手术、气管切开、导尿等。

(2) 放射、化疗等引起机体免疫功能下降。

3. 情境因素

（1）处于与病原体接触状态，如长期住院、与传染病患者密切接触等。

（2）不良生活习惯或方式损伤机体的防御机能，如饮酒、睡眠不足、吸烟、长期不活动、过度紧张等。

4. 年龄因素及特殊人群

新生儿、婴幼儿、产妇、老年人等机体免疫功能低下。

**（三）体温过高**

【定义】 个体体温高于正常范围的状态。

【诊断依据】

1. 主要依据　体温在正常范围以上

2. 次要依据

（1）皮肤潮红、触摸发热。

（2）脉搏、呼吸增快。

（3）疲乏、无力、头痛、头晕。

【相关因素】

1. 病理生理因素　感染、外伤、脱水、代谢率高等。

2. 治疗因素　手术、药物等。

3. 情境因素　处于高热环境中、剧烈活动等。

**（四）便秘**

【定义】 个体正常排便习惯改变，处于排便次数减少和（或）排出干、硬粪便的状态。

【诊断依据】

1. 主要依据

（1）排便次数每周少于 3 次。

（2）排出干、硬成形便。

2. 次要依据

（1）主诉直肠有饱胀感和压迫感。

（2）排便费力、困难并有疼痛感。

（3）左下腹可触及包块。

（4）肠鸣音减弱。

【相关因素】

1. 病理生理因素　脊髓损伤、骨盆肌无力、不能活动等，代谢率降低。

2. 治疗因素　麻醉和手术影响肠蠕动，使用利尿剂、镇静剂、钙剂等药物。

3. 情境因素　食物中纤维素不足及饮水过少。

4. 年龄因素　老年人肠蠕动减慢。

**（五）体液不足**

【定义】 个体处于血管内、细胞内或细胞间体液缺失的状态。

【诊断依据】

1. 主要依据

（1）经口或其他途径进液量不足。

（2）经大小便、皮肤或其他途径排出体液量异常增多。

（3）体重迅速减轻、皮肤黏膜干燥，尿量减少。

2. 次要依据

（1）血液浓缩，血钠改变，血压下降。

（2）口渴、恶心、食欲下降、体温升高、心率加快、意识改变、虚弱等。

（3）静脉充盈度下降。

【相关因素】

1. 病理生理因素　糖尿病、尿崩症等引起尿量增多，高热、呕吐、腹泻、大面积烧伤等引起体液丢失。

2. 治疗因素　鼻饲高溶质液体，引流管引流量过多，大量应用泻药、利尿药、乙醇等。

3. 情境因素　恶劣的环境致恶心、呕吐，口腔疼痛等致饮食困难，各种灾难时饮水供给不足，异常活动或天气炎热引起水分丢失过多，因减肥等采用不当的饮食方式。

4. 年龄因素

### （六）气体交换受损

【定义】　个体处于肺泡和微血管之间氧气和二氧化碳交换减少的状态。

【诊断依据】

1. 主要依据　用力或活动时感到呼吸费力或困难。

2. 次要依据　有缺氧或二氧化碳潴留的表现：

（1）神经系统表现：烦躁、焦虑、意识模糊、嗜睡。

（2）呼吸系统表现：端坐呼吸、呼吸急促、呼气延长、心率增快、心律失常甚至心力衰竭。

（3）消化系统表现：胃区饱胀、食欲下降。

（4）其他：发绀、疲乏无力、尿量减少等。

（5）血气分析：血 $PaO_2\downarrow$、$PaCO_2\uparrow$、血氧饱和度（$SaO_2\downarrow$）。

【相关因素】

1. 病理生理因素　肺部感染等病变致肺泡呼吸面积减少及呼吸膜改变，气管、支气管病变或异物、分泌物滞留致气道通气障碍，神经系统疾病致呼吸活动异常等。

2. 治疗因素　麻醉药物等引起的呼吸抑制，气管插管等致呼吸道梗阻，吸入氧浓度过低等。

3. 情境因素　因创伤、手术或认知障碍致呼吸活动异常。

4. 年龄因素　早产儿、老年人呼吸中枢或肺呼吸功能降低。

### （七）清理呼吸道无效

【定义】　个体处于不能有效咳嗽以清除呼吸道分泌物或阻塞物，引起呼吸不通畅的危险状态。

【诊断依据】

1. 主要依据

（1）无效咳嗽或咳嗽无力，如病人说排痰时伤口疼痛不敢咳嗽。

（2）不能排出呼吸道分泌物或阻塞物，如咳嗽时表情痛苦，痰液黏稠，不易咳出。

2. 次要依据

（1）呼吸音不正常，如有痰鸣音。

（2）呼吸的频率、节律、深度发生异常改变，如呼吸急促。

【相关因素】

1. 病理生理因素　肺部感染引起分泌物过多、痰液黏稠，手术后引起呼吸运动受限而不能排出分泌物等。

2. 治疗因素　使用镇静剂、麻醉剂引起不能有效咳嗽。

3. 情境因素　由于手术疼痛或认知障碍等不敢咳嗽，空气干燥、吸烟、空气严重污染等致呼吸道分泌物异常等。

4. 年龄因素　新生儿咳嗽反射低下，老年人咳嗽反射迟钝、咳嗽无力。

### （八）有受伤的危险

【定义】　个体处于适应和防御能力降低，在与环境相互作用中易受到损伤的危险状态。

【诊断依据】　有危险因素存在（同相关因素）

【相关因素】

1. 病理生理因素　因缺氧、眩晕等脑功能异常，因步态不稳、截肢等活动功能异常，视、听、触觉等各种感觉器官异常等。

2. 治疗因素　镇静剂、降压药等药物影响中枢神经功能，石膏固定、拐杖等影响活动。

3. 情境因素　环境陌生，房屋结构布局与设施不当，交通运输方式不当等。

4. 年龄因素　小儿生活能力低下和缺乏安全意识，老年人感知、运动功能缺陷等。

### （九）有误吸的危险

【定义】　个体处于有可能将分泌物或异物吸入气管、支气管的危险状态。

【诊断依据】　有导致个体误吸的危险因素存在。

【相关因素】

1. 意识障碍或咳嗽反射、吞咽反应迟钝。

2. 气管切开或气管插管等。

3. 贲门括约肌失常，胃内容物返流。

4. 面、口、颈部手术及外伤。

### （十）口腔黏膜受损

【定义】　个体口腔黏膜处于破损的状态。

【诊断依据】

1. 主要依据　口腔黏膜破溃、疼痛。

2. 次要依据　口腔黏膜充血、水肿，口腔炎，牙龈炎，口腔黏膜白斑等。

【相关因素】

1. 病理生理因素　口腔细菌或真菌感染。

2. 治疗因素　气管插管或插鼻饲管，手术后禁食，应用化疗药物、激素等。

3. 情境因素　用口腔呼吸，口腔卫生不良，缺乏口腔卫生知识。

### （十一）皮肤完整性受损

【定义】 个体的皮肤处于损伤的状态。

【诊断依据】

1. 主要依据　表皮、真皮组织破损。

2. 次要依据　皮肤潮红、瘙痒、剥脱。

【相关因素】

1. 病理生理因素　自身免疫力降低（如红斑狼疮）引起皮肤抵抗力降低，糖尿病、肝硬化、肾衰、癌症等引起皮肤缺血、缺氧。

2. 治疗因素　应用化疗药物、放射治疗等引起皮肤抵抗力降低，使用镇静剂引起不能活动，损伤后使用石膏、夹板、牵引固定等。

3. 情境因素　皮肤受到潮湿、摩擦的刺激（如大、小便），疼痛、感觉或运动障碍、昏迷等引起身体不能活动，床垫较硬等。

### （十二）有皮肤完整性受损的危险

【定义】 个体的皮肤处于可能受损伤的危险状态。

【诊断依据】 有致皮肤损害的危险因素存在（同相关因素）。

【相关因素】

1. 躯体不能活动如昏迷、偏瘫、骨折等。

2. 皮肤受到潮湿、摩擦的刺激如大、小便失禁。

3. 皮肤营养失调如肥胖、消瘦、水肿。

### （十三）躯体移动障碍

【定义】 个体独立移动躯体的能力受到限制的状态。

【诊断依据】

1. 主要依据

（1）不能自主地活动（床上活动，上、下床及室内活动等）。

（2）强制性约束不能活动，如肢体制动、牵引、医嘱绝对卧床等。

2. 次要依据

（1）肌肉萎缩，肌力、肌张力下降。

（2）协调、共济运动障碍。

（3）关节运动受限。

【相关因素】

1. 病理生理因素　神经肌肉受损，肌肉骨骼损伤，感知认知障碍，活动无耐力的疾病，疼痛不适。

2. 情境因素　抑郁、焦虑心理。

3. 年龄因素　老年人运动功能退行性变化使活动受限。

活动功能分级：

0 级　能完全独立地活动。

Ⅰ级　需助行器械辅助活动。

Ⅱ级　需他人帮助活动。

Ⅲ级　既需助行又需他人帮助活动。

Ⅳ级 不能活动，完全依赖帮助。

### （十四）活动无耐力

【定义】 个体因生理能力降低而处于不能耐受日常必要活动的状态。

【诊断依据】

1. 主要依据

（1）活动中出现头晕、呼吸困难。

（2）活动后出现气短、不适，心率、血压异常。

（3）自述疲乏、无力或虚弱。

2. 次要依据

（1）面色苍白或发绀。

（2）意识模糊、眩晕。

（3）心电图改变。

【相关因素】

1. 病理生理因素

（1）各种疾病造成的缺氧或氧供给相对不足。

（2）饮食不足或营养不良所致的能量供给不足。

2. 治疗因素 手术、放疗、化疗所致的代谢增加。

3. 情境因素 长期卧床，久坐性或惰性生活方式，地理或气候因素造成氧供给不足。

4. 年龄因素 老年人。

### （十五）睡眠型态紊乱

【定义】 个体处于睡眠不足或中断等休息方式的改变，并出现不适和（或）影响正常生活的一种状态。

【诊断依据】

1. 主要依据

（1）成人入睡或保持睡眠状态困难。

（2）儿童不愿就寝、夜间常醒着或渴望与父母一起睡。

2. 次要依据

（1）白天疲劳、打瞌睡。

（2）烦躁、情绪不稳、易怒、面无表情、眼圈发黑。

【相关因素】

1. 病理生理因素 各种疾病造成的不适、疼痛而经常觉醒，如心绞痛、腹泻、尿频、尿潴留、便秘等。

2. 治疗因素 静脉输液、牵引、石膏固定等改变睡眠姿势而不适，应用镇静剂、催眠药等白天睡眠过多。

3. 情境因素 过度紧张、恐惧，生活环境变化，生活方式改变（如值夜班、白天睡眠过多），过度活动等。

4. 年龄因素 小儿恐惧黑暗，女性更年期内分泌改变等。

### （十六）进食自理缺陷

【定义】 个体因各种原因进食活动能力受损的状态。

【诊断依据】 个体不能将食物送入口腔。

【相关因素】

1. 病理生理因素 神经、肌肉、骨骼疾病，视力障碍性疾病等。

2. 治疗因素 进食活动受限的治疗措施。

3. 情境因素 抑郁、焦虑等心理障碍，活动耐力下降。

4. 年龄因素 婴幼儿缺乏独立能力，老年人感知、认知及运动障碍。

### （十七）知识缺乏（特定的）

【定义】 个体处于缺乏某疾病治疗、护理、保健等方面的知识和技能的状态。

【诊断依据】

1. 主要依据

(1) 自述或行为表现缺乏有关知识和技能，并要求学会。

(2) 未正确执行医护措施。

2. 次要依据

(1) 误解有关知识和技能。

(2) 日常生活中没有落实有关治疗和护理计划，如没有认真执行低盐饮食。

(3) 因知识缺乏出现焦虑、抑郁等心理变化。

### （十八）疼痛

【定义】 个体感到或说出有严重不舒适的感觉。

【诊断依据】

1. 主要依据 病人自述有疼痛感。

2. 次要依据

(1) 表情痛苦、呻吟。

(2) 强迫体位、按揉疼痛部位。

(3) 急性疼痛的反应：血压升高，脉搏、呼吸增快，出汗，注意力不集中等。

【相关因素】

1. 病理生理因素 烧伤、外伤、骨折等引起组织损伤，肌肉痉挛、胃肠痉挛、下肢血管痉挛或阻塞等。

2. 治疗因素 手术、静脉穿刺、组织活检、骨穿等引起组织损伤等。

3. 情境因素 不活动、体位不当等。

### （十九）焦虑

【定义】 个体或群体处于因模糊、不明确、不具体的危险而感到不安与不适的状态。

【诊断依据】

1. 生理方面 失眠、疲劳感、口干、肌肉紧张、感觉异常等，脉搏增快、呼吸增快、血压升高、出汗、烦躁、声音发颤或音调改变。

2. 心理方面 不安感、无助感、缺乏自信、预感不幸等，易激动、爱发脾气、无耐心、常埋怨别人等。

3. 认知方面表现　注意力不集中、健忘、怀念过去、不愿面对现实。

【相关因素】

1. 病理生理因素　基本需要（空气 、水、食物、排泄、安全等）未得到满足，如心肌缺血、缺氧而疼痛、尿潴留引起不适。

2. 治疗因素　担心手术、治疗或检查发生意外，不熟悉医院环境等。

3. 情境因素　自尊受到威胁，对死亡、失去亲人的威胁，家庭经济困难等。

4. 年龄因素　小儿因住院与家人分离。

**（二十）恐惧**

【定义】 个体对明确而具体的威胁因素产生的恐惧感。

【诊断依据】

1. 主要依据　有害怕感、躲避行为，对造成威胁的因素极为敏感。

2. 次要依据　可出现颤抖、哭泣、失眠、食欲减退、噩梦。

【相关因素】

1. 病理生理因素　感觉到机体结构或功能丧失造成的影响，如面部烧伤引起自我形象改变。

2. 治疗因素　手术、麻醉、某些侵入性检查或化疗等。

3. 情境因素　剧烈疼痛。

# 附录四　常见的医护合作处理的问题

1. 潜在并发症：心/血管系统
   局部缺血性溃疡
   心输出量减少
   心律失常
   肺水肿
   心源性休克
   深静脉血栓形成
   血容量减少性休克
   外周血液灌注不足
   高血压
   先天性心脏病
   心绞痛
   心内膜炎
   肺栓塞
   脊髓休克
2. 潜在并发症：呼吸系统
   低氧血症
   肺不张/肺炎
   支气管狭窄
   胸腔积液
   呼吸机依赖性呼吸
   气胸
   喉水肿
3. 潜在并发症：肾/泌尿系统
   急性尿潴留
   肾灌注不足
   膀胱穿孔
   肾结石
4. 潜在并发症：肾脏-肝-胆系统
   麻痹性肠梗阻/小肠阻塞
   肝脾大
   柯林溃疡

腹水

5. 潜在并发症：代谢/免疫/造血系统

低血糖/高血糖

负氮平衡

电解质紊乱

甲状腺功能障碍

体温过高（严重的）

体温过低（严重的）

败血症

酸中毒（代谢性、呼吸性）

碱中毒（代谢性、呼吸性）

甲状腺功能减退/甲状腺功能亢进

变态反应

供体组织排斥反应

肾上腺功能不全

贫血

血小板减少症

免疫缺陷

红细胞增多症

镰状细胞危象

弥散性血管内凝血

6. 潜在并发症：神经/感觉系统

颅内压增高

中风

癫痫

脊髓压迫症

重度抑郁症

脑膜炎

颅神经损伤（特定的）

瘫痪

外周神经损伤

眼压增高

角膜溃疡

神经系统疾病

7. 潜在并发症：肌肉/骨骼系统

骨质疏松

关节脱位

腔隙综合征

病理性骨折

8. 潜在并发症：生殖系统

胎儿窘迫

产后出血

妊娠高血压

月经过多

月经频繁

梅毒

产前出血

早产

9. 潜在并发症：多系统

10. 潜在并发症：药物治疗副作用

肾上腺皮质激素治疗的副作用

抗焦虑治疗的副作用

抗心律失常的副作用

抗凝治疗的副作用

抗惊厥治疗的副作用

抗抑郁治疗的副作用

抗高血压治疗的副作用

11. 潜在并发症：β肾上腺素能阻断治疗的副作用

12. 潜在并发症：钙离子通道阻断治疗的副作用

13. 潜在并发症：血管紧张素肽转换酶治疗的副作用

# 附录五　护理计划单

姓名：　　　　科别：　　　　病室：　　　　床号：　　　　住院号：

| 开始日期 | 护理诊断 | 预期目标 | 护理措施 | 评　价 | 停止日期 | 签　名 |
|---|---|---|---|---|---|---|
| | | | | | | |

# 附录六 护理记录单

科别： 床号： 姓名： 年龄： 住院号：

| 日 期 | 时 间 | 护理记录（PIO） | 签 名 |
| --- | --- | --- | --- |
| | | | |

# 附录七 医疗事故处理条例

## 第一章 总 则

第一条 为了正确处理医疗事故，保护患者和医疗机构及其医务人员的合法权益，维护医疗秩序，保障医疗安全，促进医学科学的发展，制定本条例。

第二条 本条例所称医疗事故，是指医疗机构及其医务人员在医疗活动中，违反医疗卫生管理法律、行政法规、部门规章和诊疗护理规范、常规，过失造成患者人身损害的事故。

第三条 处理医疗事故，应当遵循公开、公平、公正、及时、便民的原则，坚持实事求是的科学态度，做到事实清楚、定性准确、责任明确、处理恰当。

第四条 根据对患者人身造成的损害程度，医疗事故分为四级：

一级医疗事故：造成患者死亡、重度残疾的；

二级医疗事故：造成患者中度残疾、器官组织损伤导致严重功能障碍的；

三级医疗事故：造成患者轻度残疾、器官组织损伤导致一般功能障碍的；

四级医疗事故：造成患者明显人身损害的其他后果的。

具体分级标准由国务院卫生行政部门制定。

## 第二章 医疗事故的预防与处置

第五条 医疗机构及其医务人员在医疗活动中，必须严格遵守医疗卫生管理法律、行政法规、部门规章和诊疗护理规范、常规，恪守医疗服务职业道德。

第六条 医疗机构应当对其医务人员进行医疗卫生管理法律、行政法规、部门规章和诊疗护理规范、常规的培训和医疗服务职业道德教育。

第七条 医疗机构应当设置医疗服务质量监控部门或者配备专（兼）职人员，具体负责监督本医疗机构的医务人员的医疗服务工作，检查医务人员执业情况，接受患者对医疗服务的投诉，向其提供咨询服务。

第八条 医疗机构应当按照国务院卫生行政部门规定的要求，书写并妥善保管病历资料。

因抢救急危患者，未能及时书写病历的，有关医务人员应当在抢救结束后 6 小时内据实补记，并加以注明。

第九条 严禁涂改、伪造、隐匿、销毁或者抢夺病历资料。

第十条 患者有权复印或者复制其门诊病历、住院志、体温单、医嘱单、化验单

(检验报告)、医学影像检查资料、特殊检查同意书、手术同意书、手术及麻醉记录单、病理资料、护理记录以及国务院卫生行政部门规定的其他病历资料。

患者依照前款规定要求复印或者复制病历资料的，医疗机构应当提供复印或者复制服务并在复印或者复制的病历资料上加盖证明印记。复印或者复制病历资料时，应当有患者在场。

医疗机构应患者的要求，为其复印或者复制病历资料，可以按照规定收取工本费。具体收费标准由省、自治区、直辖市人民政府价格主管部门会同同级卫生行政部门规定。

第十一条　在医疗活动中，医疗机构及其医务人员应当将患者的病情、医疗措施、医疗风险等如实告知患者，及时解答其咨询；但是，应当避免对患者产生不利后果。

第十二条　医疗机构应当制定防范、处理医疗事故的预案，预防医疗事故的发生，减轻医疗事故的损害。

第十三条　医务人员在医疗活动中发生或者发现医疗事故、可能引起医疗事故的医疗过失行为或者发生医疗事故争议的，应当立即向所在科室负责人报告，科室负责人应当及时向本医疗机构负责医疗服务质量监控的部门或者专（兼）职人员报告；负责医疗服务质量监控的部门或者专（兼）职人员接到报告后，应当立即进行调查、核实，将有关情况如实向本医疗机构的负责人报告，并向患者通报、解释。

第十四条　发生医疗事故的医疗机构应当按照规定向所在地卫生行政部门报告。

发生下列重大医疗过失行为的，医疗机构应当在12小时内向所在地卫生行政部门报告：

**（一）** 导致患者死亡或者可能为二级以上的医疗事故；

**（二）** 导致3人以上人身损害后果；

**（三）** 国务院卫生行政部门和省、自治区、直辖市人民政府卫生行政部门规定的其他情形。

第十五条　发生或者发现医疗过失行为，医疗机构及其医务人员应当立即采取有效措施，避免或者减轻对患者身体健康的损害，防止损害扩大。

第十六条　发生医疗事故争议时，死亡病例讨论记录、疑难病例讨论记录、上级医师查房记录、会诊意见、病程记录应当在医患双方在场的情况下封存和启封。封存的病历资料可以是复印件，由医疗机构保管。

第十七条　疑似输液、输血、注射、药物等引起不良后果的，医患双方应当共同对现场实物进行封存和启封，封存的现场实物由医疗机构保管；需要检验的，应当由双方共同指定的、依法具有检验资格的检验机构进行检验；双方无法共同指定时，由卫生行政部门指定。

疑似输血引起不良后果，需要对血液进行封存保留的，医疗机构应当通知提供该血液的采供血机构派员到场。

第十八条　患者死亡，医患双方当事人不能确定死因或者对死因有异议的，应当在患者死亡后48小时内进行尸检；具备尸体冻存条件的，可以延长至7日。尸检应当经死者近亲属同意并签字。

尸检应当由按照国家有关规定取得相应资格的机构和病理解剖专业技术人员进行。

承担尸检任务的机构和病理解剖专业技术人员有进行尸检的义务。

医疗事故争议双方当事人可以请法医病理学人员参加尸检，也可以委派代表观察尸检过程。拒绝或者拖延尸检，超过规定时间，影响对死因判定的，由拒绝或者拖延的一方承担责任。

第十九条　患者在医疗机构内死亡的，尸体应当立即移放太平间。死者尸体存放时间一般不得超过2周。逾期不处理的尸体，经医疗机构所在地卫生行政部门批准，并报经同级公安部门备案后，由医疗机构按照规定进行处理。

## 第三章　医疗事故的技术鉴定

第二十条　卫生行政部门接到医疗机构关于重大医疗过失行为的报告或者医疗事故争议当事人要求处理医疗事故争议的申请后，对需要进行医疗事故技术鉴定的，应当交由负责医疗事故技术鉴定工作的医学会组织鉴定；医患双方协商解决医疗事故争议，需要进行医疗事故技术鉴定的，由双方当事人共同委托负责医疗事故技术鉴定工作的医学会组织鉴定。

第二十一条　设区的市级地方医学会和省、自治区、直辖市直接管辖的县（市）地方医学会负责组织首次医疗事故技术鉴定工作。省、自治区、直辖市地方医学会负责组织再次鉴定工作。

必要时，中华医学会可以组织疑难、复杂并在全国有重大影响的医疗事故争议的技术鉴定工作。

第二十二条　当事人对首次医疗事故技术鉴定结论不服的，可以自收到首次鉴定结论之日起15日内向医疗机构所在地卫生行政部门提出再次鉴定的申请。

第二十三条　负责组织医疗事故技术鉴定工作的医学会应当建立专家库。

专家库由具备下列条件的医疗卫生专业技术人员组成：

（一）有良好的业务素质和执业品德；

（二）受聘于医疗卫生机构或者医学教学、科研机构并担任相应专业高级技术职务3年以上。

符合前款第（一）项规定条件并具备高级技术任职资格的法医可以受聘进入专家库。

负责组织医疗事故技术鉴定工作的医学会依照本条例规定聘请医疗卫生专业技术人员和法医进入专家库，可以不受行政区域的限制。

第二十四条　医疗事故技术鉴定，由负责组织医疗事故技术鉴定工作的医学会组织专家鉴定组进行。

参加医疗事故技术鉴定的相关专业的专家，由医患双方在医学会主持下从专家库中随机抽取。在特殊情况下，医学会根据医疗事故技术鉴定工作的需要，可以组织医患双方在其他医学会建立的专家库中随机抽取相关专业的专家参加鉴定或者函件咨询。

符合本条例第二十三条规定条件的医疗卫生专业技术人员和法医有义务受聘进入专家库，并承担医疗事故技术鉴定工作。

第二十五条　专家鉴定组进行医疗事故技术鉴定，实行合议制。专家鉴定组人数为单数，涉及的主要学科的专家一般不得少于鉴定组成员的二分之一；涉及死因、伤残等级鉴定的，并应当从专家库中随机抽取法医参加专家鉴定组。

第二十六条　专家鉴定组成员有下列情形之一的，应当回避，当事人也可以以口头或者书面的方式申请其回避：

（一）是医疗事故争议当事人或者当事人的近亲属的；

（二）与医疗事故争议有利害关系的；

（三）与医疗事故争议当事人有其他关系，可能影响公正鉴定的。

第二十七条　专家鉴定组依照医疗卫生管理法律、行政法规、部门规章和诊疗护理规范、常规，运用医学科学原理和专业知识，独立进行医疗事故技术鉴定，对医疗事故进行鉴别和判定，为处理医疗事故争议提供医学依据。

任何单位或者个人不得干扰医疗事故技术鉴定工作，不得威胁、利诱、辱骂、殴打专家鉴定组成员。

专家鉴定组成员不得接受双方当事人的财物或者其他利益。

第二十八条　负责组织医疗事故技术鉴定工作的医学会应当自受理医疗事故技术鉴定之日起5日内通知医疗事故争议双方当事人提交进行医疗事故技术鉴定所需的材料。

当事人应当自收到医学会的通知之日起10日内提交有关医疗事故技术鉴定的材料、书面陈述及答辩。医疗机构提交的有关医疗事故技术鉴定的材料应当包括下列内容：

（一）住院患者的病程记录、死亡病例讨论记录、疑难病例讨论记录、会诊意见、上级医师查房记录等病历资料原件；

（二）住院患者的住院志、体温单、医嘱单、化验单（检验报告）、医学影像检查资料、特殊检查同意书、手术同意书、手术及麻醉记录单、病理资料、护理记录等病历资料原件；

（三）抢救急危患者，在规定时间内补记的病历资料原件；

（四）封存保留的输液、注射用物品和血液、药物等实物，或者依法具有检验资格的检验机构对这些物品、实物作出的检验报告；

（五）与医疗事故技术鉴定有关的其他材料。

在医疗机构建有病历档案的门诊、急诊患者，其病历资料由医疗机构提供；没有在医疗机构建立病历档案的，由患者提供。

医患双方应当依照本条例的规定提交相关材料。医疗机构无正当理由未依照本条例的规定如实提供相关材料，导致医疗事故技术鉴定不能进行的，应当承担责任。

第二十九条　负责组织医疗事故技术鉴定工作的医学会应当自接到当事人提交的有关医疗事故技术鉴定的材料、书面陈述及答辩之日起45日内组织鉴定并出具医疗事故技术鉴定书。

负责组织医疗事故技术鉴定工作的医学会可以向双方当事人调查取证。

第三十条　专家鉴定组应当认真审查双方当事人提交的材料，听取双方当事人的陈述及答辩并进行核实。

双方当事人应当按照本条例的规定如实提交进行医疗事故技术鉴定所需要的材料，并积极配合调查。当事人任何一方不予配合，影响医疗事故技术鉴定的，由不予配合的一方承担责任。

第三十一条　专家鉴定组应当在事实清楚、证据确凿的基础上，综合分析患者的病情和个体差异，作出鉴定结论，并制作医疗事故技术鉴定书。鉴定结论以专家鉴定组成员的过半数通过。鉴定过程应当如实记载。

医疗事故技术鉴定书应当包括下列主要内容：

（一）双方当事人的基本情况及要求；

（二）当事人提交的材料和负责组织医疗事故技术鉴定工作的医学会的调查材料；

（三）对鉴定过程的说明；

（四）医疗行为是否违反医疗卫生管理法律、行政法规、部门规章和诊疗护理规范、常规；

（五）医疗过失行为与人身损害后果之间是否存在因果关系；

（六）医疗过失行为在医疗事故损害后果中的责任程度；

（七）医疗事故等级；

（八）对医疗事故患者的医疗护理医学建议。

第三十二条　医疗事故技术鉴定办法由国务院卫生行政部门制定。

第三十三条　有下列情形之一的，不属于医疗事故：

（一）在紧急情况下为抢救垂危患者生命而采取紧急医学措施造成不良后果的；

（二）在医疗活动中由于患者病情异常或者患者体质特殊而发生医疗意外的；

（三）在现有医学科学技术条件下，发生无法预料或者不能防范的不良后果的；

（四）无过错输血感染造成不良后果的；

（五）因患方原因延误诊疗导致不良后果的；

（六）因不可抗力造成不良后果的。

第三十四条　医疗事故技术鉴定，可以收取鉴定费用。经鉴定，属于医疗事故的，鉴定费用由医疗机构支付；不属于医疗事故的，鉴定费用由提出医疗事故处理申请的一方支付。鉴定费用标准由省、自治区、直辖市人民政府价格主管部门会同同级财政部门、卫生行政部门规定。

## 第四章　医疗事故的行政处理与监督

第三十五条　卫生行政部门应当依照本条例和有关法律、行政法规、部门规章的规定，对发生医疗事故的医疗机构和医务人员作出行政处理。

第三十六条　卫生行政部门接到医疗机构关于重大医疗过失行为的报告后，除责令医疗机构及时采取必要的医疗救治措施，防止损害后果扩大外，应当组织调查，判定是否属于医疗事故；对不能判定是否属于医疗事故的，应当依照本条例的有关规定交由负责医疗事故技术鉴定工作的医学会组织鉴定。

第三十七条　发生医疗事故争议，当事人申请卫生行政部门处理的，应当提出书面申请。申请书应当载明申请人的基本情况、有关事实、具体请求及理由等。

当事人自知道或者应当知道其身体健康受到损害之日起1年内，可以向卫生行政部门提出医疗事故争议处理申请。

第三十八条　发生医疗事故争议，当事人申请卫生行政部门处理的，由医疗机构所在地的县级人民政府卫生行政部门受理。医疗机构所在地是直辖市的，由医疗机构所在地的区、县人民政府卫生行政部门受理。

有下列情形之一的，县级人民政府卫生行政部门应当自接到医疗机构的报告或者当事人提出医疗事故争议处理申请之日起 7 日内移送上一级人民政府卫生行政部门处理：

（一）患者死亡；

（二）可能为二级以上的医疗事故；

（三）国务院卫生行政部门和省、自治区、直辖市人民政府卫生行政部门规定的其他情形。

第三十九条　卫生行政部门应当自收到医疗事故争议处理申请之日起 10 日内进行审查，作出是否受理的决定。对符合本条例规定，予以受理，需要进行医疗事故技术鉴定的，应当自作出受理决定之日起 5 日内将有关材料交由负责医疗事故技术鉴定工作的医学会组织鉴定并书面通知申请人；对不符合本条例规定，不予受理的，应当书面通知申请人并说明理由。

当事人对首次医疗事故技术鉴定结论有异议，申请再次鉴定的，卫生行政部门应当自收到申请之日起 7 日内交由省、自治区、直辖市地方医学会组织再次鉴定。

第四十条　当事人既向卫生行政部门提出医疗事故争议处理申请，又向人民法院提起诉讼的，卫生行政部门不予受理；卫生行政部门已经受理的，应当终止处理。

第四十一条　卫生行政部门收到负责组织医疗事故技术鉴定工作的医学会出具的医疗事故技术鉴定书后，应当对参加鉴定的人员资格和专业类别、鉴定程序进行审核；必要时，可以组织调查，听取医疗事故争议双方当事人的意见。

第四十二条　卫生行政部门经审核，对符合本条例规定作出的医疗事故技术鉴定结论，应当作为对发生医疗事故的医疗机构和医务人员作出行政处理以及进行医疗事故赔偿调解的依据；经审核，发现医疗事故技术鉴定不符合本条例规定的，应当要求重新鉴定。

第四十三条　医疗事故争议由双方当事人自行协商解决的，医疗机构应当自协商解决之日起 7 日内向所在地卫生行政部门作出书面报告，并附具协议书。

第四十四条　医疗事故争议经人民法院调解或者判决解决的，医疗机构应当自收到生效的人民法院的调解书或者判决书之日起 7 日内向所在地卫生行政部门作出书面报告，并附具调解书或者判决书。

第四十五条　县级以上地方人民政府卫生行政部门应当按照规定逐级将当地发生的医疗事故以及依法对发生医疗事故的医疗机构和医务人员作出行政处理的情况，上报国务院卫生行政部门。

## 第五章　医疗事故的赔偿

第四十六条　发生医疗事故的赔偿等民事责任争议，医患双方可以协商解决；不愿意协商或者协商不成的，当事人可以向卫生行政部门提出调解申请，也可以直接向人民法院提起民事诉讼。

第四十七条　双方当事人协商解决医疗事故的赔偿等民事责任争议的，应当制作协议书。协议书应当载明双方当事人的基本情况和医疗事故的原因、双方当事人共同认定的医疗事故等级以及协商确定的赔偿数额等，并由双方当事人在协议书上签名。

第四十八条 已确定为医疗事故的，卫生行政部门应医疗事故争议双方当事人请求，可以进行医疗事故赔偿调解。调解时，应当遵循当事人双方自愿原则，并应当依据本条例的规定计算赔偿数额。

经调解，双方当事人就赔偿数额达成协议的，制作调解书，双方当事人应当履行；调解不成或者经调解达成协议后一方反悔的，卫生行政部门不再调解。

第四十九条 医疗事故赔偿，应当考虑下列因素，确定具体赔偿数额：

（一）医疗事故等级；

（二）医疗过失行为在医疗事故损害后果中的责任程度；

（三）医疗事故损害后果与患者原有疾病状况之间的关系。

不属于医疗事故的，医疗机构不承担赔偿责任。

第五十条 医疗事故赔偿，按照下列项目和标准计算：

（一）医疗费：按照医疗事故对患者造成的人身损害进行治疗所发生的医疗费用计算，凭据支付，但不包括原发病医疗费用。结案后确实需要继续治疗的，按照基本医疗费用支付。

（二）误工费：患者有固定收入的，按照本人因误工减少的固定收入计算，对收入高于医疗事故发生地上一年度职工年平均工资3倍以上的，按照3倍计算；无固定收入的，按照医疗事故发生地上一年度职工年平均工资计算。

（三）住院伙食补助费：按照医疗事故发生地国家机关一般工作人员的出差伙食补助标准计算。

（四）陪护费：患者住院期间需要专人陪护的，按照医疗事故发生地上一年度职工年平均工资计算。

（五）残疾生活补助费：根据伤残等级，按照医疗事故发生地居民年平均生活费计算，自定残之月起最长赔偿30年；但是，60周岁以上的，不超过15年；70周岁以上的，不超过5年。

（六）残疾用具费：因残疾需要配置补偿功能器具的，凭医疗机构证明，按照普及型器具的费用计算。

（七）丧葬费：按照医疗事故发生地规定的丧葬费补助标准计算。

（八）被扶养人生活费：以死者生前或者残疾者丧失劳动能力前实际扶养且没有劳动能力的人为限，按照其户籍所在地或者居所地居民最低生活保障标准计算。对不满16周岁的，扶养到16周岁。对年满16周岁但无劳动能力的，扶养20年；但是，60周岁以上的，不超过15年；70周岁以上的，不超过5年。

（九）交通费：按照患者实际必需的交通费用计算，凭据支付。

（十）住宿费：按照医疗事故发生地国家机关一般工作人员的出差住宿补助标准计算，凭据支付。

（十一）精神损害抚慰金：按照医疗事故发生地居民年平均生活费计算。造成患者死亡的，赔偿年限最长不超过6年；造成患者残疾的，赔偿年限最长不超过3年。

第五十一条 参加医疗事故处理的患者近亲属所需交通费、误工费、住宿费，参照本条例第五十条的有关规定计算，计算费用的人数不超过 2 人。

医疗事故造成患者死亡的，参加丧葬活动的患者的配偶和直系亲属所需交通费、误工费、住宿费，参照本条例第五十条的有关规定计算，计算费用的人数不超过 2 人。

第五十二条　医疗事故赔偿费用，实行一次性结算，由承担医疗事故责任的医疗机构支付。

## 第六章　罚　则

第五十三条　卫生行政部门的工作人员在处理医疗事故过程中违反本条例的规定，利用职务上的便利收受他人财物或者其他利益，滥用职权，玩忽职守，或者发现违法行为不予查处，造成严重后果的，依照刑法关于受贿罪、滥用职权罪、玩忽职守罪或者其他有关罪的规定，依法追究刑事责任；尚不够刑事处罚的，依法给予降级或者撤职的行政处分。

第五十四条　卫生行政部门违反本条例的规定，有下列情形之一的，由上级卫生行政部门给予警告并责令限期改正；情节严重的，对负有责任的主管人员和其他直接责任人员依法给予行政处分：

（一）接到医疗机构关于重大医疗过失行为的报告后，未及时组织调查的；

（二）接到医疗事故争议处理申请后，未在规定时间内审查或者移送上一级人民政府卫生行政部门处理的；

（三）未将应当进行医疗事故技术鉴定的重大医疗过失行为或者医疗事故争议移交医学会组织鉴定的；

（四）未按照规定逐级将当地发生的医疗事故以及依法对发生医疗事故的医疗机构和医务人员的行政处理情况上报的；

（五）未依照本条例规定审核医疗事故技术鉴定书的。

第五十五条　医疗机构发生医疗事故的，由卫生行政部门根据医疗事故等级和情节，给予警告；情节严重的，责令限期停业整顿直至由原发证部门吊销执业许可证，对负有责任的医务人员依照刑法关于医疗事故罪的规定，依法追究刑事责任；尚不够刑事处罚的，依法给予行政处分或者纪律处分。

对发生医疗事故的有关医务人员，除依照前款处罚外，卫生行政部门并可以责令暂停 6 个月以上 1 年以下执业活动；情节严重的，吊销其执业证书。

第五十六条　医疗机构违反本条例的规定，有下列情形之一的，由卫生行政部门责令改正；情节严重的，对负有责任的主管人员和其他直接责任人员依法给予行政处分或者纪律处分：

（一）未如实告知患者病情、医疗措施和医疗风险的；

（二）没有正当理由，拒绝为患者提供复印或者复制病历资料服务的；

（三）未按照国务院卫生行政部门规定的要求书写和妥善保管病历资料的；

（四）未在规定时间内补记抢救工作病历内容的；

（五）未按照本条例的规定封存、保管和启封病历资料和实物的；

（六）未设置医疗服务质量监控部门或者配备专（兼）职人员的；

（七）未制定有关医疗事故防范和处理预案的；

（八）未在规定时间内向卫生行政部门报告重大医疗过失行为的；

（九）未按照本条例的规定向卫生行政部门报告医疗事故的；

（十）未按照规定进行尸检和保存、处理尸体的。

第五十七条　参加医疗事故技术鉴定工作的人员违反本条例的规定，接受申请鉴定双方或者一方当事人的财物或者其他利益，出具虚假医疗事故技术鉴定书，造成严重后果的，依照刑法关于受贿罪的规定，依法追究刑事责任；尚不够刑事处罚的，由原发证部门吊销其执业证书或者资格证书。

第五十八条　医疗机构或者其他有关机构违反本条例的规定，有下列情形之一的，由卫生行政部门责令改正，给予警告；对负有责任的主管人员和其他直接责任人员依法给予行政处分或者纪律处分；情节严重的，由原发证部门吊销其执业证书或者资格证书：

（一）承担尸检任务的机构没有正当理由，拒绝进行尸检的；

（二）涂改、伪造、隐匿、销毁病历资料的。

第五十九条　以医疗事故为由，寻衅滋事、抢夺病历资料，扰乱医疗机构正常医疗秩序和医疗事故技术鉴定工作，依照刑法关于扰乱社会秩序罪的规定，依法追究刑事责任；尚不够刑事处罚的，依法给予治安管理处罚。

## 第七章　附　　则

第六十条　本条例所称医疗机构，是指依照《医疗机构管理条例》的规定取得《医疗机构执业许可证》的机构。

县级以上城市从事计划生育技术服务的机构依照《计划生育技术服务管理条例》的规定开展与计划生育有关的临床医疗服务，发生的计划生育技术服务事故，依照本条例的有关规定处理；但是，其中不属于医疗机构的县级以上城市从事计划生育技术服务的机构发生的计划生育技术服务事故，由计划生育行政部门行使依照本条例有关规定由卫生行政部门承担的受理、交由负责医疗事故技术鉴定工作的医学会组织鉴定和赔偿调解的职能；对发生计划生育技术服务事故的该机构及其有关责任人员，依法进行处理。

第六十一条　非法行医，造成患者人身损害，不属于医疗事故，触犯刑律的，依法追究刑事责任；有关赔偿，由受害人直接向人民法院提起诉讼。

第六十二条　军队医疗机构的医疗事故处理办法，由中国人民解放军卫生主管部门会同国务院卫生行政部门依据本条例制定。

第六十三条　本条例自2002年9月1日起施行。1987年6月29日国务院发布的《医疗事故处理办法》同时废止。本条例施行前已经处理结案的医疗事故争议，不再重新处理。

# 附录八 护士条例

## 第一章 总 则

第一条 为了维护护士的合法权益，规范护理行为，促进护理事业发展，保障医疗安全和人体健康，制定本条例。

第二条 本条例所称护士，是指经执业注册取得护士执业证书，依照本条例规定从事护理活动，履行保护生命、减轻痛苦、增进健康职责的卫生技术人员。

第三条 护士人格尊严、人身安全不受侵犯。护士依法履行职责，受法律保护。全社会应当尊重护士。

第四条 国务院有关部门、县级以上地方人民政府及其有关部门以及乡（镇）人民政府应当采取措施，改善护士的工作条件，保障护士待遇，加强护士队伍建设，促进护理事业健康发展。

国务院有关部门和县级以上地方人民政府应当采取措施，鼓励护士到农村、基层医疗卫生机构工作。

第五条 国务院卫生主管部门负责全国的护士监督管理工作。

县级以上地方人民政府卫生主管部门负责本行政区域的护士监督管理工作。

第六条 国务院有关部门对在护理工作中做出杰出贡献的护士，应当授予全国卫生系统先进工作者荣誉称号或者颁发白求恩奖章，受到表彰、奖励的护士享受省部级劳动模范、先进工作者待遇；对长期从事护理工作的护士应当颁发荣誉证书。具体办法由国务院有关部门制定。

县级以上地方人民政府及其有关部门对本行政区域内做出突出贡献的护士，按照省、自治区、直辖市人民政府的有关规定给予表彰、奖励。

## 第二章 执业注册

第七条 护士执业，应当经执业注册取得护士执业证书。

申请护士执业注册，应当具备下列条件：

（一）具有完全民事行为能力；

（二）在中等职业学校、高等学校完成国务院教育主管部门和国务院卫生主管部门规定的普通全日制3年以上的护理、助产专业课程学习，包括在教学、综合医院完成8个月以上护理临床实习，并取得相应学历证书；

（三）通过国务院卫生主管部门组织的护士执业资格考试；

（四）符合国务院卫生主管部门规定的健康标准。

护士执业注册申请，应当自通过护士执业资格考试之日起3年内提出；逾期提出申请的，除应当具备前款第（一）项、第（二）项和第（四）项规定条件外，还应当在符合国务院卫生主管部门规定条件的医疗卫生机构接受3个月临床护理培训并考核合格。

护士执业资格考试办法由国务院卫生主管部门会同国务院人事部门制定。

第八条 申请护士执业注册的，应当向拟执业地省、自治区、直辖市人民政府卫生主管部门提出申请。收到申请的卫生主管部门应当自收到申请之日起20个工作日内做出决定，对具备本条例规定条件的，准予注册，并发给护士执业证书；对不具备本条例规定条件的，不予注册，并书面说明理由。

护士执业注册有效期为5年。

第九条 护士在其执业注册有效期内变更执业地点的，应当向拟执业地省、自治区、直辖市人民政府卫生主管部门报告。收到报告的卫生主管部门应当自收到报告之日起7个工作日内为其办理变更手续。护士跨省、自治区、直辖市变更执业地点的，收到报告的卫生主管部门还应当向其原执业地省、自治区、直辖市人民政府卫生主管部门通报。

第十条 护士执业注册有效期届满需要继续执业的，应当在护士执业注册有效期届满前30日向执业地省、自治区、直辖市人民政府卫生主管部门申请延续注册。收到申请的卫生主管部门对具备本条例规定条件的，准予延续，延续执业注册有效期为5年；对不具备本条例规定条件的，不予延续，并书面说明理由。

护士有行政许可法规定的应当予以注销执业注册情形的，原注册部门应当依照行政许可法的规定注销其执业注册。

第十一条 县级以上地方人民政府卫生主管部门应当建立本行政区域的护士执业良好记录和不良记录，并将该记录记入护士执业信息系统。

护士执业良好记录包括护士受到的表彰、奖励以及完成政府指令性任务的情况等内容。护士执业不良记录包括护士因违反本条例以及其他卫生管理法律、法规、规章或者诊疗技术规范的规定受到行政处罚、处分的情况等内容。

## 第三章 权利和义务

第十二条 护士执业，有按照国家有关规定获取工资报酬、享受福利待遇、参加社会保险的权利。任何单位或者个人不得克扣护士工资，降低或者取消护士福利等待遇。

第十三条 护士执业，有获得与其所从事的护理工作相适应的卫生防护、医疗保健服务的权利。从事直接接触有毒有害物质、有感染传染病危险工作的护士，有依照有关法律、行政法规的规定接受职业健康监护的权利；患职业病的，有依照有关法律、行政法规的规定获得赔偿的权利。

第十四条 护士有按照国家有关规定获得与本人业务能力和学术水平相应的专业技术职务、职称的权利；有参加专业培训、从事学术研究和交流、参加行业协会和专业学术团体的权利。

第十五条 护士有获得疾病诊疗、护理相关信息的权利和其他与履行护理职责相关的权利，可以对医疗卫生机构和卫生主管部门的工作提出意见和建议。

第十六条 护士执业，应当遵守法律、法规、规章和诊疗技术规范的规定。

第十七条 护士在执业活动中，发现患者病情危急，应当立即通知医师；在紧急情况下为抢救垂危患者生命，应当先行实施必要的紧急救护。

护士发现医嘱违反法律、法规、规章或者诊疗技术规范规定的，应当及时向开具医嘱的医师提出；必要时，应当向该医师所在科室的负责人或者医疗卫生机构负责医疗服务管理的人员报告。

第十八条 护士应当尊重、关心、爱护患者，保护患者的隐私。

第十九条 护士有义务参与公共卫生和疾病预防控制工作。发生自然灾害、公共卫生事件等严重威胁公众生命健康的突发事件，护士应当服从县级以上人民政府卫生主管部门或者所在医疗卫生机构的安排，参加医疗救护。

## 第四章 医疗卫生机构的职责

第二十条 医疗卫生机构配备护士的数量不得低于国务院卫生主管部门规定的护士配备标准。

第二十一条 医疗卫生机构不得允许下列人员在本机构从事诊疗技术规范规定的护理活动：

（一）未取得护士执业证书的人员；

（二）未依照本条例第九条的规定办理执业地点变更手续的护士；

（三）护士执业注册有效期届满未延续执业注册的护士。

在教学、综合医院进行护理临床实习的人员应当在护士指导下开展有关工作。

第二十二条 医疗卫生机构应当为护士提供卫生防护用品，并采取有效的卫生防护措施和医疗保健措施。

第二十三条 医疗卫生机构应当执行国家有关工资、福利待遇等规定，按照国家有关规定为在本机构从事护理工作的护士足额缴纳社会保险费用，保障护士的合法权益。

对在艰苦边远地区工作，或者从事直接接触有毒有害物质、有感染传染病危险工作的护士，所在医疗卫生机构应当按照国家有关规定给予津贴。

第二十四条 医疗卫生机构应当制定、实施本机构护士在职培训计划，并保证护士接受培训。

护士培训应当注重新知识、新技术的应用；根据临床专科护理发展和专科护理岗位的需要，开展对护士的专科护理培训。

第二十五条 医疗卫生机构应当按照国务院卫生主管部门的规定，设置专门机构或者配备专（兼）职人员负责护理管理工作。

第二十六条 医疗卫生机构应当建立护士岗位责任制并进行监督检查。

护士因不履行职责或者违反职业道德受到投诉的，其所在医疗卫生机构应当进行调查。经查证属实的，医疗卫生机构应当对护士做出处理，并将调查处理情况告知投诉人。

## 第五章 法律责任

第二十七条 卫生主管部门的工作人员未依照本条例规定履行职责，在护士监督管理工作中滥用职权、徇私舞弊，或者有其他失职、渎职行为的，依法给予处分；构成犯罪的，依法追究刑事责任。

第二十八条 医疗卫生机构有下列情形之一的，由县级以上地方人民政府卫生主管部门依据职责分工责令限期改正，给予警告；逾期不改正的，根据国务院卫生主管部门规定的护士配备标准和在医疗卫生机构合法执业的护士数量核减其诊疗科目，或者暂停其 6 个月以上 1 年以下执业活动；国家举办的医疗卫生机构有下列情形之一、情节严重的，还应当对负有责任的主管人员和其他直接责任人员依法给予处分：

（一）违反本条例规定，护士的配备数量低于国务院卫生主管部门规定的护士配备标准的；

（二）允许未取得护士执业证书的人员或者允许未依照本条例规定办理执业地点变更手续、延续执业注册有效期的护士在本机构从事诊疗技术规范规定的护理活动的。

第二十九条 医疗卫生机构有下列情形之一的，依照有关法律、行政法规的规定给予处罚；国家举办的医疗卫生机构有下列情形之一、情节严重的，还应当对负有责任的主管人员和其他直接责任人员依法给予处分：

（一）未执行国家有关工资、福利待遇等规定的；

（二）对在本机构从事护理工作的护士，未按照国家有关规定足额缴纳社会保险费用的；

（三）未为护士提供卫生防护用品，或者未采取有效的卫生防护措施、医疗保健措施的；

（四）对在艰苦边远地区工作，或者从事直接接触有毒有害物质、有感染传染病危险工作的护士，未按照国家有关规定给予津贴的。

第三十条 医疗卫生机构有下列情形之一的，由县级以上地方人民政府卫生主管部门依据职责分工责令限期改正，给予警告：

（一）未制定、实施本机构护士在职培训计划或者未保证护士接受培训的；

（二）未依照本条例规定履行护士管理职责的。

第三十一条 护士在执业活动中有下列情形之一的，由县级以上地方人民政府卫生主管部门依据职责分工责令改正，给予警告；情节严重的，暂停其 6 个月以上 1 年以下执业活动，直至由原发证部门吊销其护士执业证书：

（一）发现患者病情危急未立即通知医师的；

（二）发现医嘱违反法律、法规、规章或者诊疗技术规范的规定，未依照本条例第十七条的规定提出或者报告的；

（三）泄露患者隐私的；

（四）发生自然灾害、公共卫生事件等严重威胁公众生命健康的突发事件，不服从安排参加医疗救护的。

护士在执业活动中造成医疗事故的，依照医疗事故处理的有关规定承担法律责任。

第三十二条　护士被吊销执业证书的，自执业证书被吊销之日起2年内不得申请执业注册。

第三十三条　扰乱医疗秩序，阻碍护士依法开展执业活动，侮辱、威胁、殴打护士，或者有其他侵犯护士合法权益行为的，由公安机关依照治安管理处罚法的规定给予处罚；构成犯罪的，依法追究刑事责任。

## 第六章　附　则

第三十四条　本条例施行前按照国家有关规定已经取得护士执业证书或者护理专业技术职称、从事护理活动的人员，经执业地省、自治区、直辖市人民政府卫生主管部门审核合格，换领护士执业证书。

本条例施行前，尚未达到护士配备标准的医疗卫生机构，应当按照国务院卫生主管部门规定的实施步骤，自本条例施行之日起3年内达到护士配备标准。

第三十五条　本条例自2008年5月12日起施行。

# 附录九　护士执业资格考试办法

第一条　为规范全国护士执业资格考试工作，加强护理专业队伍建设，根据《护士条例》第七条规定，制定本办法。

第二条　卫生部负责组织实施护士执业资格考试。国家护士执业资格考试是评价申请护士执业资格者是否具备执业所必须的护理专业知识与工作能力的考试。

考试成绩合格者，可申请护士执业注册。

具有护理、助产专业中专和大专学历的人员，参加护士执业资格考试并成绩合格，可取得护理初级（士）专业技术资格证书；护理初级（师）专业技术资格按照有关规定通过参加全国卫生专业技术资格考试取得。

具有护理、助产专业本科以上学历的人员，参加护士执业资格考试并成绩合格，可以取得护理初级（士）专业技术资格证书；在达到《卫生技术人员职务试行条例》规定的护师专业技术职务任职资格年限后，可直接聘任护师专业技术职务。

第三条　护士执业资格考试实行国家统一考试制度。统一考试大纲，统一命题，统一合格标准。

护士执业资格考试原则上每年举行一次，具体考试日期在举行考试 3 个月前向社会公布。

第四条　护士执业资格考试包括专业实务和实践能力两个科目。一次考试通过两个科目为考试成绩合格。

为加强对考生实践能力的考核，原则上采用“人机对话”考试方式进行。

第五条　护士执业资格考试遵循公平、公开、公正的原则。

第六条　卫生部和人力资源社会保障部成立全国护士执业资格考试委员会。主要职责是：

（一）对涉及护士执业资格考试的重大事项进行协调、决策；

（二）审定护士执业资格考试大纲、考试内容和方案；

（三）确定并公布护士执业资格考试成绩合格线；

（四）指导全国护士执业资格考试工作。

全国护士执业资格考试委员会下设办公室，办公室设在卫生部，负责具体工作。

第七条　护士执业资格考试考务管理实行承办考试机构、考区、考点三级责任制。

第八条　承办考试机构具体组织实施护士执业资格考试考务工作。主要职责是：

（一）组织制定护士执业资格考试考务管理规定，负责全国护士执业资格考试考务管理；

（二）组织专家拟定护士执业资格考试大纲和命题审卷的有关规定并承担具体工作；

（三）负责护士执业资格考试考生信息处理；

（四）组织评定考试成绩，提供考生成绩单和护士执业资格考试成绩合格证明；

（五）负责考试结果的统计分析和考试工作总结，并向护士执业资格考试委员会提交工作报告；

（六）负责建立护士执业资格考试命题专家库和考试题库；

（七）指导考区有关考试的业务工作。

第九条　各省、自治区、直辖市及新疆生产建设兵团设立考区。省、自治区、直辖市人民政府卫生行政部门及新疆生产建设兵团卫生局负责本辖区的考试工作。其主要职责是：

（一）负责本考区护士执业资格考试的考务管理；

（二）制定本考区护士执业资格考试考务管理具体措施；

（三）负责审定考生报名资格；

（四）负责指导考区内各考点的业务工作；

（五）负责处理、上报考试期间本考区发生的重大问题。

省、自治区、直辖市人民政府卫生行政部门及新疆生产建设兵团卫生局可根据实际情况，会同人力资源社会保障部门成立护士执业资格考试领导小组。

第十条　考区根据考生情况设置考点，报全国护士执业资格考试委员会备案。考点设在设区的市。考点的主要职责是：

（一）负责本考点护士执业资格考试的考务工作；

（二）执行本考点护士执业资格考试考务管理具体措施；

（三）受理考生报名，核实报名材料，初审考生报名资格；

（四）负责为不能自行上网打印准考证的考生打印准考证；

（五）处理、上报本考点考试期间发生的问题；

（六）发给考生成绩单和护士执业资格考试成绩合格证明。

第十一条　各级考试管理机构要有计划地培训考务工作人员和监考人员，提高考试管理水平。

第十二条　在中等职业学校、高等学校完成国务院教育主管部门和国务院卫生主管部门规定的普通全日制3年以上的护理、助产专业课程学习，包括在教学、综合医院完成8个月以上护理临床实习，并取得相应学历证书的，可以申请参加护士执业资格考试。

第十三条　申请参加护士执业资格考试的人员，应当在公告规定的期限内报名，并提交以下材料：

（一）护士执业资格考试报名申请表；

（二）本人身份证明；

（三）近6个月二寸免冠正面半身照片3张；

（四）本人毕业证书；

（五）报考所需的其他材料。

申请人为在校应届毕业生的，应当持有所在学校出具的应届毕业生毕业证明，到学校所在地的考点报名。学校可以为本校应届毕业生办理集体报名手续。

申请人为非应届毕业生的，可以选择到人事档案所在地报名。

第十四条　申请参加护士执业资格考试者，应当按国家价格主管部门确定的收费标准缴纳考试费。

第十五条　护士执业资格考试成绩于考试结束后 45 个工作日内公布。考生成绩单由报名考点发给考生。

第十六条　考试成绩合格者，取得考试成绩合格证明，作为申请护士执业注册的有效证明。

第十七条　考试考务管理工作要严格执行有关规章和纪律，切实做好试卷命制、印刷、发送和保管过程中的保密工作，严防泄密。

第十八条　护士执业资格考试实行回避制度。考试工作人员有下列情形之一的，应当回避：

（一）是考生近亲属的；

（二）与考生有其他利害关系，可能影响考试公正的。

第十九条　对违反考试纪律和有关规定的，按照《专业技术人员资格考试违纪违规行为处理规定》处理。

第二十条　军队有关部门负责军队人员参加全国护士执业资格考试的报名、成绩发布等工作。

第二十一条　香港特别行政区、澳门特别行政区和台湾地区居民符合本办法规定和《内地与香港关于建立更紧密经贸关系的安排》、《内地与澳门关于建立更紧密经贸关系的安排》或者内地有关主管部门规定的，可以申请参加护士执业资格考试。

第二十二条　本办法自 2010 年 7 月 1 日起施行。

# 主要参考书目


1. Herberg P. Theoretical foundations of transcultural nursing [M]. Glenview，Illinois：Scott，Foresman/Little，Brown College Division，1989.
2. McEwen M，Wills EM. （2011）Theoretical Basis for Nursing [M]. 3rd ed. Philadelphia，PA ：Wolters Kluwer Health/Lippincott Williams & Wilkins.
3. 李小妹．护理学导论 [M]. 第 2 版．北京：人民卫生出版社，2007.
4. 陈晓霞，于惠影．护理学导论 [M]. 武汉：华中科技大学出版社，2010.
5. 孙宏玉，简福爱．护理教育 [M]. 北京：中国中医药出版社，2005.
6. 姜安丽，范秀珍．护理学导论 [M]. 北京：人民军医出版社，2004.
7. 冯先琼．护理学导论 [M]. 第 2 版．北京：人民卫生出版社，2005.
8. 吴瑛，韩丽沙．护理学导论 [M]. 北京：中国中医药出版社，2005.
9. 文历阳．医学导论 [M]. 第 3 版．北京：人民卫生出版社，2008.
10. 孙宝志．临床医学导论 [M]. 第 2 版．北京：高等教育出版社，2003.
11. 章晓幸．护理学基础 [M]. 杭州：浙江科学技术出版社，2004.
12. 陈先华．社区护理学 [M]. 北京：高等教育出版社，2005.
13. 冯正仪．社区护理 [M]. 上海：复旦大学出版社，2005.
14. 周郁秋．护理心理学 [M]. 北京：人民卫生出版社，2007.
15. 赵同刚．卫生法 [M]. 第 2 版．北京：人民卫生出版社，2005.
16. 姜安丽．护理理论 [M]. 北京：人民卫生出版社，2009.
17. 黄敬亨，刑育健．健康教育学 [M]. 上海：复旦大学出版社，2011.
18. 顾炜．多元文化与护理 [M]. 北京：人民卫生出版社，2006.
19. 泰勒著，连树声，译．原始文化 [M]. 上海：文艺出版社，1992.
20. 贾启艾．护理文化 [M]. 北京：人民卫生出版社，2006.

# 教材书目

| 序号 | 教材名称 | 主　编 | 主　审 |
|---|---|---|---|
| 1 | 大学语文（第2版） | 李亚军 | 许敬生 |
| 2 | 中国医学史 | 梁永宣 | 李经纬 |
| 3 | 医古文（第2版） | 沈澍农 | |
| 4 | 中医各家学说 | 朱邦贤 | 严世芸　鲁兆麟 |
| 5 | 中医基础理论（第2版） | 高思华　王　键 | 李德新 |
| 6 | 中医诊断学（第2版） | 陈家旭　邹小娟 | 季绍良　成肇智 |
| 7 | 中药学（第2版） | 陈蔚文 | 高学敏 |
| 8 | 方剂学（第2版） | 谢　鸣　周　然 | 王永炎　李　飞 |
| 9 | 内经讲义（第2版） | 贺　娟　苏　颖 | 王庆其 |
| 10 | 伤寒论讲义（第2版） | 李赛美　李宇航 | 梅国强 |
| 11 | 金匮要略讲义（第2版） | 张　琦　林昌松 | |
| 12 | 温病学（第2版） | 马　健　杨　宇 | 杨　进 |
| 13 | 医学统计学 | 史周华 | |
| 14 | 医用化学 | 武雪芬 | |
| 15 | 生物化学（第2版） | 于英君 | 金国琴 |
| 16 | 正常人体解剖学 | 杨茂有 | 严振国 |
| 17 | 生理学（第2版）* | 李国彰 | |
| 18 | 病理学 | 李澎涛　范英昌 | |
| 19 | 医学伦理学 | 张忠元 | |
| 20 | 医学心理学 | 孔军辉 | |
| 21 | 诊断学基础 | 成战鹰 | |
| 22 | 药理学（第2版） | 廖端芳 | |
| 23 | 影像学 | 王芳军 | |
| 24 | 免疫学基础与病原生物学 | 关洪全　罗　晶 | |
| 25 | 组织学与胚胎学（第2版） | 郭顺根 | |
| 26 | 针灸学（第2版） | 梁繁荣　赵吉平 | 石学敏 |

续表

| 序号 | 教材名称 | 主　　编 | 主　　审 |
|---|---|---|---|
| 27 | 推拿学 | 房　敏　刘明军 | 严隽陶 |
| 28 | 中国传统文化 | 张其成 | |
| 29 | 中国古代哲学 | 李　俊 | |
| 30 | 医学文献检索 | 高巧林 | |
| 31 | 科技论文写作 | 李成文 | 郑玉玲 |
| 32 | 中医药科研思路与方法 | 刘　平 | |
| 33 | 康复疗法学 | 陈红霞 | |
| 34 | 中医养生康复学 | 郭海英　章文春 | |
| 35 | 中医临床经典概要 | 张再良 | |
| 36 | 医患沟通学基础 | 周桂桐 | |
| 37 | 循证医学 | 刘建平 | |
| 38 | 中医学导论 | 何裕民 | |
| 39 | 医学生物学 | 王明艳 | |
| 40 | 神经生理学 | 赵铁建 | 李国彰 |
| 41 | 中医妇科学（第2版） | 罗颂平　谈　勇 | 夏桂成　欧阳惠卿 |
| 42 | 中医儿科学（第2版） | 马　融　韩新民 | |
| 43 | 中医眼科学 | 段俊国 | 廖品正 |
| 44 | 中医骨伤科学 | 樊粤光　詹红生 | |
| 45 | 中医耳鼻咽喉科学 | 阮　岩 | |
| 46 | 中医急重症学 | 刘清泉 | 姜良铎 |
| 47 | 西医内科学 | 熊旭东 | |
| 48 | 西医外科学 | 王　广 | 李乃卿 |
| 49 | 中医内科学（第2版） | 张伯礼　薛博瑜 | |
| 50 | 中医外科学（第2版） | 陈红风 | 唐汉钧　艾儒棣 |
| 51 | 解剖生理学 | 邵水金　朱大诚 | |
| 52 | 中医学基础 | 何建成　潘　毅 | |
| 53 | 中成药学 | 阮时宝 | |
| 54 | 中药商品学（第2版）* | 张贵君 | |
| 55 | 中药文献检索 | 张兰珍 | |
| 56 | 医药数理统计 | 李秀昌 | |

续表

| 序号 | 教材名称 | 主　编 | 主　审 |
|---|---|---|---|
| 57 | 高等数学 | 杨　洁 | |
| 58 | 医药拉丁语 | 李　峰 | |
| 59 | 物理化学 | 张小华　夏厚林 | |
| 60 | 无机化学 | 刘幸平　吴巧凤 | |
| 61 | 分析化学 | 张　凌　李　锦 | |
| 62 | 仪器分析 | 尹　华　王新宏 | |
| 63 | 有机化学 | 吉卯祉　彭　松 | 江佩芬 |
| 64 | 药用植物学 | 熊耀康　严铸云 | |
| 65 | 中药药理学 | 陆　茵　张大方 | |
| 66 | 中药化学 | 石任兵 | 匡海学 |
| 67 | 中药药剂学 | 李范珠　李永吉 | |
| 68 | 中药炮制学 | 吴　皓　胡昌江 | 叶定江 |
| 69 | 中药鉴定学 | 王喜军 | |
| 70 | 中药分析学 | 蔡宝昌 | |
| 71 | 药事管理与法规 | 谢　明　田　侃 | |
| 72 | 药品市场营销学 | 汤少梁 | 申俊龙 |
| 73 | 临床中药学 | 王　建　张　冰 | 张廷模 |
| 74 | 制药工程 | 王　沛 | |
| 75 | 波谱解析 | 冯卫生 | |
| 76 | 针灸医籍选读 | 徐　平 | 李　鼎 |
| 77 | 小儿推拿学 | 廖品东 | |
| 78 | 经络腧穴学 | 沈雪勇　许能贵 | 李　鼎 |
| 79 | 神经病学 | 孙忠人 | 胡学强 |
| 80 | 实验针灸学 | 余曙光　徐　斌 | 朱　兵 |
| 81 | 推拿手法学（第2版） | 王之虹 | |
| 82 | 刺法灸法学 | 方剑乔　王富春 | 石学敏　吴焕淦 |
| 83 | 推拿功法学 | 吕　明　金宏柱 | |
| 84 | 针灸治疗学 | 杜元灏　董　勤 | 石学敏 |
| 85 | 推拿治疗学（第2版） | 宋柏林　于天源 | 罗才贵 |
| 86 | 生物力学 | 杨华元 | |

续表

| 序号 | 教材名称 | 主　编 | 主　审 |
|---|---|---|---|
| 87 | 骨伤科学基础 | 冷向阳 | 王和鸣 |
| 88 | 骨伤科影像学 | 尹志伟 | |
| 89 | 创伤急救学 | 童培建 | |
| 90 | 中医正骨学 | 黄桂成　王庆普 | |
| 91 | 中医筋伤学 | 马　勇 | |
| 92 | 骨伤内伤学 | 刘献祥 | |
| 93 | 中医骨病学 | 张　俐 | |
| 94 | 骨伤科手术学 | 黄　枫 | |
| 95 | 实验骨伤科学 | 王拥军 | |
| 96 | 中西医临床医学概论 | 施　红 | 杜　建 |
| 97 | 中西医全科医学导论 | 姜建国 | 王新陆 |
| 98 | 中西医结合外科学 | 谢建兴 | |
| 99 | 预防医学 | 王泓午 | |
| 100 | 急救医学 | 罗　翌 | 王一镗 |
| 101 | 中西医结合妇产科学 | 连　方　齐　聪 | 肖承悰 |
| 102 | 中西医结合儿科学 | 虞坚尔 | 时毓民 |
| 103 | 中西医结合传染病学 | 范昕建　黄象安 | |
| 104 | 健康管理 | 李晓淳 | |
| 105 | 社区康复 | 彭德忠 | |
| 106 | 正常人体学 | 张志雄　孙红梅 | |
| 107 | 医用化学与生物化学 | 金国琴 | |
| 108 | 疾病学基础 | 王　易　王亚贤 | |
| 109 | 护理学导论 | 杨巧菊 | |
| 110 | 护理学基础 | 马小琴 | |
| 111 | 健康评估 | 张雅丽　王瑞莉 | |
| 112 | 护士人文修养与沟通技术 | 张翠娣 | |
| 113 | 护理心理学 | 李丽萍 | 刘晓虹 |
| 114 | 中医护理学 | 孙秋华　孟繁洁 | |
| 115 | 内科护理学 | 徐桂华 | |
| 116 | 外科护理学 | 彭晓玲 | |

续表

| 序号 | 教材名称 | 主　编 | 主　审 |
|---|---|---|---|
| 117 | 妇产科护理学 | 单伟颖 | |
| 118 | 儿科护理学 | 段红梅 | 申昆玲 |
| 119 | 急救护理学 | 许　虹 | |
| 120 | 传染病护理学 | 陈　璇 | |
| 121 | 精神科护理学 | 余雨枫 | |
| 122 | 护理管理学 | 胡艳宁 | |
| 123 | 社区护理学 | 张先庚 | |
| 124 | 康复护理学 | 陈锦秀 | |
| 125 | 局部解剖学 | 张跃明 | |
| 126 | 运动医学 | 褚立希 | 严隽陶 |
| 127 | 神经定位诊断学 | 张云云 | |
| 128 | 中国传统康复技能 | 苏友新　冯晓东 | 陈立典 |
| 129 | 康复医学概论 | 陈立典 | |
| 130 | 康复评定学 | 王诗忠　张　泓 | 陈立典 |
| 131 | 物理治疗学 | 金荣疆　张　宏 | |
| 132 | 作业治疗学 | 胡　军 | |
| 133 | 言语治疗学 | 万　萍 | |
| 134 | 临床康复学 | 唐　强　张安仁 | |
| 135 | 康复工程学 | 刘夕东 | |

注：教材名称右上角标有＊号者为我社“十一五”期间已出教材。